中西医融通眼科简明手册

李建超 主编

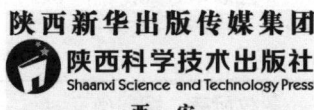

图书在版编目（CIP）数据

中西医融通眼科简明手册/李建超主编. —西安：陕西科学技术出版社，2023.1
ISBN 978－7－5369－8506－3

Ⅰ.①中… Ⅱ.①李… Ⅲ.①中医五官科学－眼科学－手册②眼科学－手册 Ⅳ.①R276.7－62②R77－62

中国版本图书馆 CIP 数据核字（2022）第 112231 号

中西医融通眼科简明手册
ZHONGXIYI RONGTONG YANKE JIANMING SHOUCE
李建超 主编

责任编辑	耿 奕
封面设计	萨木文化
出 版 者	陕西新华出版传媒集团　陕西科学技术出版社 西安市曲江新区登高路1388号陕西新华出版传媒产业大厦B座 电话（029）81205187　传真（029）81205155　邮编710061 http：//www.snstp.com
发 行 者	陕西新华出版传媒集团　陕西科学技术出版社 电话（029）81205180　81206809
印　　刷	中煤地西安地图制印有限公司
规　　格	787mm×1092mm　32开本
印　　张	18.875
字　　数	318千字
版　　次	2023年1月第1版 2023年1月第1次印刷
书　　号	ISBN 978－7－5369－8506－3
定　　价	88.00元

版权所有　翻印必究

《中西医融通眼科简明手册》编委会

主　编　李建超

副主编　郭康杰　赵蒙蒙

编　委　（按姓氏笔画排列）

马晓婕　马士航　王大龙　王芮文

田丹丹　付世妮　刘昂之　吕艳梅

任　霞　陈明英　宋艳敏　何旭亭

何　菲　金　兰　索丽娟　徐欢欢

惠春艳　韩淑娟

序 言

本书为中医眼科医生或者西学中眼科医生的临床简明指导手册,具有简单实用的特点。本书分为总论、各论和附录3个部分。总论分别从眼部常见症状、中医眼科诊法、中医眼科特有辨证方法、眼科常用的检查方法、特殊检查方法、中医眼科常用的内外治法进行论述,各论对眼部各个组织常见疾病按照概述、中医病因病机、西医病因和发病机制、临床表现、诊断、辨证论治、中医特色治疗、西医治疗、预防调摄和预后转归进行论述,附录部分为眼科相关正常参考值、眼科常用药物、眼科常用方剂、眼科常用药物特殊用法及注意事项4个部分。

李建超

2022年3月

目 录

总 论

第一章　眼部常见症状体征 …………… (1)
　一、眼部常见症状 …………………… (1)
　二、眼部常见体征 …………………… (4)
　三、视觉异常 ………………………… (21)
第二章　眼科常用中医诊法 …………… (24)
　一、问诊 ……………………………… (24)
　二、望诊 ……………………………… (25)
　三、闻诊 ……………………………… (28)
　四、切诊 ……………………………… (28)
第三章　眼科常用中医辨证法 ………… (30)
　一、辨外障与内障 …………………… (30)
　二、五轮辨证 ………………………… (31)
第四章　眼科常用检查法 ……………… (41)
　一、视功能检查 ……………………… (41)
　二、裂隙灯显微镜检查 ……………… (48)
　三、眼底检查 ………………………… (49)
　四、眼球突出度检查 ………………… (52)
　五、眼位及眼球运动检查 …………… (52)
　六、眼压检查 ………………………… (54)
　七、前房角检查 ……………………… (56)

八、角膜内皮细胞镜检查 …………… (57)
九、视觉电生理检查 ………………… (58)
十、眼底血管造影检查 ……………… (60)
十一、光学相干断层扫描检查 ……… (64)
第五章 眼科常用特殊检查法 …………… (66)
一、眼超声检查 ……………………… (66)
二、X线检查 ………………………… (69)
三、计算机断层扫描 ………………… (70)
四、磁共振成像 ……………………… (70)
五、眼科计算机图像分析 …………… (71)
第六章 眼科常用中医内治法 …………… (73)
一、祛风清热法 ……………………… (73)
二、泻火解毒法 ……………………… (74)
三、利水祛湿法 ……………………… (74)
四、止血法 …………………………… (75)
五、活血化瘀法 ……………………… (76)
六、活血利水法 ……………………… (76)
七、疏肝理气法 ……………………… (77)
八、补益气血法 ……………………… (78)
九、补益肝肾法 ……………………… (78)
十、滋阴降火法 ……………………… (78)
十一、软坚散结法 …………………… (79)
十二、退翳明目法 …………………… (79)
第七章 眼科常用中医外治法 …………… (81)
一、点眼药法 ………………………… (81)

二、熏洗法 …………………………… (83)
三、敷法 ………………………………… (84)
四、海螵蛸棒摩擦法 …………………… (85)
五、滤泡压榨术 ………………………… (86)
六、冲洗法 ……………………………… (86)
七、眼部注射法 ………………………… (88)
八、𠛴洗法 ……………………………… (89)
九、钩割法 ……………………………… (90)
十、熨烙法 ……………………………… (90)
十一、角巩膜割烙术 …………………… (91)
十二、金针拨内障法 …………………… (91)
十三、中药离子导入 …………………… (92)
十四、中药熏药治疗 …………………… (93)
十五、眼科针灸推拿治疗 ……………… (93)

各 论

第一章 眼睑疾病 ……………………… (102)
第一节 睑腺炎 ………………………… (102)
第二节 睑板腺囊肿 …………………… (108)
第三节 睑缘炎 ………………………… (112)
　一、鳞屑性睑缘炎 …………………… (113)
　二、溃疡性睑缘炎 …………………… (115)
　三、眦部睑缘炎 ……………………… (117)
第四节 睑皮炎 ………………………… (120)
　一、单纯疱疹病毒性睑皮炎 ………… (121)

二、带状疱疹病毒性睑皮炎 …………（122）
　　三、接触性睑皮炎 ………………………（125）
　第五节　眼睑位置、功能和先天异常 …（126）
　　一、倒睫与乱睫 …………………………（127）
　　二、睑内翻 ………………………………（129）
　　三、睑外翻 ………………………………（131）
　　四、眼睑闭合不全 ………………………（132）
　　五、上睑下垂 ……………………………（134）
　　六、眼睑痉挛 ……………………………（138）
　　七、内眦赘皮 ……………………………（141）
　　八、先天性睑裂狭小综合征 ……………（143）
　　九、双行睫 ………………………………（143）
　　十、先天性眼睑缺损 ……………………（144）
　第六节　眼睑肿瘤 …………………………（145）
第二章　泪器疾病 ……………………………（146）
　第一节　急性泪囊炎 ………………………（146）
　第二节　慢性泪囊炎 ………………………（150）
　第三节　泪道阻塞或狭窄 …………………（152）
　第四节　泪腺脱垂 …………………………（156）
第三章　结膜疾病 ……………………………（158）
　第一节　急性细菌性结膜炎 ………………（158）
　第二节　流行性出血性结膜炎 ……………（162）
　第三节　流行性角结膜炎 …………………（164）
　第四节　超急性细菌性结膜炎 ……………（169）
　第五节　春季角结膜炎 ……………………（173）

第六节　泡性结膜炎 …………… (176)
第七节　干眼症 ………………… (179)
第八节　翼状胬肉 ……………… (184)
第九节　结膜下出血 …………… (188)
第四章　巩膜疾病 ………………… (191)
第一节　概述 …………………… (191)
第二节　表层巩膜炎 …………… (191)
第三节　巩膜炎 ………………… (196)
　一、前巩膜炎 ………………… (197)
　二、后巩膜炎 ………………… (202)
第四节　巩膜葡萄肿 …………… (207)
第五章　角膜疾病 ………………… (209)
第一节　感染性角膜炎 ………… (209)
　一、细菌性角膜炎 …………… (209)
　二、真菌性角膜炎 …………… (213)
　三、单纯疱疹病毒性角膜炎 … (216)
　四、带状疱疹性角膜炎 ……… (221)
　五、棘阿米巴角膜炎 ………… (223)
第二节　免疫性角膜炎 ………… (226)
　一、角膜基质炎 ……………… (226)
　二、蚕食性角膜溃疡 ………… (229)
　三、匐行性角膜溃疡 ………… (233)
　四、绿脓杆菌性角膜溃疡 …… (235)
　五、金黄色葡萄球菌性边缘性角膜炎 (236)
　六、神经麻痹性角膜炎 ……… (239)

第三节 神经营养性角膜炎和暴露性角膜炎 …………………………（241）
  一、神经营养性角膜炎 …………（241）
  二、暴露性角膜炎 ………………（243）
第四节 角膜上皮病变 ……………（244）
  一、浅层点状角膜炎 ……………（244）
  二、丝状角膜炎 …………………（247）
  三、大泡性角膜病变 ……………（249）
第五节 角膜变性与营养不良 ……（252）
  一、角膜老年环 …………………（252）
  二、带状角膜变性 ………………（252）
  三、边缘性角膜变性 ……………（254）
  四、角膜营养不良 ………………（255）
  五、角膜软化症 …………………（258）
第六节 角膜新生血管 ……………（259）
第七节 角膜瘢痕 …………………（262）
第八节 角膜缘上皮细胞功能障碍性疾病 ……………………………（263）
第九节 角膜先天异常 ……………（266）
  一、圆锥角膜 ……………………（266）
  二、大角膜 ………………………（267）
  三、小角膜 ………………………（268）
  四、扁平角膜 ……………………（268）
第十节 角膜肿瘤 …………………（269）
  一、角膜皮样瘤 …………………（269）

二、上皮内上皮癌 …………………… (270)
　　三、角膜鳞状细胞癌 …………………… (271)
　第十一节　角膜接触镜及相关并发症 … (271)
　　一、接触镜本身引起的并发症 ……… (271)
　　二、接触镜引起的角膜、结膜异常 … (272)
第六章　晶状体疾病 …………………………… (274)
　第一节　白内障概述 …………………… (274)
　第二节　年龄相关性白内障 …………… (274)
　第三节　先天性白内障 ………………… (277)
　第四节　外伤性白内障 ………………… (281)
　第五节　代谢性白内障 ………………… (284)
　第六节　并发性白内障 ………………… (286)
　第七节　药物及中毒性白内障 ………… (288)
　第八节　放射性白内障 ………………… (289)
　第九节　后发性白内障 ………………… (291)
　第十节　晶状体脱位 …………………… (292)
第七章　青光眼 ………………………………… (296)
　第一节　原发性青光眼 ………………… (296)
　　一、急性闭角型青光眼 ……………… (296)
　　二、慢性闭角型青光眼 ……………… (301)
　　三、开角型青光眼 …………………… (304)
　第二节　继发性青光眼 ………………… (308)
　　一、新生血管性青光眼 ……………… (308)
　　二、外伤性青光眼 …………………… (311)
　　三、青光眼睫状体炎综合征 ………… (313)

第八章　玻璃体疾病 …………………… (316)

第一节　概述 …………………………… (316)

第二节　玻璃体变性 …………………… (316)

第三节　玻璃体积血 …………………… (320)

第四节　其他玻璃体疾病 ……………… (323)

一、遗传性视网膜劈裂症 …………… (323)

二、家族性渗出性玻璃体视网膜病变 … (325)

三、玻璃体感染性炎症 ……………… (326)

四、玻璃体寄生虫 …………………… (328)

第五节　玻璃体手术 …………………… (329)

一、眼前段玻璃体切割术 …………… (329)

二、眼前段修复性玻璃体切割术 …… (330)

三、眼后段玻璃体切割术 …………… (332)

第九章　视网膜疾病 …………………… (338)

第一节　视网膜动脉阻塞 ……………… (338)

第二节　视网膜静脉阻塞 ……………… (341)

第三节　视网膜静脉周围炎 …………… (345)

第四节　节段状视网膜动脉周围炎 …… (347)

第五节　眼缺血综合征 ………………… (348)

第六节　视网膜血管炎 ………………… (349)

第七节　Coats 病 ……………………… (351)

第八节　牵牛花综合征 ………………… (354)

第九节　糖尿病视网膜病变 …………… (355)

第十节　高血压视网膜病变 …………… (358)

第十一节　视网膜裂孔 ………………… (361)

第十二节　视网膜劈裂症 …………… (362)
第十三节　其他视网膜血管病 ……… (364)
　一、视网膜大动脉瘤 ………………… (364)
　二、母斑病 …………………………… (365)
第十四节　原发性视网膜色素变性 …… (367)
第十五节　视网膜脱离 ………………… (370)
第十六节　急性视网膜坏死 …………… (373)
第十章　葡萄膜疾病 …………………… (378)
　第一节　前葡萄膜炎 …………………… (378)
　第二节　中间葡萄膜炎 ………………… (383)
　第三节　后葡萄膜炎 …………………… (386)
　第四节　白塞综合征 …………………… (390)
　第五节　Vogt-小柳原田综合征 ……… (396)
第十一章　黄斑疾病 …………………… (401)
　第一节　年龄相关性黄斑变性 ………… (401)
　第二节　中心性浆液性视网膜脉络膜病变 …………………………… (405)
　第三节　中心性渗出性视网膜脉络膜病变 …………………………… (409)
　第四节　黄斑水肿 ……………………… (412)
　第五节　近视性黄斑变性 ……………… (416)
　第六节　黄斑裂孔 ……………………… (418)
　第七节　黄斑部视网膜前膜 …………… (419)
　第八节　卵黄样黄斑变性 ……………… (421)
　第九节　黄斑出血 ……………………… (422)

第十二章 视神经疾病 …………………… (426)
　第一节　视神经炎 …………………… (426)
　第二节　缺血性视神经病变 ………… (432)
　第三节　视盘水肿 …………………… (436)
　第四节　视神经萎缩 ………………… (442)
　第五节　视神经肿瘤 ………………… (447)
第十三章 屈光不正 …………………… (453)
　第一节　近视 ………………………… (453)
　第二节　远视 ………………………… (457)
　第三节　散光 ………………………… (460)
　第四节　屈光参差 …………………… (462)
　第五节　弱视 ………………………… (466)
　第六节　老视 ………………………… (470)
第十四章 斜视 ………………………… (474)
　第一节　共同性斜视 ………………… (474)
　第二节　麻痹性斜视 ………………… (478)
　第三节　特殊类型斜视 ……………… (484)
第十五章 眼眶疾病 …………………… (486)
　第一节　眼眶蜂窝织炎 ……………… (487)
　第二节　眼球筋膜炎 ………………… (489)
　第三节　甲状腺相关性眼病 ………… (492)
　第四节　眼眶炎性假瘤 ……………… (496)
第十六章 眼外伤 ……………………… (500)
　第一节　角结膜异物伤 ……………… (500)
　第二节　钝挫伤 ……………………… (502)

第三节　眼球穿通伤 …………………（507）
第四节　酸碱化学伤 …………………（510）
第五节　辐射性眼损伤、热烧伤 ………（513）
　一、紫外线损伤 ………………………（514）
　二、可见光损伤 ………………………（514）
　三、红外线损伤 ………………………（514）
　四、粒子辐射性损伤 …………………（515）
　五、热烧伤 ……………………………（515）
第十七章　眼部肿瘤 ……………………（516）
　第一节　眼睑肿瘤 ……………………（516）
　　一、眼睑良性肿瘤 …………………（516）
　　二、眼睑恶性肿瘤 …………………（516）
　第二节　眼内肿瘤 ……………………（518）
　　一、视网膜母细胞瘤 ………………（518）
　　二、脉络膜黑色素瘤 ………………（519）
　第三节　眼眶肿瘤 ……………………（519）
　　一、泪腺肿瘤 ………………………（519）
　　二、眶内血管瘤 ……………………（520）
　　三、横纹肌肉瘤 ……………………（520）
第十八章　全身性疾病相关眼病 ………（521）
　第一节　动脉硬化与高血压的眼部表现（521）
　第二节　肾脏疾病的眼部表现 ………（521）
　第三节　糖尿病的眼部表现 …………（521）
　第四节　白血病的眼部表现 …………（522）
　第五节　结核病的眼部表现 …………（522）

第六节　其他内科全身疾病的眼部表现（523）

第七节　妊娠期高血压病眼部表现……（524）

第八节　皮肤及性病的眼部表现………（525）

第九节　神经科病的眼部表现…………（526）

第十节　口腔科疾病的眼部表现………（530）

第十一节　眼与耳鼻喉科疾病…………（530）

附　录

附录1　眼科相关正常值………………（532）

附录2　眼科常用药物…………………（536）

附录3　眼科常用方剂歌………………（547）

附录4　眼科常用药物特殊用法及注意事项（中西药）……………………（574）

总 论

第一章 眼部常见症状体征

一、眼部常见症状

（一）眼痛

眼眶痛

眶上神经痛，鼻窦炎，眶骨膜炎，眶蜂窝织炎。

眼睑痛

睑腺炎，眼睑脓肿，眼睑疱疹。

眼球痛

结膜、巩膜和浅层巩膜、眼球筋膜炎症，虹膜睫状体炎，角膜炎，电光性眼炎，眼内炎，全眼球炎，青光眼，眼球萎缩，视力疲劳，可伴有眼刺激症状。

眼球后痛

球后视神经炎，眶内肿瘤，蝶窦炎。

伴有头痛的眼痛

1. 严重的眼病：急性闭角型青光眼，急性虹膜睫状体炎，葡萄膜大脑炎，交感性眼炎。

2. 其他原因：血管神经性头痛，偏头痛，热病，中毒等。

（二）眼红

眼睑发红

眼睑皮肤炎症，如睑缘炎、睑腺炎、睑板腺囊肿或外伤。

结膜发红

可为结膜充血或睫状体充血，见于结膜炎症，或由角膜、虹膜睫状体、巩膜病变引起。

青光眼急性发作期

眼内炎，严重眼外伤，也可为新生血管或结膜下出血。

（三）眼不适

眼痒

1. 结膜炎，病毒性结膜炎，春季结膜炎，过敏性结膜炎。

2. 巨乳头性结膜炎或其他接触镜相关眼病。

3. 干眼症。

4. 睑缘炎。

5. 过敏性接触性皮炎：药物，化妆品，化学气体，昆虫飞入眼。

（四）流泪

1. 眼外伤如擦伤、裂伤，上皮炎和上皮脱落，倒睫，睑内翻，眼睑闭合不全结膜暴露，均可引起流泪。

2. 全身因素：疼痛刺激和精神因素。

3. 溢泪：泪道阻塞（先天性、后天性或外伤引起)。①眼睑位置异常：下睑外翻，泪点外翻，泪液不能进入泪道。②泪点病变：眼睑烧伤和化学伤使泪点位置异常、泪点先天性或后天性闭塞，泪点有新生物，不能导入泪液。③泪管病变：炎症引起泪小管狭窄、阻塞或闭锁，外伤性泪管断裂。④泪囊病变：泪囊炎症、囊肿或肿瘤。⑤鼻泪管病变：先天性鼻泪管下端瓣膜阻塞，鼻炎引起鼻泪管狭窄或阻塞导致慢性泪囊炎。

(五) 分泌物

1. 大量脓性分泌物：急性细菌性感染。

2. 少量脓性分泌物：病毒、科-韦 (Koch-Weeks) 杆菌、葡萄球菌、链球菌及包涵体感染。

3. 浆液性或黏液-纤维蛋白性分泌物：病毒性感染和过敏性病变。

4. 分泌物细胞学检查 (结膜分泌物涂片或结膜刮片)。①多形核白细胞：见于细菌感染。②单核细胞：见于病毒感染。③嗜酸粒细胞：见于过敏性反应。④角化上皮：见于眼干燥症。⑤包涵体：见于沙眼，包涵体性结膜炎。

(六) 复视

1. 单眼复视：用一眼注视时出现 2 个影像，遮盖一眼后复视仍存在。①屈光不正：近视，散光。②虹膜根部断裂，多瞳孔，晶状体半脱位。③斜视矫正术后 (原有异常视网膜对应)。④生理性 (由于晶状体的三棱镜效应)。

2. 双眼复视：用双眼注视一物体时为2个影像，遮盖一眼后复视消失。见于斜视，异常视网膜对应，眼球运动障碍，融合障碍，眼镜的三棱镜效应及生理性。①水平复视：水平肌麻痹，分开麻痹，集合麻痹，集合痉挛，急性共同性内斜视，核间麻痹。②垂直复视：垂直肌、斜肌麻痹，眶壁骨折，Graves病。

（七）眼疲劳

又称视力疲劳。患者有用眼后（尤以视近物后）眼部不适，视物模糊，眼发干，烧灼感，眼痛，眼眶痛，可伴有全身症状如头痛、头晕、恶心等。

1. 眼部原因：屈光不正（远视、散光，假性近视），屈光参差，未配戴合适的眼镜。①调节功能障碍：老视眼，调节衰弱，调节痉挛。②眼肌功能障碍：外隐斜，内隐斜，集合无力，融合无力。③眼病所致视力不良。

2. 全身原因：身体衰弱，病后恢复期，内分泌紊乱，哺乳期，更年期，神经衰弱，神经官能症，过度疲劳。

3. 环境原因：光线过强（眩光）或过暗，阅读物过于细小，字体与背景对比度低，视标不稳定，视屏终端综合征。

二、眼部常见体征

（一）眼睑

眼睑水肿或肿胀

炎性肿胀：睑腺炎，睑板腺囊肿，睑缘炎，眼睑脓肿，眼睑疱疹，眼睑或眼眶的蜂窝织炎，眼睑过敏性炎症，电光性眼炎，眼睑及眼眶挫伤。

1. 眼睑周围病变波及：急性泪囊炎，泪腺炎，急性结膜炎，青光眼急性发作期，眼内炎，全眼球炎，海绵窦血栓静脉炎，Graves 眼病，Mikulicz 综合征，鼻窦炎。

2. 非炎症肿胀：眶脂肪脱垂，风疹，血管神经性水肿，筛窦骨折导致眼睑气肿，眼睑皮肤松弛症，心脏病，肝、肾疾病，黏液性水肿，营养不良等。

眼睑充血

眼睑皮肤炎症，如睑缘炎，睑腺炎，睑板腺囊肿，眼睑及眼蜂窝织炎，眼睑及眼眶挫伤，电光性眼炎，急性泪囊炎。

眼睑硬结

睑板腺囊肿，睑腺炎，眼睑肉芽肿，眼睑脓肿，睑板腺癌，基底细胞癌，鳞状细胞癌。

上睑下垂（提上睑肌无力）

1. 先天性：单纯性先天性上睑下垂，下颌瞬目综合征（Marcus Gunn 综合征），先天性眼外肌纤维化，小睑裂综合征等。

2. 后天性：第Ⅲ脑神经麻痹，重症肌无力，霍纳综合征（Horner 综合征），慢性进行性眼外肌麻痹，老年性上睑下垂，外伤性原因，眼睑肿物导致重力性上睑下垂，肉毒素注射后。

3. 假性上睑下垂：眼睑皮肤松弛症，眼球内陷（眶壁骨折），小眼球，眼睑水肿，下斜视（双上转肌麻痹），对侧眼睑退缩，眼球后退综合征，眼睑痉挛，癔症。

眼睑痉挛

1. 症状性：结膜炎，角膜炎，角、结膜异物，睑内翻，倒睫，虹膜睫状体炎，电光性眼炎，视力疲劳。

2. 因畏光引起：瞳孔扩大，白化病。

3. 全身因素：神经衰弱。

4. 特发性：原发性眼睑痉挛，半侧面肌痉挛，Meige 综合征。

内眦赘皮

1. 睑板型内眦赘皮：最常见。赘皮起自睑板皱襞，止于内眦皮肤联合处。

2. 反向内眦赘皮：皱襞起自下睑向上，止于内眦稍高部位。

3. 小睑裂综合征：睑裂短小，上睑下垂，内眦赘皮。

4. 先天性内眦赘皮。

小眼睑（眼睑长度、高度小）

先天性睑裂狭小症：可合并鼻梁扁平，内眦赘皮和上睑下垂。

眼睑缺损

先天性眼睑缺损可合并眼部发育异常，如小

角膜、小眼球、虹膜脉络膜缺损等,以及全身发育畸形、眼睑肿物切除术后、眼睑外伤术后。

眼睑内翻

1. 先天性睑内翻:多见于婴幼儿,女性多于男性,大多由于内眦赘皮、睑缘部眼轮匝肌过度发育或睑板发育不全引起。如果婴幼儿较胖,鼻梁发育欠饱满,也可引起下睑内翻。

2. 痉挛性睑内翻:常见于老年人,又称老年性睑内翻。是由于下睑缩肌无力,眶膈和下睑皮肤松弛失去牵制眼轮匝肌的收缩作用,以及老年人眶脂肪减少,眼睑后面缺少足够的支持所致。

3. 瘢痕性睑内翻:上下睑均可发生,由睑结膜及睑板瘢痕性收缩所致。沙眼引起者常见。此外,结膜烧伤、结膜天疱疮等病后也可发生。

4. 全身因素:咳嗽,动脉硬化,出血性疾病。

(二) 结膜

结膜色素

结膜下出血,黄疸,应用肾上腺素类眼药,春季结膜炎,维生素 A 缺乏,药物(氯丙嗪)或金属(银、铁、铜质沉着症),艾迪生(Addison)病,角膜软化,黑痣,黑色素瘤,黑色素细胞症。

结膜隆起的斑块

睑裂斑,翼状胬肉,比奥(Bitot)斑。

睑结膜乳头和滤泡

各种急、慢性结膜炎,沙眼,结膜滤泡症。

膜性结膜炎

睑板表面渗出不易擦除,易出血,见于肺炎链球菌、链球菌、白喉杆菌、铜绿假单胞菌、腺病毒、单纯疱疹病毒等导致的结膜炎。

假膜性结膜炎

假膜去除容易,不伴有出血。见于所有可导致膜性结膜炎的原因,如淋球菌、葡萄球菌、真菌感染及眼天疱疮、上方角膜缘部角结膜炎。

睑球粘连(睑结膜与球结膜融合)

化学伤,烧伤,眼瘢痕性天疱疮,Stevens-Johnson综合征,药物,过敏性结膜炎。

睑结膜巨大乳头

春季结膜炎,巨乳头性结膜炎,接触镜引起的结膜炎,上方角膜缘部角结膜炎。

结膜肿物

结膜皮样囊肿,皮脂瘤,血管瘤,淋巴瘤,乳头状瘤,上皮内皮细胞瘤,结膜黑色素瘤,肉芽肿,浆细胞瘤,上皮植入性囊肿。

(三)角膜

角膜混浊

1. 先天性。

2. 感染性:包括细菌、真菌、病毒所致的角膜炎、角膜溃疡。

3. 外伤性:角膜穿孔伤、挫伤、爆炸伤、化学烧伤、热烫伤等。

4. 变态反应性:如泡性角膜炎。

5. 变性或营养不良性：如角膜老年环、角膜带状变性、格子状营养不良、角膜软化等。

6. 瘢痕性：角膜云翳、白斑、粘连性血斑、角膜葡萄肿等。

7. 角膜肿瘤：原发者少见，绝大多数起源于结膜或角膜缘。

8. 角膜水肿、角膜后沉着物、角膜新生血管、角膜血染、克-佛（Kayser-Fleischer环简称K-F环）色素环、翼状胬肉等。

9. 角膜老年环：是一种单纯的原发性老年性变化，本质上与动脉的粥样硬化情况相似，为角膜周围毛细血管网闭塞，角膜周围基质发生类脂性浸润变化的结果。多发生于老年人。

10. 带状角膜混浊：是由绝对期青光眼或慢性虹膜睫状体炎等引起的一种角膜变性病。

11. 囊泡性角膜炎：此损害多为青光眼、虹膜睫状体炎或视网膜脱离，或角膜化学伤、烧伤、角膜溃疡初愈时发生的一种特殊的角膜变性现象。

12. 结节性角膜变性与格状角膜混浊：这2种类型的疾病都是遗传性角膜病。

13. 角膜边缘变性：一般认为与角膜部局部营养失调有关。

14. Kayser-Fleischer环：此角膜混浊环是肝豆状核变性的重要表现之一。色素环的组成可能是因为铜颗粒沉着所致。

幼儿角膜混浊

先天性青光眼，产伤，先天性遗传性角膜内皮或角膜基质营养不良，后部多形性角膜内皮营养不良，眼前节发育不良，代谢异常，角膜基质炎，单纯疱疹病毒感染，角膜溃疡，角膜皮样瘤，巩角膜炎，血管翳（浅层血管向角膜内生长）。

角膜结晶

结晶状营养不良症，多发性骨髓瘤，胱氨酸过多症，痛风，尿毒症，高丙种球蛋白血症，药物如吲哚美辛（消炎痛）、氯喹，角膜多发异物。

角膜丝状物

角膜表面可见数个上皮索条，一端固定，一端游离。常合并角膜点状上皮糜烂或表层点状角膜炎。

角膜肿瘤

多在角膜缘部，如乳头状瘤，皮样囊肿，皮脂瘤，角膜上皮内上皮瘤，鳞状细胞癌。

（四）巩膜

巩膜充血

浅层巩膜炎，深层巩膜炎，结节性巩膜炎，坏死性巩膜炎，眼球筋膜炎，硬化性角膜炎。

巩膜压痛

深层巩膜炎，结节性巩膜炎，坏死性巩膜炎，虹膜睫状体炎。

巩膜隆起

结节性巩膜炎,巩膜葡萄肿。

巩膜血管扩张

眼静脉或海绵窦血栓,眼及眶静脉回流受阻,颈动脉海绵窦瘘,蓝色巩膜。

巩膜色素改变

巩膜黑变病,太田痣,巩膜内神经环,巩膜炎后巩膜变薄。

(五) 前房

前房积血

外伤或内眼手术后,虹膜新生血管,虹膜血管瘤,角膜伤口的出血,凝血系统疾病(血友病),眼内肿瘤,糖尿病,医源性。

前房积脓

感染性角膜溃疡,眼内炎,严重的虹膜睫状体炎,眼球穿通伤,球内异物残留,白内障术后对人工晶状体或残留的晶状体蛋白的炎性反应,眼内肿瘤坏死(视网膜母细胞瘤),急性闭角型青光眼持续高眼压状态。

深前房

近视眼,晶状体脱位和半脱位,睫状体劈裂,睫状体脉络膜脱离,后巩膜破裂伤。

浅前房

1. 伴眼压高,闭角型青光眼,白内障膨胀期,恶性青光眼,晶状体半脱位,脉络膜上腔出血,眼内占位性病变。

2. 伴眼压低,青光眼滤过术后,内眼手术后伤口渗漏，脉络膜脱离，钝伤性睫状体脱离。

（六）虹膜

虹膜异色

1. 虹膜颜色较正常人浅：福克斯（Fuchs）异色性虹膜睫状体炎（多数），慢性葡萄膜炎，节段性或弥散性虹膜萎缩，老年性改变。

2. 虹膜颜色较正常人深：色素痣，眼黑病变，眼铁锈沉着症，神经纤维瘤病，色素性青光眼，Fuchs异色性虹膜睫状体炎（部分）。

虹膜病灶

1. 色素性：黑痣，黑色素瘤，虹膜色素上皮腺癌。

2. 非色素性：非黑色的黑色素瘤，炎性结节或肉芽肿，神经纤维瘤病，青年性黄色肉芽肿，异物，囊肿，结核，平滑肌瘤，眼后段肿瘤扩散，葡萄膜外翻。

虹膜新生血管

血管性疾病如视网膜中央静脉阻塞、中央动脉阻塞、Leber微动脉瘤、视网膜血管瘤、脉络膜血管瘤、早产儿视网膜病变等，眼部病变如眼内炎、交感性眼炎、视网膜脱离等，全身性疾病如糖尿病、镰状细胞病、红斑狼疮颈动脉阻塞性疾病等。还有手术和放射治疗及眼部肿瘤等。

虹膜震颤

无晶状体眼，晶状体脱位及半脱位，白内障过熟期，水眼或牛眼。

（七）瞳孔

大瞳孔（瞳孔大于5mm）

1. 生理性：青少年，暗光处，注视远方时，交感神经兴奋时。

2. 药物性：睫状肌麻痹剂如阿托品、后马托品，交感神经兴奋剂如去甲肾上腺素（新福林）、肾上腺素，局部麻醉药，巴比妥类过量。

3. 麻痹性：动眼神经麻痹，瞳孔括约肌麻痹（高眼压和外伤）所致，中脑损害。

4. 病理性：虹膜萎缩，瞳孔括约肌断裂或缺如，弱视，睫状神经节损伤（病毒感染，急、慢性眼肌麻痹），埃迪（Adie）综合征（单侧），黑蒙，中脑损害，四叠体区肿瘤。

小瞳孔（瞳孔小于2mm）

1. 生理性：婴幼儿，老年人，睡眠，全身麻醉。

2. 药物性：拟胆碱药（毛果芸香碱、甲酰胆碱、毒扁豆碱、新斯的明），交感神经抑制药物（溴苄铵、MAO抑制剂、麦角胺、妥拉苏林），组胺，吗啡，有机磷。

3. 病理性：虹膜睫状体炎，Horner综合征，阿－罗（Argyll-Robertson）瞳孔，脑桥损害，低眼压，丛集性头痛。

瞳孔不规则

先天性虹膜缺损，先天性无虹膜，虹膜后粘连，阿－罗瞳孔，节段性虹膜萎缩，Axenfeld－

Rieger综合征，青光眼，粘连性角膜白斑，瞳孔括约肌断裂，虹膜根部离断，节段虹膜切除术后，内眼手术后瞳孔移位、粘连或玻璃体外溢，虹膜囊肿或肿瘤。

白瞳症

瞳孔区失去了正常的黑色而呈现白色的病态。患者不能注视目标或不能追随物体运动，严重影响其视力发育。常见于严重的先天性白内障，视网膜母细胞瘤，眼内炎症性疾病等。

相对性传入性瞳孔障碍（relative afferent pupillary defect, RAPD）

视神经疾病：缺血性视神经病变，视神经炎，肿瘤，青光眼，视网膜中央或分支动脉或静脉阻塞，视交叉、视束病变，弱视，玻璃体积血，黄斑变性，视网膜脱离。

（八）晶状体

晶状体混浊（白内障）

1. 前囊下：先天性前极白内障，青光眼斑，眼球钝挫伤，晶状体前囊破裂，眼内铁或铜异物，肌强直性白内障，假性晶状体上皮剥脱，药物中毒。

2. 皮质及核：老年性白内障，胚胎性核性白内障及全白内障，先天性绕核性白内障，花冠点状白内障，眼脑肾综合征（Lowe综合征），半乳糖性白内障，低血钙性白内障（曾名手足搐搦性白内障）。

3. 后囊下：并发性白内障（由于虹膜睫状体炎、青光眼、葡萄膜炎、陈旧视网膜脱离、糖尿病所致），永存原始玻璃体增生症（PHPV），辐射性白内障，眼球钝挫伤，先天性后极性白内障及晶状体后圆锥，电击伤，肌强直性白内障，皮质糖皮质激素性白内障，后发性白内障，红外线白内障（真性囊剥脱及后囊锅底样混浊），药物中毒。

小晶状体或球形晶状体

马方（Marfan）综合征，同型胱氨酸尿症，Lowe 综合征，遗传性出血性肾炎伴前晶状体圆锥。

圆锥形晶状体

1. 前部圆锥：Alport 综合征。
2. 后部圆锥：特发性，可伴发于永存原始玻璃体增生症。

晶状体脱位

Marfan 综合征，Marchesani 综合征，同型胱氨酸尿症，眼外伤。

晶状体彩色颗粒状混浊

药物性，低钙血症，强直性肌营养不良，甲状腺功能减退症，特发性。

小晶状体

先天性。

晶状体缺损

先天性。

(九)玻璃体

玻璃体混浊

玻璃体积血,后部葡萄膜炎,平坦部葡萄膜炎,肉样瘤病(玻璃体雪球样混浊),玻璃体变性,眼内肿瘤细胞播散,白塞(Behcet)综合征,眼外伤,视网膜脱离。

玻璃体闪辉结晶

星状玻璃体变性,眼胆固醇沉着症(闪辉性玻璃体液化)。

玻璃体机化

玻璃体积血后,眼穿通伤,异物伤,视网膜脱离。

(十)视网膜

视网膜水肿

视网膜中央动脉阻塞,视网膜中央静脉阻塞,挫伤性视网膜震荡,视网膜炎。

视网膜萎缩

视网膜动脉阻塞,青光眼,眼外伤,中毒。

视网膜渗出

1. 棉絮斑:中央或分支静脉阻塞,视网膜动脉、小动脉阻塞,糖尿病,高血压病,肾炎,视网膜感染性炎症,获得性免疫缺陷综合征视网膜病变(AIDS),结缔组织病,Purtscher 视网膜病变,贫血,白血病,淋巴瘤。

2. 硬性渗出:糖尿病,肾炎,高血压,陈旧的视网膜出血,外层渗出性视网膜病变(Coats

病），视网膜炎，脉络膜炎。

3. 其他：急性视网膜坏死，葡萄膜炎。

视网膜血管改变

1. 视网膜动脉狭窄：动脉硬化，粥样硬化，高血压，肾炎，妊娠高血压。

2. 视网膜静脉扩张：中央静脉阻塞，动脉硬化，视网膜血管瘤，原发性及继发性红细胞增多症。

3. 新生血管：糖尿病，静脉周围炎，视网膜静脉阻塞后，早产儿视网膜病变，慢性葡萄膜炎，白血病，贫血，视网膜静脉周围炎（Eales病）。

4. 血管瘤：视网膜血管瘤，糖尿病。

5. 视网膜静脉白鞘：视网膜静脉周围炎，周边部葡萄膜炎，病毒性视网膜炎（HIV病毒、疱疹病毒、巨细胞病毒），Behcet病，真菌性视网膜炎，梅毒，肉样瘤病，镰状红细胞性视网膜病变，结核，败血症，菌血症。

视网膜出血

视网膜静脉阻塞，高血压动脉硬化性视网膜病变，肾病性视网膜病变，妊娠高血压综合征（简称妊高征），血液病，视网膜血管炎，糖尿病性视网膜病变，眼外伤，头和颈部充血，Roth斑（见于白血病），感染性脉络膜视网膜炎（继发于亚急性细菌性心内膜炎），恶性贫血，坏血病，结缔组织病。

视网膜增殖膜

增殖性糖尿病视网膜病变,视网膜静脉阻塞,视网膜静脉周围炎,玻璃体积血,增殖性玻璃体视网膜病变。

(十一) 视神经

视盘萎缩

1. 常见原因:青光眼,视网膜中央静脉或动脉阻塞后,缺血性视神经病变,视神经炎晚期,长期的视盘水肿,肿瘤压迫(眶内或颅内),视网膜色素变性,视神经挫伤,视神经管骨折,内分泌性突眼。

2. 其他原因:中毒或代谢性视神经病变,Leber先天性黑矇,Tay-Sachs病,梅毒,放射性视神经病变,脑水肿,其他先天性或遗传性视神经萎缩,脑炎或脑膜炎,多发性硬化,烟、酒中毒。

视盘水肿

1. 颅内高压:肿瘤,脑水肿,脑膜炎,脑脓肿,出血。颅高压导致的视乳头水肿多为双侧,且伴有头痛、一过性黑矇、搏动性耳鸣、复视等症状。

2. 眶内病变:肿瘤,炎症,出血,外伤。

3. 眼内病变:视神经炎,低眼压,视网膜中央静脉阻塞,视盘炎,视盘血管炎。

4. 中毒代谢:长期大量吸烟、饮酒导致的烟酒弱视,乙胺丁醇药物毒性,饮用含甲醇白酒,甲醛蒸汽中操作等。

5. 假性视乳头水肿：用于描述视盘形态变异或异常，检眼镜下可以观察到类似视盘水肿的现象，包括倾斜、拥挤视盘、视盘玻璃疣、有髓神经纤维等。

视盘充血

视盘炎，视盘血管炎，假性视盘炎，远视。

视盘血管吻合支

眼眶或颅内肿瘤（尤其是脑膜瘤），视网膜中央静脉阻塞后，慢性视盘水肿（如脑假瘤），慢性开角型青光眼，视神经胶质瘤。

（十二）眼眶

浅眼眶

颅面骨成骨不全，头颅狭小，无眼球或小眼球，眶骨肥大，尖头并指（趾）畸形（Apert 综合征）。

窄眶距

尖头并指（趾）畸形，眼、齿、指（趾）发育异常，Goldenhars 综合征。

宽眶距

脊膜脑膜突出（Chiari 畸形），脑积水，脑巨大畸形等。

假性宽眶距

扁鼻梁，内眦赘皮，外斜视，小睑裂，内眦间距过宽。

眼球突出

1. 炎症性：眶蜂窝织炎，眶骨骨膜炎，全眼球炎，急性鼻窦炎，眶炎性假瘤，眶尖综合征，眶上裂综合征，Graves 病。

2. 外伤性：眶内出血，眼眶挫伤，挤压综合征。

3. 占位性：眼眶肿瘤，眶内异物，绿色瘤，嗜酸粒细胞肉芽肿。

4. 血管性：眶内血管瘤、淋巴管瘤、颈动脉海绵窦瘘。

5. 神经麻痹性：第Ⅱ、第Ⅳ、第Ⅵ脑神经麻痹所致的眼外肌麻痹，Foix 综合征（海绵窦综合征），神经纤维瘤病。

6. 先天异常：脑积水，眼眶脑膜膨出，颅面骨成骨不全，尖头并指（趾）畸形。

眼球内陷

小眼球，眼球萎缩，老年性，眶壁骨折，眶脂肪萎缩（挫伤后或球后出血后）。

眼眶杂音

颈动脉海绵窦瘘，动静脉瘤，颈动脉狭窄。

（十三）眼外肌

斜视

1. 内斜视：内隐斜，共同性内斜视，外展神经麻痹，集合过强、分开不足。

2. 假性内斜视：内眦赘皮，内眦间距远，瞳距窄。

3. 外斜视：外隐斜，共同性外斜视，外展过强、集合不足，动眼神经麻痹。

4. 假性外斜视：宽瞳距，黄斑移位（早产儿视网膜病变），异位注视点。

5. 上斜视：上隐斜，非麻痹性上斜视，麻痹性上斜视，分离性垂直偏斜（DVD），眶底骨折，Graves 病，垂直注视麻痹。

6. 假性上斜视：单侧上睑下垂，单侧下睑退缩，面部不对称。

眼球运动受限

1. 被动牵拉试验阴性：单独的第Ⅱ、第Ⅳ、第Ⅵ脑神经麻痹，多发性眼运动神经麻痹，重症肌无力，慢性进行性眼外肌麻痹，眼肌麻痹性偏头痛，眼外肌离断（手术或外伤）。

2. 被动牵拉试验阳性：眶壁骨折伴眼外肌嵌顿，Graves 病，眼外肌纤维化综合征，固定性斜视，Duane 眼球后退综合征。

3. 伴眼球突出：见眼眶疾病。

内转时上转受限

Brown 上斜肌腱鞘综合征（原发性或继发性），上斜肌附着异常。

内转时下转过强

上斜肌亢进。

三、视觉异常

（一）视力障碍

1. 视力下降：

（1）眼部疾病：角膜变性，白内障，屈光不正，开角型青光眼，慢性闭角型青光眼，玻璃体混浊，脉络膜视网膜，老年性黄斑变性，糖尿病性视网膜病变，视神经炎，视神经网膜炎，视网膜色素变性。

（2）全身疾病：脑肿瘤，脑炎，脑膜炎，其他中枢神经系统病变，颅脑外伤，高血压，糖尿病，白血病等。

2. 伴有眼充血、疼痛的视力下降：见于角膜炎，巩膜炎与浅层巩膜炎，虹膜睫状体炎，全葡萄膜炎，化脓性眼内炎，全眼球炎，眶蜂窝织炎。

（二）视物变形

主要发生于视网膜疾病，视物变大、变小或弯曲。

1. 黄斑疾病：中心性浆液性脉络膜视网膜病变，老年性黄斑病变，高度近视性黄斑病变。

2. 视网膜脱离。

3. 角膜不规则散光。

（三）闪光感

1. 伴有眼部器质性病变：视网膜脱离，玻璃体后脱离，脉络膜视网膜炎，玻璃体机化牵拉。

2. 不伴眼部器质性病变：偏头痛，晕厥前（低血压、低血糖、过度疲劳及精神刺激引起）。

（四）眼前黑影

表现为眼前有大或小的黑影遮挡。

1. 活动的（又称飞蚊症）：玻璃体液化、后脱离，玻璃体积血，后葡萄膜炎，近视性变化，视网膜脱离。

2. 不活动的：角膜斑翳，白内障，视网膜瘢痕，黄斑病变。

注：有些患者视野出现由视网膜、视神经或中枢神经系统疾病导致的盲点。

（五）视物模糊

表现为视物不清、重影或模糊一片，与屈光不正和老视、角膜斑翳、白内障有关。

（六）视野缺损

1. 主觉的视野缺损：

（1）中心性的：黄斑病变，黄斑部裂孔，黄斑部视网膜脱离，老年性黄斑病变。

（2）向心性的：视网膜色素变性，视神经萎缩，青光眼。

（3）某一方向的：视网膜脱离，与脱离方向相对的方向视野缺损。

2. 不能自觉的视野缺损。

（七）夜盲

1. 眼部病变：视网膜色素变性，视网膜视杆细胞功能不良，静止型白点状眼底（又称小口病），进行性视网膜萎缩，脉络膜视网膜炎，视神经萎缩，严重的青光眼，高度近视。

2. 全身病变：维生素 A 缺乏症。

（八）昼盲（白天视力不佳，傍晚时视力反而较好）

先天性视网膜视锥细胞发育不良（全色盲）。

第二章 眼科常用中医诊法

"望、闻、问、切"是中医眼科常用诊疗方法,四诊之中尤以望诊与问诊为重。望诊的重点是在眼部,其次是望舌、颜面、形体及其他;问诊主要是询问与眼病有关的病史与自觉症状,包括眼部与全身的临床症状。

一、问诊

(一) 问视觉

询问视力是否下降,是远视力下降还是近视力下降,或远、近视力均下降,是急剧还是缓慢下降;视物不清有无时间性,是在傍晚与暗处看不清,还是恰恰相反;行动是否方便,是否经常碰撞周围物件等;眼前有无黑影,是固定还是飘动的,是急起的还是缓起的;视物是否变形、变色、视一为二,如有应询问是单眼看有还是双眼看才有;视灯光有无红绿彩晕(虹视),是在什么情况下出现的;眼前有无闪光感觉,如有应询问闪光的程度、时间。

(二) 问眼痛、眼痒

询问眼痛的性质、部位、时间及有关兼症。疼痛的性质是剧痛、胀痛、刺痛、抽痛,还是灼痛、涩痛、隐痛;疼痛的部位是眼珠痛还是眼眶痛，疼痛是否涉及他处，如涉及额部、头顶或是脑后；眼痛时是否头痛，是头痛引起眼痛还是眼痛引起头痛，或头眼疼痛同时发生；眼痛是持续不减还是时作时止；疼痛发生有何诱因，是否与精神因素有关，或阅读后发作。询问眼痒的程度，是轻微作痒还是痒极难忍，与季节有无关系，与使用化妆品等有无关联。

（三）问目涩、羞明

询问目涩的性质、程度和兼症，目涩是否兼有目赤、生翳，有无异物入目，有无泪液减少，是否伴有口、鼻、咽喉皆干涩。询问羞明的程度及兼症，是目赤多眵而羞明，或是无赤痛而羞明；如果眼部正常而有羞明，应询问发生的诱因，是否可自然缓解。

（四）问眼眵、眼泪

询问是否有眼眵及量的多少，其性质是黏脓性的，还是清稀的，或干结，或呈丝状；眼眵的颜色是黄色、白色还是微绿色；眼眵是骤起还是常有。泪有冷、热之分，询问是否突发热泪如汤，还是冷泪常流；是羞明流泪，还是迎风流泪或眵泪混杂；是否眼痛泪下，或目昏流泪；是否少泪而干涩。

二、望诊

医生用肉眼或借助现代仪器观察眼部一系列改变及全身出现的异常变化，借以了解病情、诊断疾病的方法,均归入望诊。

(一) 望胞睑

望胞睑包括看胞睑是否开闭自如,有无目闭不全或目开不闭,或上胞下垂、欲睁不能,两眼胞睑是否对称;睑弦有无内翻或外翻,睫毛排列是否整齐,有无睫毛乱生、倒入或睫毛脱落,睫毛根部有无红赤、鳞屑、脓痂、溃疡或缺损;胞睑皮肤有无水疱、脓疱、红肿、水肿等,如有应注意其部位、范围和程度。如有外伤史,则望胞睑有无擦伤、裂口及皮下瘀血,有无瘢痕。胞睑内面脉络是否清晰分明或模糊不清,睑内表面是否光滑,有无椒样或粟样颗粒,有无瘢痕,有无结石,有无异物存留,有无卵石样排列的颗粒等。

(二) 望两眦

注意两眦皮肤有无红赤糜烂,内眦处有无红肿,注意红肿范围,有无瘘管存在;泪窍是否存在,有无外翻或内卷。有流泪主诉者应做泪道冲洗进一步诊断,干涩无泪者应检查泪腺分泌功能是否正常。

(三) 望白睛

检查白睛时,应轻轻用拇指与食指将上、下睑分开,并嘱被检者将眼向上、下、左、右各方向转动。望白睛是否红赤,红赤的范围及程度,是整个白睛混赤(混合充血),还是红赤远离黑睛,推之可移(结膜充血),还是围绕黑睛作抱轮状（睫状充血）；白睛表面是否光滑，有无结节隆起或小疱疹，其数目、部位、大小及周围的红赤情况如何；白睛是否润泽，有无皱纹或混浊干燥斑；白睛有无膜状物，并注意膜状物的进展方向及赤脉的粗细多少；白睛颜色有无黄染、青蓝等；浅层下有无出血，出血的部位与范围；白睛浅层与眼睑有无粘连；如有外伤，应注意白睛有无异物、裂口，裂口的大小及部位，是否有眼内容物嵌顿于创口等。

（四）望黑睛

望黑睛大小与透明度如何，有无光泽，表面是否光滑，知觉是否正常。应重点观察有无翳障及其形态与部位。注意其形状是星点状、片状、树枝状、地图状、圆盘状，还是凝脂状或蚕食状；是位于浅层还是深层；在正中还是偏旁；可用荧光素钠染色法进一步观察。如有外伤，应注意黑睛有无异物及其性质和部位，有无穿透伤及穿透伤口的大小，有无黄仁脱出等。黑睛后壁有无沉着物，其大小、颜色、数目及分布情况如何。

（五）望瞳神、黄仁、晶珠

要注意瞳神的大小、形态、位置与对光的反应，且要两眼对比。还要观察黄仁纹理是否清晰，瞳仁中央有无膜状物；瞳神形状是否为正圆，或呈梨形、菊花形及其他不规则形状；瞳神位置是在正中或偏斜于一方；如有外伤，应注意瞳孔是否变形。

望黄仁颜色是否正常，纹理是否清楚，有无肿胀、膨隆、缺损、萎缩；有无新生血管与结节存在；其前是否与黑睛粘连，或其后是否与晶珠粘连。用散瞳药物后其粘连能否拉开，粘连的部位及范围。如有外伤，要注意黄仁是否存在，根部是否断离，当眼球转动时黄仁有无震颤现象。

黄仁之后是晶珠，要注意晶珠前壁是否有色素沉着，有否混浊，混浊的形态、部位，注意晶珠有无脱位，是半脱位还是全脱位，必要时应散瞳检查。眼底检查也属于望瞳神范畴，但必须用检眼镜检查（见眼底检查法）。

（六）望眼珠

注意眼珠大小及位置是否正常，两侧是否对称。眼珠是否突出，突出程度、方向及其眼别。眼珠有无低陷，是单侧还是双侧。眼珠有无震颤及震颤的方向。

三、闻诊

闻诊指听声音与闻气息。前者是听病人的语言、呻吟、咳嗽等声音；后者是嗅病室、病体等的异常气味，亦可通过问诊了解病人的排泄物如痰涎、大小便等的气味协助鉴别疾病。

四、切诊

切诊包括触诊和切脉2部分。

触诊如触按胞睑有无肿块、硬结及压痛,肿块的软硬及是否与皮肤粘连;胞睑、眶内生脓肿可借触诊判断脓成与否;用两手食指触按眼珠的软硬,以估计眼压情况;如眼眶外伤,注意触摸眶骨有无骨折、皮下有无气肿等。如眼珠突出,应触查眶压是否增高,眶内有无肿块,肿块的部位、质地、大小和边界是否清楚,表面是否光滑以及有无弹性等。按压内眦睛明穴处应注意有无脓液或黏液从泪窍溢出。

切脉是中医诊病的重要方法之一。外障眼病之脉多见浮、数、滑、实等,内障眼病之脉多见沉、细、微、弱、弦等。

第三章 眼科常用中医辨证法

辨证是眼科诊断的重要内容,是中医诊治眼病的重要环节。长期以来,在中医学基本理论的指导下,经过历代医家的反复临床实践和理论探索,创立了一些具有中医眼科特色的辨证方法。中医眼科的辨证方法内容较丰富,现将临证时使用较多的几种介绍如下:

一、辨外障与内障

外障、内障是中医眼科对眼病的一种分类方法,在古代眼科书籍中,将眼病统称为障,并依据发病部位的不同,分为外障和内障2大类。

(一) 辨外障

1. 病位:指发生在胞睑、两眦、白睛、黑睛的眼病。

2. 病因:多因六淫之邪外袭或外伤所致,亦可由痰湿内蕴、肺火炽盛、肝火上炎、脾虚气弱、阴虚火炎等引起。

3. 特点:一般外显证候较为明显,如红赤、肿胀、湿烂、生眵、流泪、痂皮、结节、上胞下垂、翳膜等。多有眼痛、痒涩、羞明、眼睑难睁等自觉症状。

(二) 辨内障

1. 病位:指发生在瞳神、晶珠、神膏、视衣、目系等眼内组织的眼病。

2. 病因：多因内伤七情、脏腑内损、气血两亏、阴虚火炎、气滞血瘀，以及外邪入里、眼外伤等因素引起。

3. 特点：一般眼外观端好，多有视觉变化，如视力下降、视物变形、视物易色、视灯光有如彩虹、眼前黑花飞舞、萤星满目及夜盲等症。也可见抱轮红赤或白睛混赤，瞳神散大或缩小、变形或变色，以及眼底出血、渗出、水肿等改变。

二、五轮辨证

《审视瑶函·五轮不可忽论》载："夫目之有轮，各应乎脏，脏有所病，必现于轮……大约轮标也，脏本也，轮之有证，由脏之不平所致。"五轮辨证就是应用五轮理论，通过观察各轮所显现的症状，推断相应脏腑内蕴病变，是眼科独特的辨证方法。临床运用五轮辨证时，还应当与八纲、病因、脏腑等辨证方法合参。

（一）肉轮辨证

1. 辨胞睑肿胀。

（1）胞睑肿胀，按之虚软，肤色光亮，不红不痛不痒，多为脾肾阳虚，水气上泛。

（2）胞睑红肿，呈弥漫性肿胀，触之灼热，压痛明显，多为外感风热，热毒壅盛。

（3）胞睑局限性红赤肿胀，如涂丹砂，触之质硬，表皮光亮紧张，为火毒郁于肌肤。

（4）胞睑边缘局限性红肿，触之有硬结、压痛，为邪毒外袭；胞睑局限性肿胀，不红不痛，触之有豆状硬核，为痰湿结聚而成。

（5）胞睑青紫肿胀，有外伤史，为络破血溢，瘀血内停。

2. 辨睑肤糜烂。

（1）胞睑皮肤出现水疱、脓疱、糜烂渗水，为脾胃湿热上蒸。

（2）若因局部使用药物引起者，为药物过敏；胞睑边缘红赤糜烂，痛痒并作，为风、湿、热三邪互结所致。

（3）若睑缘皮肤时时作痒，附有鳞屑样物，为血虚风燥。

3. 辨睑位异常。

（1）上胞下垂，无力提举，多属虚证，常由脾胃气虚，或因风邪中络引起。

（2）胞睑内翻，睫毛倒入，多为椒疮后遗症，内急外弛而成；胞睑外翻，多为局部瘢痕牵拉，或因风邪入络所致。

4. 辨胞睑瞤动。

（1）胞睑频频瞤动，多为血虚有风。

（2）上下胞睑频频眨动，多为阴津不足。

（3）若是小儿患者，多为脾虚肝旺。

（4）频频眨目或骤然紧闭不开，数小时后自然缓解，多为情志不舒，肝失条达引起。

5. 辨睑内颗粒。

(1) 睑内颗粒累累，形小色红而坚，多为热重于湿兼有气滞血瘀。

(2) 形大色黄而软，多为湿重于热。

(3) 睑内红色颗粒，排列如铺卵石样，奇痒难忍；为风、湿、热三邪互结。

(4) 睑内黄白色结石，为津液受灼，痰湿凝聚。

(二) 血轮辨证

1. 内眦红肿，触之有硬结，疼痛拒按，为心火上炎或热毒结聚；内眦不红不肿，指压泪窍出脓，为心经积热。

2. 眦角皮肤红赤糜烂，为心火兼夹湿邪；若干裂出血，多为心阴不足。

3. 两眦赤脉粗大刺痛，为心经实火；赤脉细小、淡红、稀疏、干涩不舒，为心经虚火上炎。

4. 眦部胬肉红赤壅肿，发展迅速，头尖体厚，为心肺风热；胬肉淡红菲薄，时轻时重，涩痒间作，发展缓慢或静止不生长，为心经虚火上炎。

(三) 气轮辨证

1. 辨白睛红赤。

(1) 白睛表层红赤，颜色鲜红，为外感风热或肺经实火；赤脉粗大迂曲而暗红，为热郁血滞。

(2) 抱轮红赤，颜色紫暗，眼疼痛拒按，为肝火上炎兼有瘀滞；抱轮淡赤，按压眼珠疼痛轻微，为阴虚火旺。

（3）白睛表层赤脉纵横，时轻时重，为热郁脉络或阴虚火旺。

（4）白睛表层下呈现片状出血，色如胭脂，为肺热伤络或虚火上炎，亦有外伤引起者。

2. 辨白睛肿胀。

（1）白睛表层红赤浮肿，眵泪俱多，骤然发生，多为外感风热；若紫暗浮肿，眵少泪多，舌淡苔薄白，为外感风寒。

（2）白睛表层水肿，透明发亮，伴眼睑水肿，多为脾肾阳虚，水湿上泛。

（3）白睛表层红赤肿胀，甚至脱于睑裂之外，眼珠突起，多为热毒壅滞。

3. 辨白睛结节。

（1）白睛表层有泡性结节，周围赤脉环绕，涩疼畏光，多为肺经燥热；结节周围脉络淡红，且病久不愈，或反复发作，则多为肺阴不足，虚火上炎。

（2）白睛里层有紫红色结节，周围发红，触痛明显，多为肺热炽盛。

4. 辨白睛变青。

（1）白睛局限性青蓝，呈隆起状，高低不平，多因肺肝热毒。

（2）白睛青蓝一片，不红不痛，表面光滑，乃先天而成。

5. 辨其他病症。

（1）白睛表层与眼睑粘连，为胬肉粘轮，多因椒疮后遗或酸碱烧伤结瘢而成。

（2）白睛枯涩，失去光泽，多为阴津不足，津液耗损。

（3）白睛污浊稍红，痒极难忍，为肺脾湿热而成。

（四）风轮辨证

1. 辨黑睛翳障。

（1）黑睛初生星翳，多为外感风邪；翳大浮嫩或有溃陷，多为肝火炽盛。

（2）黑睛混浊，翳漫黑睛，或兼有血丝伸入，多为肝胆湿热，兼有瘀滞。

（3）黑睛翳久不敛，或时隐时现，多为肝阴不足，或气血不足。

2. 辨黑睛赤脉。

（1）黑睛浅层赤脉排列密集如赤膜状，逐渐包满整个黑睛，甚至表面堆积如肉状，多为肺肝热盛，热郁脉络，瘀热互结。

（2）黑睛深层出现赤脉，排列如梳，且深层呈现舌形混浊，多为肝胆热毒蕴结，气血瘀滞而成。

（3）黑睛出现灰白色颗粒，赤脉成束追随，直达黑睛浅层，多为肝经积热或虚中夹实。

3. 辨黑睛形状改变。

（1）黑睛形状大小异常，或比正常大，或比正常小，多为先天异常。

（2）黑睛广泛突起，或局部突起，多为肝气过亢，气机壅塞。

（五）水轮辨证

1. 辨瞳神大小。

（1）瞳神散大，色呈淡绿，眼胀欲脱，眼硬如石，头痛呕吐，多为肝胆风火上扰。

（2）瞳神散大，眼胀眼痛，时有呕吐，病势缓和，多为阴虚阳亢或气滞血瘀引起。

（3）瞳神散大不收，或瞳神歪斜不正，又有明显外伤史，为黄仁受伤所致。

（4）瞳神紧小，甚至小如针孔，神水混浊，黑睛后壁沉着物多，或黄液上冲，抱轮红赤，多为肝胆实热。

（5）瞳神紧小，干缺不圆，抱轮红赤，反复发作，经久不愈，多为阴虚火旺。

2. 辨瞳神气色改变。

（1）瞳神内色呈淡黄，瞳神散大，不辨明暗，此为绿风内障后期。

（2）瞳神紧缩不开，内结黄白色翳障，如金花之状，此为瞳神干缺后遗而成。

（3）瞳神展缩自如，内结白色圆翳，不红不痛，视力渐降，多为年老肝肾不足，晶珠失养。

（4）瞳神变红，视力骤减，红光满目，多属血热妄行，或气火上逆；反复发作者多为阴虚火旺引起。

（5）瞳神变黄，白睛混赤，目珠剧痛，眼珠变软，多为火毒之邪困于睛中；若瞳神变黄，状如猫眼，眼珠变硬，多系眼内有恶瘤。

（六）眼后段改变辨证

1. 辨玻璃体改变。

（1）玻璃体内出现尘埃状混浊，眼内有炎性病变或病史，多为湿热蕴蒸，或为肝胆热毒煎灼。

（2）玻璃体内出现片状、条状混浊，眼内有出血性病变或病史或外伤史，多为火热上攻，或为气滞血瘀。

（3）玻璃体内出现丝状、棉絮状或网状混浊，眼底有高度近视等退行性病变，多为肝肾不足，或气血虚弱。

2. 辨视盘改变。

（1）视盘充血隆起，颜色鲜红，边缘模糊，多为肝胆实火，或肝气郁结，郁久化火，或兼气滞血瘀。

（2）视盘轻度充血，或无明显异常而视力骤降，眼球转动时有痛感，多为肝失条达、气滞血瘀。

（3）视盘颜色淡白或苍白，生理凹陷扩大加深，多为肝血不足或气血两虚，或素体禀赋不足、肝肾两亏等，致目系失养；若兼视盘边界模糊，则为气滞血瘀；若视盘色淡，边界不清，周围血管伴有白线者，多为虚实夹杂。

（4）视盘血管屈膝，偏向鼻侧，杯盘比增

大,或有动脉搏动,多为痰湿内阻,或气血瘀滞。

(5) 视盘水肿、高起,若颜色暗红者,多为气血瘀滞,水湿内停,或为痰湿郁遏,气机不利;若颜色淡红者,多属肾阳不足,命门火衰,水湿蕴积。

3. 辨视网膜改变。

(1) 视网膜出血:早期视网膜出血颜色鲜红,位于视网膜浅层,呈火焰状者;或位于视网膜深层,呈圆点状出血者;或出血量多,积满玻璃体者,可因心肝火盛,灼伤目中脉络,迫血妄行;或阴虚阳亢,气血逆乱,血不循经;或脾虚气弱,气不摄血;或瘀血未去,新血妄行;或眼受外伤,脉络破损等因素引起。视网膜出血颜色暗红,多为肝郁气结,气滞血瘀,脉络不利,血溢脉外而成;若出血日久,有机化膜者,为气滞血瘀、痰湿郁积。若视网膜反复出血,新旧血液夹杂,或有新生血管,则多为阴虚火炎,煎灼脉络;或脾虚气弱,统血失权;或虚中夹瘀,正虚邪留。

(2) 视网膜水肿:视网膜局限性水肿常位于黄斑部,可因肝郁脾虚,水湿上泛或肝肾不足,目失所养;亦可因脉络瘀滞,血瘀水停而成水肿。视网膜弥漫性水肿多因脾肾阳虚,水湿上泛。外伤后的视网膜水肿则为气滞血瘀。

(3) 视网膜渗出:视网膜出现新鲜渗出物,

多为肝胆湿热，或阴虚火旺；视网膜有陈旧性渗出物，则多为痰湿郁积，或肝肾不足兼有气滞血瘀。

（4）视网膜萎缩与机化：视网膜萎缩，多为肝肾不足，或气血虚弱，视衣失养；视网膜机化物，多因气血瘀滞兼夹痰湿而成。

（5）视网膜色素沉着：视网膜色素色黑，多属肾阴虚损或命门火衰；视网膜色素黄黑相兼，状如椒盐，则多属脾肾阳虚，痰湿上泛。

4. 辨视网膜血管改变。

（1）**血管扩张**：视网膜血管粗大，扩张扭曲，或呈串珠状，常伴有渗出物，多为肝郁气滞，气血瘀阻；或心肝火盛，血分有热。微动脉瘤形成则色泽暗红，多为肝肾阴亏，虚火上炎；或因气血不足，无力疏通，血行瘀滞。

（2）**血管细小**：视网膜血管细小，伴有视盘颜色变淡等眼底退行性改变，多为气血不足，血行无力，气虚血瘀；视网膜动脉变细，甚至呈白线条状，多为肝郁气滞，气血瘀阻；视网膜血管痉挛，动脉变细，反光增强，或动、静脉交叉处有压迹，或黄斑部有螺旋状小血管，多为肝肾阴虚，肝阳上亢。

（3）**血管阻塞**：视网膜血管阻塞多为气滞血瘀，或气虚血瘀，或痰湿阻络；亦可因肝气上逆、气血郁闭，或肝火上炎、火灼脉道。

5. 辨黄斑区改变。

（1）黄斑水肿与渗出：黄斑水肿渗出多为肝气犯脾，水湿停聚；水肿消退，遗留渗出物，多为气血瘀滞；若新旧渗出物混杂，多为阴虚火旺；若渗出物较为陈旧，多为肝肾不足；若黄斑水肿经久不消，多属脾肾阳虚，气化不利，水湿停滞。

（2）黄斑出血：多为思虑过度，劳伤心脾，脾不统血；或热郁脉络；或阴虚火旺；或为外伤引起。

（3）黄斑色素沉着或黄斑囊样变性：多为肝肾不足；或脾肾阳虚，痰湿上泛。

第四章 眼科常用检查法

眼科常规检查主要包括视功能检查、裂隙灯、眼压、前房角等眼科基础检查项目,以及眼底血管造影、光学相干断层扫描、视觉电生理、眼科影像学检查等特殊检查项目。

一、视功能检查

视功能检查是眼科最基本的检查方法,主要包括视力、视野、色觉、立体视觉、暗适应、对比敏感度等心理物理学检查以及视觉电生理检查。由于视觉电生理检查的内容较多,将其单列介绍。

(一)视力

即视锐度,又称中心视力,主要反映黄斑的视功能,分为远视力与近视力2种。

1. 远视力检查。有多种视力表,现国内多使用国际标准视力表与对数视力表进行检查。视力表应为标准灯箱或置于明亮照明下。

国际标准视力表为 E 字视标,视力表与被检者相距 5m,表上第 10 行视标应与被检眼向前平视时的高度大致相等。检查时两眼分别进行,遮盖一眼(勿压迫眼球),先查右眼后查左眼。如为戴镜者,应先查裸眼视力,再查戴镜视力。嘱被检查者辨别视标的缺口方向,自视标0.1顺序而下,至患者不能辨别为止,记录其能看清的最后一行为视力结果。如能看清1.0全部视标,则记录为1.0;若此行有几个视标辨认不清,或再下一行能辨清几个,则用加减法表示,如1.0^{-2}(表示1.0视标还有2个辨认不清),1.0^{+2}(表示除1.0视标能全部看清外,1.2视标还可看清2个)。正常视力为1.0及其以上。若被检查者在5m处不能辨明0.1视标时,嘱患者逐渐向视力表移近,至刚能辨清为止,测量其与视力表的距离,然后按下列公式计算:视力=被检查者与视力表距离(m)/5m×0.1。若在1m处仍不能辨别0.1视标时,则嘱患者背光而坐,医生散开手指置于被检者眼前,由近至远嘱患者辨认手指的数目,记录其能够辨认指数的最远距离,如指数/30cm。若在眼前5cm仍无法辨认指数,则改为检查眼前手动,记录其眼前手动的最远距离。若手动也不能辨别,则在眼前以灯光照射,检查患眼有无光感,如有或无光感则相应记录为"光感"或"无光感"。

光定位检查:仅有光感者则需要做光定位检查。可在暗室内用蜡烛光在离眼1m处自正中、上、下、左、右、颞上、颞下、鼻上、鼻下9个方向进行检查,让患者辨认光源的方位。凡能辨认的方位以"+"表示,不能辨认的以"-"表示。

2. 近视力检查。常用的有标准近视力表或Jaeger近视力表。检查须在充足的自然光线或灯光下进行，将标准近视力表置于受检眼前30cm处，两眼分别进行检查，让受检者由上而下进行辨认。若能辨别1.0以上或J_1视标缺口方向者，则该眼近视力正常；若不能辨别者，可以调整其距离，至看清为止，然后将视力与距离分别记录，如1.0/20cm、0.5/40cm等。

（二）视野

是指受检眼（单眼或双眼）注视不动时能够发现目标的空间范围，又称感受野（receptive field）。视野检查是指测量视网膜黄斑注视点以外的视力，即周边视力而言。距中心注视点30°以内的范围称为中心视野，30°以外的范围为周边视野。许多眼病及神经系统疾病可引起视野的特征性改变，所以视野检查在疾病诊断中有重要意义。

1. 视野检查的种类：视野检查分动态和静态视野检查。动态视野检查即传统的检查法，用不同大小的视标，从周边不同方位向中心移动，记录受试者刚能感受到视标出现或消失的点于视野图上，最后将记录的各点连接起来即为被检眼的周边视野范围；静态视野检查是在视屏的各个设定点上，由弱至强增加视标亮度，被检眼能感受到的最低亮度即为该点的视网膜敏感度或阈值。

2. 常用的视野检查方法有：

（1）对照法：检查者与受试者面对面而坐，距离约1m。检查右眼时，受试者遮左眼，右眼注视医生的左眼；而医生遮右眼，左眼注视受试者的右眼。医生将手指置于自己与受试者之间等距离处，分别从各方位向中央移动，嘱受试者看到手指出现时即告之，这样检查者就能以自己的正常视野比较受试者视野的大致情况。此法的缺点是不精确，且无法记录供以后对比。

（2）平面视野计：是简单的中心30°动态视野计。其黑色屏布为$1m^2$，中心为注视点，屏两侧水平径线15°~20°，用黑线各标一竖圆示生理盲点。检查时用不同大小的视标绘出各自的等视线。

（3）Amsler方格表：为$10cm^2$的黑底白线方格表，检查距离为33cm，相当于10°范围的中心视野，其纵横边20×20个方格，中央的小圆点为注视点。主要用于检查黄斑功能或测定中心、旁中心暗点。黄斑病变者会感到中央暗影遮盖、直线扭曲、方格大小不等。

（4）弧形视野计：是简单的动态周边视野计。其底板为180°的弧形板，半径为33cm，其移动视标的钮与记录笔同步运行，操作简便。

（5）Goldmann视野计：为半球形视屏投光式视野计，半球屏的半径为30cm，背景光为31.5asb，视标的大小及亮度都以对数梯度变化，视标面积大小共6种。视标亮度以0.1对数单位

（1.25倍）变换，共20个光阶。此视野计为以后各式视野计的发展提供了刺激光的标准。

（6）自动视野计：是电脑控制的静态定量视野计。有针对青光眼、黄斑疾病、神经系统疾病的特殊检查程序，能自动监控受试者固视的情况，能对多次随诊的视野进行统计学分析，提示视野缺损是改善还是恶化。Octopus、Humphrey视野计具有代表性。

视野检查属于心理物理学检查，反映的是受试者的主观感觉。影响检查结果的有受试者的精神因素、注意力、视疲劳等，以及生理因素（如瞳孔直径、屈光介质混浊、屈光不正、使用缩瞳药等）；仪器方面的差异及操作者的方法和经验不同也可影响结果。随诊检测视野是否改变必须采用同一种视野计。

正常视野正常人动态视野的平均值约为：上方55°，鼻侧60°，下方70°，颞侧90°。生理盲点的中心在注视点颞侧15.5°，水平中线下1.5°，其垂直径为7.5°，横径为5.5°。生理盲点的大小及位置因人而稍有差异。在生理盲点的上、下缘均可见到有狭窄的弱视区，为视盘附近大血管的投影。

（三）色觉检查

视网膜锥体细胞辨别颜色的能力称色觉。检查色觉的方法有多种，如假同色图（即色盲检查本）、FM-100色彩试验及D-15色盘试验、色觉镜检查、色线检查等。

最常用的方法是假同色图检查,应在白昼日光下进行,但不能戴有色眼镜,色盲表距离被检者眼前约50cm,图本要放正,每个版面辨认时间不得超过5s,如发现辨色力不正常,可参照说明书进行确定。色觉障碍包括色盲与色弱,对颜色完全丧失辨别能力的称色盲,对颜色辨别能力减弱的称色弱。色盲有红色盲、绿色盲、全色盲等,其中以红绿色盲最常见。

(四)立体视觉

亦称深度觉、空间视觉,一般以双眼单视为基础。立体视觉不仅认识物体平面形状,还认识立体形状和与人眼的距离,以及物体与物体间相对远近距离的关系。立体视觉可用同视机或颜少明立体视觉检查图谱检查,立体视锐度的正常值 $\leq 60''$。

(五)暗适应检查

当从明亮处进入暗处时,人眼开始一无所见,随后逐渐能看清暗处的物体,这种对光的敏感度逐渐增加并达到最佳状态的过程称为暗适应(dark adaptation)。暗适应检查可对夜盲症状进行量化评价。

暗适应的检查方法有以下2种:

1. 对比检查法:检查者和被检查者同时从同一明亮处进入暗室,2人距视力表同等距离,分别记录2人看清弱光下的远视力表第1行所需的时间，以粗略地判断被检查者的暗适应是否正常。此检查要求检查者的暗适应必须正常。

2. 暗适应计检查法：目前常用的是 Goldmann Weeker 半球形暗适应计，可以测定暗适应曲线及其阈值。

（六）对比敏感度检查

对比敏感度（contrast sensitivity，CS）是指在明亮对比变化下，人眼对不同空间频率的正弦光栅视标的识别能力。CS 被定义为视觉系统能觉察的对比度阈值的倒数，即 CS = 1/对比度阈值。对比度阈值低，则 CS 高，表示视觉功能好。用其评价视觉功能具有普通视力表无法替代的作用。临床上视觉对比敏感度测定方式分 3 类：①Arden 光栅图表：方法简便，适用于普查，但测定的最高 CS 约为 6c/d。②电视/示波器：显示正弦条纹，对比度连续可调，空间频率范围广，适于精确地测定全视觉系统 CS。③氦-氖激光视网膜对比度干涉视标：不受眼屈光状态及间质混浊的影响，可直接测定视网膜-脑系统的视功能。

临床应用：①视觉对比敏感度测定：用于多发性硬化、视神经损伤、视神经炎、青光眼、黄斑部病变、弱视及眼外伤等疾病的视觉功能评价，并且可更加科学地评估角膜屈光手术的疗效。②视网膜视力测定：了解先天性白内障及白内障术后无晶体眼的视功能，预测术后视功能的恢复情况。③眩光对比敏感度测定：可测定黄斑病变所致明适应功能的损害程度，对角膜屈光手术患者进行眩光对比度测定可预测手术对患者眩光对比度的影响程度。

二、裂隙灯显微镜检查

裂隙灯显微镜简称裂隙灯，传统的裂隙灯显微镜由照明系统、双目立体显微镜（观察系统）、头架系统、运动滑台系统及工作台（底座）组成。从结构上有台式、手提式和袖珍式等。裂隙灯显微镜的光学原理是集中光线的充分利用。首先由裂隙照明系统投射出一个裂隙像，此时照亮被检眼，同时将眼球被聚焦部位作一光切面，检查者通过双目立体显微镜观察该光切面内组织的病变情况。并且通过旋转裂隙系统对眼球做不同的光切面，可判断眼内各层次组织的病变情况。如配合前置镜、接触镜、三面镜、前房角镜等，可进行玻璃体后部、眼底以及前房角的检查。

裂隙灯检查在暗室进行。检查时，一般使光线自颞侧射入，与显微镜成45°左右；在检查深部组织如晶状体或玻璃体前部时角度要小，可在30°或30°以下；检查玻璃体后部和眼底时，角度以5°~10°为宜。检查方法有弥散光线照射法、直接照明法、间接照明法、后部照明法、镜面反射照明法、巩膜缘分光法，应根据检查目的及部位不同而选择不同的检查法。如在虹膜睫状体炎时，有蛋白质和炎性细胞渗入前房，房水混浊，用直接焦点照射法可见前房出现一条灰白色光带，即丁道尔（Tyndall）现象。临床上进行裂隙灯检查时，各种方法可灵活应用。

三、眼底检查

（一）检眼镜检查

有直接检眼镜和双目间接检眼镜检查。眼底检查在暗室进行。检眼镜检查不仅可观察眼底，还可查见角膜、晶状体、玻璃体有无混浊。

1. 直接检眼镜检查：直接检眼镜所看到的眼底像是放大16倍的正像。一般先在小瞳孔下初步观察，如瞳孔过小或欲详查眼底各部，可在排除青光眼的情况下散大瞳孔后检查。

（1）使用方法：食指放在检眼镜的转盘上，以便拨动转盘。检查病人右眼时，检查者站在被检者右侧，用右手持检眼镜，用右眼检查。检查左眼时则相反。

（2）彻照法检查：用于检查屈光介质有无混浊。把转盘拨到+8D～+10D，距被检眼10～20cm，将检眼镜光线射入被检眼瞳孔区。正常时，瞳孔区呈均匀橘红色反光；如果屈光介质有混浊，则在红色的背影下可见点状、丝状或片状黑影。判断混浊部位的方法：令被检者转动眼球，如黑影移动方向与眼球转动方向一致，则混浊在角膜上；如眼球转动时黑影的位置不变，则混浊位于晶状体上；如黑影移动的方向与眼球转动方向相反，且在眼球突然停止转动后黑影仍有飘动，则混浊位于玻璃体内。

（3）眼底检查：检眼镜尽量靠近被检眼，将转盘拨到"0"处。如检查者有屈光不正，可拨动转盘到看清眼底为止。首先检查视盘，令患者向正前方平视，光线自颞侧约15°处射入，视盘便可窥清。然后沿视网膜动静脉分支，检查视网膜血管及后极部各象限视网膜。检查黄斑部时，将检眼镜光源稍向颞侧移动即可。最后让患者向上、下、左、右各方向注视，并改变检眼镜的投照角度，以检查视网膜各部。

2. 双目间接检眼镜检查：双目间接检眼镜所看到的眼底像为放大3～4倍的倒像。常用于检查视网膜脱离，查找裂孔（术前、术后）、眼底隆起物，或用直接检眼镜察看眼底困难者等。被检眼充分散大瞳孔，采用坐位或卧位。检查者如有屈光不正，先戴矫正眼镜，再戴上间接检眼镜，调好瞳距，站在被检者头侧，相距约为0.5m。将集光镜对准被检眼瞳孔，先用弱光观察瞳孔区红光背景下的角膜、晶状体、玻璃体有无混浊。然后检查者用左手拇指与食指持物镜，以无名指撑开被检眼眼睑并固定于眶缘，物镜常用+20D凸透镜，较凸的一面朝向被检者，置于被检眼前5cm处（+20D透镜的焦距为5cm），便可看清眼底后极部的视盘、黄斑等的倒像。检查眼底近周边部时，让患者向各方转动眼球予以配合。检查锯齿缘附近时,应先在结膜囊滴 0.5% 的丁卡因(地卡因)表面麻醉,检查者右手食指或中指戴巩膜压迫器协助检查。双目间接检眼镜检查虽然眼底像为倒像,放大倍数较小,但可见范围大,在同一视野内可以观察视盘、黄斑及后极部视网膜。结合巩膜压迫器的使用,易于发现视网膜周边部病变。

(二) 眼底检查内容及记录

1. 视盘检查时应注意视盘的大小、形状、颜色,边界是否清楚,盘面有无新生血管,生理凹陷有无加深、扩大,以及杯盘比值的改变,有无出血、水肿、渗出、充血,视盘上动脉有无搏动及血管是否呈屈膝状等。

2. 视网膜血管应注意血管的粗细、比例、行径、弯曲度、管壁反光、分支角度及动静脉有无压迫或拱桥现象,血管有无阻塞,血管壁有无白鞘及有无新生血管形成等。

3. 黄斑部检查时应注意中心凹反光是否存在,视网膜有无水肿、出血、渗出、色素紊乱及黄斑变性或裂孔等。

4. 视网膜检查时应注意有无水肿、出血、渗出及色素沉着,有无机化物、新生血管及肿瘤,有无裂孔及脱离等。

眼底检查结果可以用示意图记录。应记录病变的部位、范围及病变的形态、颜色、边界等,在示意图上用文字或有色铅笔予以标志。

四、眼球突出度检查

如怀疑眼球突出或测量眼球突出程度，应测量眼球突出度。我国正常人眼球突出度为 12~14mm，两眼差不超过 2mm，眶距约为 98mm。

（一）小尺测量法

嘱病人平视前方，检查者将透明小尺的一端紧贴其眶外侧的前缘，小尺与患者视平线平行，检查者从颞侧观察角膜正中顶点在小尺上的毫米数，即为眼球突出度。以同样方法检查另一侧，两侧进行对比。此法简单，但不够准确。

（二）眼球突出计测量法

Hertel 测量计由 1 个带有尺度的水平杆及装于此杆两端的 2 个测量器组成。测量器由 1 个小刻度板及 2 个组成 45°角的平面镜组成，一个测量器固定在杆上，另一个可以在杆上滑动。检查时将测量器嵌于患者双眼之外侧眶缘，嘱其向前平视，然后检查者用单眼分别观察测量器的反光镜，查出两眼角膜顶点投影在标尺上的毫米数，即为眼球的突出度。如右眼球突出度为 14mm，左眼 13mm，眶距 98mm，记录时按如下方式表示：14＞—98—＜13mm。应同时记录眶距，再次测量时眶距应一致。

五、眼位及眼球运动检查

眼位及眼球运动检查是观察眼球位置是否偏

斜，眼球运动有无障碍，以了解眼外肌的功能。最常用的检查方法有以下几种：

1. 眼球运动检查。嘱患者头部固定不动，医生伸出食指让患者注视之，并跟随食指向左、右、上、下、左上、左下、右上、右下各方向转动，观察眼球转动情况。正常情况下，当眼球向外转动时，角膜颞侧缘可达外眦角；向内转动时，瞳孔鼻侧可与上下泪小点成一条垂直线；向上转动时，瞳孔上缘可接近上睑缘；向下转动时，瞳孔下缘可被下睑遮盖。且双眼对称等同，否则为不正常。

2. 角膜光点投影法。医生与患者相对而坐，用手电筒或集光灯自33cm远投照于受检者鼻根部位，嘱患者注视灯光，检查者观察两眼角膜反光点位置，正常者反光点位于角膜中央。若反光点偏于鼻侧，为外斜视；偏于颞侧，为内斜视。根据反光点偏位的程度可以估计斜视的度数。一般是将角膜中央至角膜缘的连线划为3等份，每等份相当于15°。如反光点位于瞳孔缘约为15°，位于瞳孔缘与角膜缘中间约为30°，位于角膜缘处约为45°。

3. 交替遮盖法。嘱患者向前注视33cm远的目标，医生用遮板交替遮盖一眼，观察眼球是否移动。如遮盖右眼，左眼注视，当遮盖板迅速移遮左眼时，如右眼由内向外移动，则为内斜视；如由外向内移动，则为外斜视。以同样方法检查左眼。当遮盖任何一眼时另一眼不动,则为正位。若光点投影法检查正常而遮盖法系斜视,为隐斜;两者检查结果均系斜视者,为显斜视。光点投影法与交替遮盖法可结合进行。

六、眼压检查

眼压又称眼内压,是眼内容对眼球壁的压力。正常眼压为 10~21mmHg(1mmHg = 0.133kPa),病理值≥24mmHg。双眼眼压差 <5mmHg,24h 眼压波动范围 <8mmHg。检查方法有 2 种,一种是指测法,另一种是眼压计测量法。

1. 指测法。检查时令患者双眼自然向下注视,检查者双手食指尖置于一眼上睑皮肤面,两指尖交替轻压眼球,借指尖的感觉大致估计眼压的高低。记录时用"T_n"表示眼压正常,"T_{+1}"表示眼压轻度升高,"T_{+2}"表示眼压中度升高,"T_{+3}"表示眼压极高;"T_{-1}"表示眼压稍低,"T_{-2}"表示眼压中度减低,"T_{-3}"表示眼压极低。本法简单易行。

2. 眼压计测量法。

(1) Goldmann 压平眼压计测量法:Goldmann 压平眼压计是将嵌有棱镜的测压头和附有杠杆的弹簧测压器装在裂隙灯上进行测量。其基本原理是角膜压平面积恒定不变(直径 3.06mm,面积 7.354mm^2),根据使用压力的不同测量眼压。由于角膜压平的面积小,引起眼内容积的改变很小，使所测量的眼压几乎不受巩膜硬度与角膜弯曲度的影响，故所测结果更为准确。

(2) Schiotz 眼压计测量法：Schiotz 眼压计主要结构包括眼压计支架、与砝码连接在一起的压针及杠杆和指针。眼压的高低决定于角膜被压陷的深度，并通过杠杆和指针，在刻度盘上指示出一定的读数，再从换算表上查得眼压的实际数值。

检查前先在试盘上测试，指针应在刻度"0"处，否则应进行校正。然后用75%酒精消毒底盘待干。患者取低枕仰卧位，用表面麻醉剂滴眼，待角膜刺激症状消失、双眼能自然睁开时开始测量。嘱患者注视正上方一指定目标，使角膜保持水平正中位。检查者用左手拇指和食指分开上、下眼睑并固定于上、下眶缘，避免对眼球施加任何压力。右手持眼压计垂直放在角膜中央，迅速读出指针的刻度读数。先用5.5g砝码，当读数小于3时，应依次更换7.5g、10g、15g砝码测量。记录方法为：砝码重量/刻度读数 = mmHg(kPa) (从换算表中查出)。例如：5.5/5 = 17.30mmHg。测量完毕应在结膜囊滴入抗生素滴眼液以防感染。该方法操作方便，缺点是易受巩膜硬度的影响。

非接触眼压计测量法：非接触眼压计是利用可控的空气脉冲作为压平的力量，使角膜压平到一定的面积，并记录角膜压平到某种程度的时间，再自动换算为眼压值。该方法的优点是避免了眼压计接触所致的交叉感染和可能的损伤，亦可用于对表面麻醉剂过敏的患者；缺点是不够准确。

七、前房角检查

前房角检查对青光眼的诊断、治疗方法的选择及判断预后有极为重要的意义。前房角镜检查是青光眼临床工作中的一项重要检查，临床上主要根据前房角的状态区分不同类型的青光眼，进而选择不同的治疗方案。它属于眼部前房角的活体显微镜检查，对青光眼的病因、诊断、治疗及预后均具有重要意义，一直以来都是前房角检查的金标准。此外，对房角异物、肿瘤及外伤所致房角损伤等的诊断亦十分重要。目前临床上普遍使用间接型哥德曼（Goldmann）前房角镜。Goldmann 前房角镜不仅有裂隙灯显微镜提供可控制的照明、不同的放大倍数，而且采用舒适的坐姿检查，设备简单，操作简便快速，并可做静态和动态 2 种检查。

间接前房角镜检查即通过前房角棱镜内的反射镜反射从而间接观察到前房角结构（倒像）。前房角由前壁、后壁及所夹的隐窝 3 部分组成。前房角结构在前房角镜下由外而内依次为 Schwalbe 线、小梁网与 Schlemm 管、巩膜突、睫状体带及虹膜根部。

1. Schwalbe 线：为房角的前界，又为角膜后弹力层终止处，是前壁的起点，呈一条灰白色略为突起的线条，是角膜与小梁的分界线。

2. 小梁网：是一条微黄色的小带，宽约 0.5mm，Schlemm 管位于其外侧，是房水主要引流的区域。正常情况下，Schlemm 管不易看清，如用前房角镜对眼球加压，可看到充满血液的 Schlemm 管呈红色线条，一般在小梁后 2/3 处色素较多。

3. 巩膜突：是小梁的后界，也是前壁的终点，为一淡白色线条。

4. 睫状体带：介于巩膜突和虹膜根部之间，由睫状体前端构成，相当于房角的隐窝部分，呈一条灰黑色带。

5. 虹膜根部：房角后壁为虹膜根部，为房角的后界。Shaffer 按所见的虹膜平面与小梁面形成的夹角分类，此角 > 20° 为宽角、< 20° 为窄角。Scheie 则提出在眼球处于原位时能看见房角的全部结构者为宽角，否则为窄角，并进一步将窄角分为 4 级，即在动态下才能看清睫状体带者为窄 Ⅰ，能看清巩膜突者为窄 Ⅱ，能见到前部小梁者为窄 Ⅲ，仅能见到 Schwalbe 线者为窄 Ⅳ。小梁被虹膜根部贴附粘连为房角堵闭，否则为房角开放。

八、角膜内皮细胞镜检查

角膜内皮细胞镜检查是利用镜面反射的原

理，观察角膜内皮细胞形态和密度的改变并进行分析处理的仪器。其临床主要应用于：白内障手术，术前了解角膜内皮的功能状态，对提高手术安全性、筛选高危角膜患者具有重要意义；穿透性角膜移植术，术前检查供体角膜内皮细胞的密度等参数，为选择优质的供体提供依据；圆锥角膜的辅助诊断；评估角膜接触镜及眼内炎症、青光眼等眼病对角膜内皮的损伤程度。

九、视觉电生理检查

常用的视觉电生理检查包括视网膜电图（electroretinogram，ERG）、视觉诱发电位（visual evoked potential，VEP）和眼电图（electro-oculography，EOG），其中又以前2种更为常用。

（一）视网膜电图

该检查是测量闪光或图形刺激视网膜后的动作电位。根据刺激视网膜的条件不同，又分为以下3种：

1. 闪光ERG（F-ERG）：主要由1个负相的a波和1个正相的b波组成，叠加在b波上的一组小波为振荡电位（oscillatory potentials，OPs）。

各波改变的临床意义主要有：①a波和b波均下降：提示视网膜内层和外层均有损害，可见于视网膜色素变性、脉络膜视网膜炎、广泛视网膜光凝后、视网膜脱离等。②b波下降、a波正常:反映视网膜内层功能受损,可见于青少年视网膜劈裂症、视网膜中央动脉或静脉阻塞等。③OPs波下降或熄灭:提示视网膜血液循环障碍,主要见于糖尿病视网膜病变、视网膜中央静脉阻塞等。

2. 图形ERG(P-ERG):正常图形ERG由起始的1个小的负波(a波)、接着1个较大的正波(b波)和随后1个较大的负后电位组成。它的起源与神经节细胞的活动密切相关,其正相波有视网膜其他结构的活动参与。临床主要用于原发性开角型青光眼、黄斑病变等眼病的检查。

3. 多焦ERG(multifocal ERG, mfERG):mfERG即多点位视网膜电图。其结果可用任意分区的平均值、波描记阵列或伪彩色三维立体图表示。mfERG最突出的优势是对于发现黄斑区局灶性病变具有直观性和灵敏性,临床主要应用于黄斑疾病、遗传性视网膜变性类疾病等的诊断。

(二)视觉诱发电位

从视网膜神经节细胞到视皮质之间的任何部位,神经纤维病变都可引起视觉诱发电位(VEP)的异常。由于黄斑部纤维终止于枕叶纹状区后极部,因此VEP亦是检测黄斑功能的一种方法。根据刺激光形态的不同,又分为闪光VEP(F-VEP)、图形VEP(P-VEP)及多焦视觉诱发电位(multifocal VEP, mfVEP)。

F-VEP、P-VEP在临床上主要应用于:①诊断视神经和视路疾病，多表现为 P_{100} 波峰潜时延长和振幅下降。②诊断特发性脱髓鞘性视神经炎，多表现为 P_{100} 波峰潜时延长。③评估弱视的治疗效果。④判断婴幼儿和无语言能力儿童的视力。⑤鉴别伪盲。⑥预测屈光介质混浊的患者术后视功能。P-VEP 的检测结果比 F-VEP 更可靠，但视力低于 0.1 时则须用 F-VEP 检查。

mfVEP 即多点位视觉诱发电位，其结果可用任意分区的平均值、波描记阵列或三维立体图表示。目前主要应用于青光眼和部分视路病变的检查。

（三）眼电图

眼电图（EOG）记录的是眼的静息电位。在暗适应后，眼的静息电位下降，此时的最低值称为暗谷；转入明适应后，眼的静息电位上升，逐渐达到最大值，称为光峰。由于光感受器细胞与视网膜色素上皮（RPE）的接触及离子交换是产生 EOG 的前提，因此 EOG 异常可反映 RPE、光感受器细胞的疾病及中毒性视网膜疾病。

十、眼底血管造影检查

眼底血管造影是将造影剂从肘静脉注入，利用眼底照相机和特定的滤光片，拍摄眼底血管及其灌注过程的检查方法。它是一种观察眼底微循环动态和静态改变的有效方法，对眼底病的发病机制、诊断、指导治疗、评估疗效及推测预后等各方面均可提供有价值的资料，它分为荧光素眼底血管造影（fundus fluorescein angiography, FFA）和吲哚青绿血管造影（indocyanine green angiography, ICGA）2 种。前者以荧光素钠为造影剂，主要观察眼底视网膜血管循环情况；后者以吲哚青绿为造影剂，观察脉络膜血管动态循环情况，有助于黄斑病变、脉络膜疾病等眼病的诊断与鉴别诊断。

（一）荧光素眼底血管造影（FFA）

荧光素眼底血管造影检查具有较高的准确性，其可对活体眼底病变进行显微水平诊断，了解眼底毛细血管非灌注形式、黄斑水肿区渗漏的来源等，有效发现视网膜内异常微循环。荧光素眼底血管造影检查具有检查方便、特异性高和敏感度高，结果准确、科学和合理的特点。

1. FFA 的分期。

（1）正常人臂 - 视网膜循环时间（A - RCT）：即荧光素钠从肘静脉注入后随血流到达眼底的时间，为 7 ~ 12s。

（2）FFA 视网膜血管循环的分期：静脉内注射荧光素钠后，从眼底血管（脉络膜血管、视网膜血管）开始出现荧光至荧光素在眼底血管内逐渐消退的时间，称为荧光素视网膜循环时间。其分期各家看法不同，通常分为 5 期：①动脉前期：脉络膜血管充盈荧光，称背景荧光，见眼底有地图状或小斑状朦胧荧光。②动脉期：视网膜动脉在短时间内见到完全充满荧光。③动静脉期：从静脉有层流开始，至静脉内全部充盈荧光的时间。④静脉期：时间较长，从静脉层流消失开始至视网膜血管慢慢消退的时间。静脉荧光强度高于动脉荧光强度。⑤晚期：视网膜血管内及视盘上荧光基本消退，仅见视盘周边有朦胧荧光环或有病变的视网膜内留有异常强荧光。

2. 常见的异常眼底荧光形态。

（1）强荧光。

1）透见荧光：又称窗样缺损。造影早期出现，在造影过程中其大小形态不变，亮度随背景荧光的增强而增强、消退而消退。常见于各种原因引起的色素上皮萎缩、先天性色素上皮的色素减少。

2）渗漏：当视网膜内屏障或外屏障受损害时则产生荧光素渗漏。渗漏一般分为2种情况：①视网膜渗漏：由于视网膜内屏障受到破坏，染料渗入到组织间隙，出现在造影晚期。黄斑血管渗漏常表现为囊样水肿。②脉络膜渗漏：分为池样充盈和组织染色。前者荧光素积聚在视网膜神经上皮层下或色素上皮层下；后者指视网膜下异常结构或物质可因脉络膜渗漏而染色，形成晚期强荧光，如玻璃膜疣染色、黄斑瘢痕染色。

3）新生血管可发生于视网膜、视盘上、视网膜下，并可伸入玻璃体内。越新鲜的新生血管，荧光素渗漏越强。视网膜新生血管主要因视网膜缺血所致，最常见于视网膜静脉阻塞缺血型、糖尿病视网膜病变、视网膜静脉周围炎（Eales病）等。脉络膜新生血管常见于年龄相关性黄斑变性等。

4）异常血管及其吻合反映视网膜缺血缺氧。常见的有微动脉瘤、侧支循环、血管迂曲扩张等。微动脉瘤绝大多数呈现荧光亮点，造影后期其周围出现荧光晕。

（2）弱荧光。

1）荧光遮蔽：由于色素、出血、渗出物等的存在，表现为在正常情况时应显示荧光的部位荧光明显减低或消失。

2）充盈缺损：由于血管阻塞，血管内无荧光充盈所致的弱荧光。如无脉病、颈动脉狭窄、眼动脉或视网膜中央动脉阻塞。视网膜静脉病变可致静脉充盈不良。若毛细血管闭塞则可形成大片无荧光的暗区，称为无灌注区，常见于糖尿病视网膜病变、视网膜静脉阻塞等。

（3）荧光素钠的不良反应。注射荧光素钠后，较常见的不良反应是恶心、呕吐、喷嚏、眩晕等，属于轻型反应，发生率为 1% ~ 15%。如仅出现上述反应，一般检查可以完成，但亦有极少数出现过敏性休克而导致死亡者，因此进行本项检查时必须具备急救所需的设备。检查前必须详细了解病人有无禁忌证，有严重心、肝、肾疾病者禁用。

(二) 吲哚青绿血管造影 (ICGA)

吲哚青绿血管造影是以吲哚青绿为造影剂，使用红外线作为激发光，可穿透视网膜色素上皮、较厚的出血和渗出物，清晰地显示脉络膜的血液循环状况，对于发现脉络膜或视网膜新生血管膜有独特优势，临床主要用于脉络膜新生血管形成类的疾病，如年龄相关性黄斑变性、中心性渗出性脉络膜视网膜病变等，视网膜大动脉瘤，脉络膜肿瘤、多种脉络膜炎及息肉样脉络膜病变等眼病的诊断与鉴别诊断。

检查禁忌证及不良反应：由于 ICG 制剂含有少量碘及染料排泄的原因，有以下几种情况的患者禁忌行 ICGA。①碘过敏史者。②贝壳类食物过敏史者。③严重过敏史者：尽管 ICG 与青霉素、磺胺类没有明显交叉反应，但对于这些药物有严重过敏史的患者应谨慎使用。④尿毒症患者。⑤严重的肝病患者。⑥怀孕妇女。

十一、光学相干断层扫描检查

光学相干断层扫描检查 (optical coherence tomograpby, OCT) 是根据光学原理，以光扫描形式获得的信息经计算机处理，再以图形或数字形式显示，提供量化诊断指标。它与现有眼科标准影像技术（如荧光素眼底血管造影）结合，对眼病的诊断及疗效评价具有重要的价值，具有分辨率高、成像速度快等优点，已经成为眼底病尤其是黄斑疾病不可缺少和替代的诊断工具。该检查方法分为视网膜 OCT 和眼前段 OCT。

OCT 的临床应用：①最常用于黄斑疾病（如玻璃体视网膜界面疾病、黄斑水肿、年龄相关性黄斑变性、中心性浆液性脉络膜视网膜病变等）的诊断和追踪观察；超声乳化白内障吸除术虽然非常精巧，但对眼内结构的平衡稳定仍存在一定程度的影响，可能会加重已经存在的黄斑病变。因此术前对黄斑疾病的精确诊断至关重要。而病变早期传统眼底镜检查并不能发现黄斑区的细微病变，近年来发展的 OCT 分辨率高，可对黄斑区视网膜多个层面呈现高清晰图像，发现隐匿性黄斑病变。②青光眼视网膜神经纤维层厚度测量和视乳头立体结构的分析。③鉴别视网膜脱离和视网膜劈裂症。

第五章 眼科常用特殊检查法

一、眼超声检查

(一) A型超声

是将探测组织的每个声学界面的回声以波峰形式,并按回声返回到探头的时间顺序依次排列在基线上,构成与探测方向一致的一维图像。波峰的高度表示回声的强度。

眼科A超(超声波生物测量)是较早发展起来的医疗仪器,应用超声波的原理将探头放置于眼前,声束向眼内传播,遇到任何组织界面时发生反射并将所探测组织的界面回声以波峰形式排列于基线上,形成线性一维图像。眼科A超的水平轴为时间,垂直轴为回声强度,回声强度体现在波峰高度上,回声越强体现为波峰越高,其通过波幅的大小和形状分析所获得组织的相关信息,同时根据获得的数据计算各组织生物参数,通过不同组织中的最适用声速将相关参数转换成组织厚度。

A超可分为直接接触式与间接浸润式,间接浸润式是在眼睑内放眼杯,通过接触平衡盐溶液而间接接触角膜并测量所需参数,操作相对复杂,但测量各项参数的准确性更优。A超的优点有技术成熟、便于携带、价格低廉、对患者配合度要求低、可检测人群广等，但缺点有对检查者技术要求较高、可引起患者不适感、需要在表面麻醉下进行、接触角膜可引起医源性感染、压迫眼球可引起测量误差、对于高度近视合并后巩膜葡萄肿的患者无法准确定位黄斑导致测量误差、硅油眼患者因硅油声速较慢导致测得眼轴假性延长等。

临床应用：多用于白内障手术前的眼球生物测量。

（二）B型超声

是通过扇形或线阵扫描，将界面反射回声信号转变为大小不等、亮度不同的光点。光点的明暗代表回声的强弱，回声形成的众多光点构成一幅局部组织的二维声学切面图像。

临床应用：在屈光介质混浊时，超声扫描是显示眼球内病变的首选检查方法；探查眼内肿物；探查眼内异物；玻璃体切割术前常规检查，以确定病变的范围和程度；眼球突出的病因诊断；视网膜脱离的诊断。

（三）彩色多普勒成像（color Doppler imaging，CDI）

是利用多普勒原理，将血流特征以彩色的形式叠加在B型灰阶图上，红色表示血流流向探头（常为动脉），蓝色表示血流背向探头（常为静脉）。

临床应用：可检测眼动脉、视网膜中央动脉、睫状后动脉血流等，故多用于眼和眶部血流动力学的研究。

（四）超声生物显微镜（ultrasound biomicroscopy，UBM）

UBM 属于一种新型眼科超高频超声诊断设备，可在非侵入条件下观察眼前节组织结构的细微改变，获得眼前段任意子午线的二维图像，具有频率高、分辨力高、操作简便的特征。UBM 工作基本原理与普通 B 型超声相同，不同之处在于 UBM 探测深度相对较小，为 4~5 mm，其探测频率更高，为 50~100 MHz，而分辨率则高达 20~100μm。因为 UBM 对于眼前节结构和病变具有出色的分辨能力，使得其在眼前节外伤的诊断中，表现出独特优势。

临床应用：①青光眼的发病机制研究和治疗方法选择。②眼前节囊肿和实质性肿瘤的诊断和鉴别诊断。UBM 检测不仅能精细测量眼前段肿瘤，尤其是细小肿瘤，还能实时观察肿瘤组织的动态变化及其与邻近组织的关系。③UBM 不仅可对活体角膜的厚度、前后曲率、前后弹力层、基质层变化等进行观察和测定，而且还可显示混浊角膜所遮挡的眼前段病理改变，如是否存在虹膜前后粘连、房角情况、晶状体位置和混浊程度等。④UBM 检测结果对角膜移植术前手术方案的设计具有重要的参考价值。⑤鉴别前巩膜疾病。

⑥由于中间性葡萄膜炎的病变位置隐蔽，漏诊和误诊时有发生，部分患者可能被误诊为青光眼睫状体炎综合征，而另一部分患者则因不能对睫状体进行观察而被漏诊。⑦眼外肌手术前后肌肉位置及邻近组织的改变等。很多眼外伤患者合并有不同程度的睫状体脱离或分离，睫状体位于虹膜后方，位置隐蔽，是常规眼科检查的"盲区"，UBM 的高频超声波可穿透非透明组织，因此在观察睫状体、脉络膜方面具有独到优势。通过 UBM 检查，能够明确睫状体分离手术范围，直接指导临床治疗，因此，UBM 检查对于眼外伤患者手术方式的选择及疾病的后续治疗有着重要的临床意义。⑧UBM 对眼前节钝挫伤，尤其是对以往的检查工具难以发现的睫状体或脉络膜浅脱离、眼前节周边部非金属细小异物的检测具有特殊诊断价值。⑨UBM 检测结果可以为视网膜脱离和眼前段增生性玻璃体视网膜病变诊断、鉴别诊断和治疗提供重要依据。

二、X 线检查

X 线检查为眼科常用的检查诊断方法之一。眼科多采用 Waters 位 X 线平片检查，这样在正位片上可以避免颞骨岩部重叠于眼眶。视神经孔采用后前或前后斜位分侧投照。

临床应用：主要用于眼眶肿瘤、眼部外伤、眼内及眼眶金属异物等的诊断与鉴别诊断，尤其是用于眼内金属异物及其他高密度异物的定位。

三、计算机断层扫描

计算机断层扫描（computed tomography，CT）是以电离射线为能源，用计算机辅助显示多个横断面影像的技术。成像面可分为轴向、冠状位、重建冠状位和重建矢状位。每次扫描的层厚常为3mm，检查视神经则用1.5mm厚度。CT可用于观察骨性结构或软组织。

临床应用：①眼外伤眶骨骨折，眼内及眶内异物的诊断和定位。②眼眶病变，包括肿瘤和急、慢性炎症，血管畸形。③眼内肿瘤。④不明原因的视力障碍、视野缺损等，探查视神经和颅内占位性病变。

四、磁共振成像

磁共振成像（magnetic resonance imaging，MRI）是通过射频探测病变的检查方法，用于眼内、眶内及颅内病变的诊断。在发现病变、确定病变性质、位置及其与周围组织的关系方面，磁共振成像的灵敏度优于CT。

临床应用：眼眶血管瘤、脑膜瘤、神经鞘瘤等都是眼眶常见的良性肿瘤，手术完整摘除即可治愈。但眼眶结构复杂、彼此交错，手术可能导致眼外肌、神经、上睑提肌等重要组织损伤而引起失明或毁容等，给开眶手术带来了相当大的难度。过去利用超声波、CT显示作为开眶依据，由于软组织对比差，无法获得三维立体图像，手术带有一定盲目性，难免伤及视神经及眼外肌。MRI具有无骨伪影，软组织对比清楚的特点，可随意获得多层次多方位的断层图像，为开眶手术提供了理论依据。因其可消除骨质的干扰与伪影，适宜于各段视神经及与眼相关的颅神经病变的检测。但禁忌探测磁性异物及心脏起搏器。

五、眼科计算机图像分析

（一）角膜地形图（computer-assisted corneal topography，CCT）

计算机辅助角膜镜摄影即角膜地形图，通过测量角膜表面7000～8000个数据点的屈光力，经计算机图像处理系统，反映并分析角膜形状和规则性。角膜地形图具有高精确度、非创伤性、易重复测量的特点。

临床应用：①更充分、准确地评价角膜曲率。②监测各种类型的眼部手术后角膜形态的变化。③指导角膜屈光手术的有效开展。④评估角膜接触镜的佩戴效果。⑤定量分析角膜散光、圆锥角膜等。⑥角膜地形图数据可反映泪膜的稳定性，有助于干眼症患者重建泪膜的疗效判断，同时角膜地形图的高敏、客观、无创、易重复的特点有利于其在干眼症患者泪膜稳定性的评价中发挥重要作用。

(二) 共焦激光眼底断层扫描仪 (Heidelberg retinal tomograph, HRT)

HRT可以对视盘及视神经纤维层各项参数,如视盘面积、视杯面积、盘沿面积、杯盘面积比、沿盘面积比、视网膜神经纤维层的平均厚度等进行快速、自动、客观的定量检测,为早期发现视网膜神经纤维层 (retinal nerve fibre layer, RNFL) 及视盘、视杯、黄斑区的改变提供帮助。该法的准确性及可重复性较好。利用它可以获取视盘的三维地形图,通过对图像的分析处理,得到视盘和视网膜神经纤维层厚度的定量描述,并且可用于地形图变化的定量分析。

临床应用:青光眼早期诊断和视神经损害程度的监测。

第六章 眼科常用中医内治法

中医内治法广泛用于内、外障眼病，尤其对某些内眼的疾病更具独到之处。眼病十分复杂，常由脏之不平所致，而且亢则乘，胜则侮，每每并病合病，脏腑间有生克制化及传变的特点。无论是外感眼病或是内伤眼病，皆应根据眼部表现，结合全身症状进行辨证，分清标本缓急，通过内治法调整脏腑功能或攻逐病邪，以达到治疗效果。现将常用的内治法介绍如下：

一、祛风清热法

本法以祛风清热为主要作用，是外障眼病最常用的治疗方法之一，用于治疗外感风热为患的眼病，如病起突然，胞睑红肿，痒痛畏光，眵泪交加，白睛红赤，黑睛浅层生翳，瞳神缩小，目珠偏斜，眉骨疼痛。全身症状见恶风发热、头痛流涕、苔薄黄、脉浮数等风热表证。

临床应用时要仔细区分是风邪偏胜还是热邪偏胜。一般风重于热者，多选用羌活胜风汤等；若热重于风，多选用驱风散热饮子等方；若风热并重者，多选用防风通圣散等方。祛风药多性燥，常可伤津液，不宜久用，阴虚者更要慎用。

二、泻火解毒法

本法以清除火热毒邪为主要作用，用于治疗实热毒邪所致眼病，如头目痛剧，畏光怕热，泪热眵稠，胞睑红肿、生疮溃烂，白睛混赤，黑睛溃陷，黄液上冲，瞳神缩小，瞳神散大，眼内出血、渗出，目珠高突、转动受限等。全身症状见口干欲饮、便结溲黄、舌红苔黄、脉数等实热之象者。

火热之证有肝火、胃火、肺火、心火、火毒等之分，选方用药时都应有所区别。肝火者用清肝泻火法，常选用龙胆泻肝汤、泻青丸等方；胃火者用清胃降火法，常选用清胃汤等方；肺火者用清肺泻火法，常选用泻肺饮等方；心火者用清心降火法，常选用竹叶泻经汤、导赤散等方；火毒炽盛者用清热泻火解毒法，常选用黄连解毒汤、眼珠灌脓方等。应用本法时注意使用寒凉方剂勿过早、过多，中病即止，以免损脾碍胃伤正。

三、利水祛湿法

本法以祛除湿邪为主要作用，用于治疗湿邪外侵或内生所致眼病，如胞睑浮肿，痒痛湿烂，眵泪胶黏，白睛污黄，黑睛雾状混浊、色灰白，翳如虫蚀，神水混浊，瞳神缩小或边缘如锯齿，视物模糊，视物变形，眼前黑影，眼底可见渗出、水肿等。全身症状见体倦身重、胸胁痞满、纳呆便溏、苔滑或厚腻等湿邪为病的表现。

应用本法时,还应根据湿邪所在部位不同、合邪不同及湿邪所产生病理产物不同等,选用不同的方剂。如肝胆湿热者宜选用龙胆泻肝汤等方,脾胃湿热者常选用三仁汤等方,风湿夹热者常选用除湿汤等方,痰湿互结者常选用涤痰汤等方,湿热内蕴者常选用猪苓散等方。

利水祛湿药有耗液伤阴之弊,养阴药亦易留湿,治疗用药时应酌情处理好养阴与祛湿的关系。

四、止血法

本法以止血为主要作用,用于治疗眼部出血性疾病,如白睛溢血、血灌瞳神、视衣出血等。

导致出血的原因不同,止血的方法也有所差异。如血热妄行而出血者,宜清热凉血止血,常选用十灰散等方;虚火伤络而出血者,宜滋阴凉血止血,常选用宁血汤等方;气不摄血而出血者,宜益气摄血,常选用归脾汤等方;眼外伤者宜止血祛瘀,常选用生蒲黄汤等方。

止血法仅用于眼病的出血阶段,若出血已止而无再出血的趋势,当逐渐转向活血化瘀治法,以促进瘀血的吸收。单纯固涩止血易致留瘀,故常于止血方中配伍活血化瘀之品,或可选用兼有活血作用的止血药物。

五、活血化瘀法

本法以消散瘀滞、改善血行为主要作用,用于治疗眼部血瘀证,如眼部胀痛刺痛,红肿青紫,肿块结节,组织增生,眼内出血、缺血、血管痉挛或扩张或阻塞,眼底组织机化、萎缩、变性,眼外肌麻痹、外伤、手术后,眼部固定性疼痛及舌有瘀斑等。

应用本法时,还应根据病因病机不同,选用不同的方剂。若为瘀血阻塞血络而致的眼部出血,常用桃红四物汤、失笑散、血府逐瘀汤等方;血瘀热壅者,常用归芍红花散等方;气虚血瘀者,常用补阳还五汤等方;撞击伤目、血灌瞳神者,常用祛瘀汤等方;血分郁热、血灌瞳神者,常选用大黄当归散等方。

本法不宜久用,久用易伤正气。尤其是破血药,祛瘀力量峻猛,气血虚弱者及孕妇忌用。

六、活血利水法

本法以活血化瘀、利水渗湿为主要作用,用于治疗眼部血水互结或血瘀水停证,如胞睑瘀肿,白睛出血肿胀,血灌瞳神,眼内渗出、水肿、出血,五风内障及其术后,视衣脱离术后等。

应用本法时,应根据不同病情,选用不同的方剂。若为胞睑瘀肿,白睛出血肿胀,眼底外伤出血、水肿、渗出，常选用桃红四物汤合四苓散；血灌瞳神中后期，采用养阴增液、活血利水法，常选用生蒲黄汤合猪苓散加减。若为络瘀暴盲，阳亢血瘀证采用平肝潜阳、活血利水法，常选镇肝息风汤加活血利水药；气滞血瘀证采用理气通络、活血利水法，常选用血府逐瘀汤加利水渗湿药。消渴内障采用益气养阴、活血利水法，常选用六味地黄丸合生脉散加活血利水药；青风内障采用疏肝理气、活血利水法，常选用逍遥散或柴胡疏肝散加活血利水药；五风内障及视衣脱离术后采用益气养阴、活血利水法，常选用补阳还五汤加利水药。

七、疏肝理气法

本法以改善或消除肝郁气滞为主要作用，用于治疗与肝郁气滞有关的内外障眼病，如目系、视衣及其血管疾病，瞳神干缺，绿风内障，青风内障，视力疲劳等，尤其是眼底病恢复期及久病不愈者；还可用于眼目胀痛、视物昏蒙，或突然失明、视物变形、视物变色。全身症状见精神抑郁，或情绪紧张，或性情急躁，或忧愁善虑，或胸胁胀闷，乳房胀痛，不思饮食，月经不调等。

常用方剂有柴胡疏肝散、逍遥散等。因久病多兼瘀，久病多虚，故解郁常配伍补益和活血祛瘀药。若肝郁血虚者，常选用逍遥散等方；气郁化火者，常用丹栀逍遥散等方；肝郁阴虚者，常用舒肝解郁益阴汤等方。

八、补益气血法

本法以补养人体气血为主要作用，用于治疗气血亏虚所致眼病，如肝劳、上睑下垂、圆翳内障、青盲、视衣脱离术后、视瞻昏渺、视瞻有色、青风内障、高风内障等。全身症状可有神倦乏力、少气懒言、动则汗出、面色少华、心慌心悸、爪甲淡白、舌淡脉虚等气血亏虚症状。

常用方剂有芎归补血汤、益气聪明汤、参苓白术散、八珍汤等。

九、补益肝肾法

本法以补养肝肾为主要作用，用于治疗肝肾不足所致眼病，如肝劳、圆翳内障、青盲、视衣脱离术后、视瞻昏渺、视瞻有色、青风内障、高风内障等，还可用于目乏神光、视物昏花、眼前黑影、神光自现、冷泪常流、黑睛翳障修复期、眼内干涩、瞳色淡白、瞳神散大或干缺等。全身症状多伴头昏耳鸣、腰膝酸软、梦遗滑精、失眠健忘、舌淡少苔等。

常用方剂有杞菊地黄丸、三仁五子丸、驻景丸加减方、加减驻景丸、左归丸、左归饮、右归丸、右归饮、二至丸、金匮肾气丸等。

十、滋阴降火法

本法以滋养阴液、清降虚火为主要作用，用

于治疗阴液亏虚、虚火上炎所致眼病，如混睛障、瞳神干缺、络损暴盲、视瞻昏渺等。此类眼病临床表现多起病较缓，症状时轻时重，病程长而易反复发作，或有周期加重的特点。全身症状多见头昏失眠、两颧潮红、盗汗梦遗、五心烦热、烦躁易怒、口苦咽干、舌淡少苔、脉细数等。

常用方剂有滋阴降火汤、知柏地黄丸等。

十一、软坚散结法

本法以祛痰软坚散结为主要作用，用于治疗各种内、外障眼病中痰湿互结、气血瘀滞的证候。如外障之胞睑肿核、白睛结节隆起，内障之神膏混浊、眼底水肿渗出、眼内机化条膜形成等。

常用方剂有二陈汤、化坚二陈丸、温胆汤、涤痰汤等。

十二、退翳明目法

本法以消障退翳为主要作用，用于治疗黑睛生翳，促进翳障的消散，减少瘢痕形成，是中医眼科独特的内治法。退翳之法须有次第。如黑睛病初起，星翳点点，红赤流泪，风热正盛，当以疏风清热为主，配伍少量退翳药；若风热渐减，里热较盛，黑睛翳大而深，症状较重，当以清热泻火以退翳；病至后期，邪气已退，遗留翳障而正气已虚者，则须兼顾扶正，结合全身症状，酌加益气养血或补养肝肾之品。黑睛属肝，故凡清肝、平肝、疏肝药物多有退翳作用，可配伍应用。

常用方有拨云退翳丸、石决明散、菊花决明散、滋阴退翳汤、消翳汤等。

第七章　眼科常用中医外治法

中医眼科外治法是运用具有祛风、清热、除湿、活血通络、祛瘀散结及退翳明目等各种不同作用的药物和手段，对眼病从外部进行治疗的方法。

中医眼科传统外治法种类很多，除用药物点滴、熏洗、敷、熨外，也重视钩、割、剌、洗、烙、针法、推拿、刮痧等治疗方法。现代中医眼科不仅继承了传统的外治法，而且积极使用现代临床眼科外治法。现将常用的外治法介绍如下：

一、点眼药法

本法是将药物直接点入眼部，以达到消红肿、去眵泪、止痛痒、除翳障、散大或缩小瞳孔的目的。适用于胞睑、白睛、两眦、黑睛部位的外障眼病，亦用于瞳神紧小、圆翳内障、绿风内障等内障眼病。点眼药时必须严格掌握药物的适应证、用法、用量。常用剂型有滴眼液、眼药粉与眼药膏3种。

1. 滴眼液点眼。将药物直接滴入下穹隆结膜的一种方法，也是外治法中最常用的给药途径。多由清热解毒、祛风活血、明目退翳的复方药物或单味药制成。适用于外障眼病、瞳神紧小、绿风内障、圆翳内障、眼外伤等。

方法：滴药时病人取卧位或坐位，头略后仰，眼向上看，操作者用手指或用棉签牵拉病人下睑，将其滴入结膜囊内，并将上睑稍提起使药水充盈于整个结膜囊内。嘱病人轻闭眼 2~3min。注意勿将眼药直接滴在角膜上，因角膜感觉敏锐，易引起反射性闭眼而将眼药挤出。滴某些特殊性药物，如用硫酸阿托品滴眼液时，务必用棉球压迫泪囊区 3~5min，以免药物经泪道流入泪囊和鼻腔被吸收而引起中毒反应。同时用 2 种以上滴眼液者，滴一种药后须间隔 15min 左右再滴另一种眼药。滴药时其滴管勿接触病人眼部及睫毛等，同时要定期更换、消毒药物，以免眼药水污染。

2. 点眼药粉。将眼药粉直接点于眼部或病灶处的方法，是古代眼科外治法的常用剂型和给药方法。多由祛风解毒、收湿敛疮、活血化瘀、退翳明目等药物组方制成。适用于胞睑红肿、胬肉攀睛、火疳、黑睛翳障、瞳神紧小、圆翳内障等。

方法：以消毒眼用玻璃棒头部沾湿氯化钠注射液，挑蘸适量药粉约半粒到一粒芝麻大小，医生用手指轻轻撑开上、下眼睑，将药物置于内眦处，嘱患者闭目片刻。若用于胬肉翳膜者，亦可将药物置于病变处。

注意一次用药不可太多，否则易引起刺激而

带来不适感,甚至发生红肿、刺痛、流泪等反应。同时,注意玻璃棒头部要光滑,点时不能触及黑睛,尤其是黑睛有新翳者更要慎重。

3. 涂眼药膏。本法是将眼药膏直接涂于眼的下穹隆结膜或眼睑局部的方法。膏剂具有保存及作用时间长,性能较稳定,便于携带、保管等优点,还有润滑和保护眼球的作用。宜于夜晚睡前使用,常与眼药水相互配合使用,互为补充,各有所长。其药物组成、适应证与眼药水基本相同。

方法:用玻璃小棒挑适量眼药膏涂于眼内下穹隆结膜或眼睑患处。若是管装眼药膏,可直接将眼药膏涂于眼部,轻提上睑然后闭合,使眼药膏在结膜囊内分布均匀。

二、熏洗法

熏法是将中药煎制后趁热气蒸腾上熏眼部以治疗眼病的方法。洗法是将中药煎液滤渣,取清液冲洗患眼的一种比较常用的治疗方法。洗液亦可用氯化钠注射液等。一般多是先熏后洗,故称熏洗法。这种方法具有物理湿热敷及药物治疗的双重作用,能发散外邪,畅行气血,还可通过不同的药物直接作用于眼部,达到疏通经络、退红消肿、收泪止痒等效果。适用于胞睑红肿、羞明涩痛、眵泪较多的外障眼病。

临床上根据不同病情选择适当的药物煎成药

液，也可将内服药渣再次煎水作熏洗剂。要注意温度的适宜，温度过低不起作用，应重新加温。洗眼时可用消毒棉签清洗或用洗眼壶盛药液进行冲洗。常用于眵多脓稠，胞睑粘连难开，化学物质残留眼表，以及内外眼手术前皮肤及结膜囊清洁等。注意洗液必须过滤，以免药渣进入眼部而引起不适，甚至刺伤。眼部有新鲜出血或患有恶疮者忌用本法。

三、敷法

敷法是用药物敷、冷敷、热敷治疗眼病的方法。具有消肿止痛、活血散结、清凉止血等效用。临床上根据病情需要，分别采用不同的敷法。

1. 药物敷。是将药物捣烂或用中成药外敷患眼以治疗眼病的一种方法。如用鲜地黄、白萝卜、芙蓉花或叶或根皮捣烂外敷，具有止血止痛、消肿散瘀的作用，常用于眼部挫伤后青紫肿胀疼痛者。也可用清热解毒、消痈散结、活血止痛等药物，研细末后加入赋形剂等调成糊状，先涂眼药膏于眼内患部，然后将外敷药置于消毒纱布上敷眼。多用于外眼炎症，尤其是化脓性炎症。

如用干药粉调成糊状敷眼时，注意保持局部湿润为度。药物必须做到清洁无变质，无刺激性，无毒性。同时注意切勿使药物进入眼内，以免损伤眼珠。

2. 热敷。热敷分湿热敷和干热敷2种方法。

湿热敷是用药液或热水浸湿纱布趁热敷眼以治疗眼病的一种方法,亦可用湿毛巾包热水袋外敷。热敷时注意温度适宜。主要用于眼睑疖肿、黑睛生翳、火疳、瞳神紧小、眼外伤48h后的胞睑及白睛瘀血等。

干热敷与熨法类似,可以以毛巾裹热水袋外敷熨;亦可用生盐、葱白、生姜、艾叶、吴茱萸等温寒散邪之药炒热,布包趁热敷熨患眼或太阳穴、百会穴、涌泉穴等,能散寒湿通气血,用于阴寒内盛的头眼疼痛、外伤瘀滞不散等。亦可使用热罨包进行热敷。

3. 冷敷。将冰块等冷物置于患眼局部以治疗眼病的一种方法,亦可用冷水浸湿纱布或毛巾外敷。具有清热凉血、止血止痛之功效。一般用于挫伤性眼部出血之早期止血（24h以内）、天行赤眼、局部灼热涩痛者。因有凝滞气血之弊,只可暂用,不宜久施。

四、海螵蛸棒摩擦法

适应证：椒疮睑内面颗粒累累者。

手术方法：将海螵蛸磨制成1.5cm×3.5cm左右的棒状,棒端呈鸭嘴形。浸泡于消毒液中,取出待干备用。对术眼表面麻醉并清洁结膜囊后,以左手翻开上睑,充分暴露穹隆部,右手持海螵蛸棒，以轻快手法左右来回多次摩擦睑内面颗粒密集处，以擦破颗粒为度。摩擦后即用氯化钠注射液冲洗，并涂眼药膏。根据病情可多次重复进行。

五、滤泡压榨术

适应证：粟疮、椒疮颗粒多者。

手术方法：患眼点表面麻醉剂做表面麻醉，分别翻转上、下眼睑，于上、下结膜穹隆部各注入2%盐酸利多卡因约1ml；用针头将较大的滤泡挑破，再用滤泡压榨器夹住有滤泡的结膜，挤出内容物，直到滤泡压平为止；术毕冲洗结膜囊，压迫止血，涂抗生素眼药膏。

六、冲洗法

1. 结膜囊冲洗法。本法是用0.9%氯化钠注射液或药液直接冲洗结膜囊，适用于外障眼病分泌物多、结膜囊异物、内眼手术前准备、眼化学伤等。

方法：一般是用盛0.9%氯化钠注射液或药液的洗眼壶等冲洗。冲洗时，如患者取坐位，令其头稍后仰，将受水器紧贴颊部；如患者取卧位，令其头稍偏向患眼侧，将受水器紧贴耳前皮肤，然后轻轻拉开眼睑进行冲洗，并令患者睁眼及转动眼珠，以扩大冲洗范围。眼分泌物较多或结膜囊异物多者应翻转上、下眼睑，暴露睑内面及穹隆部结膜，以彻底冲洗。冲洗完后用消毒纱布擦干眼外部，然后除去受水器。

注意：冲洗时避免直接冲于角膜面，化学性眼外伤需反复冲洗。如为卧位冲洗时，受水器一定要贴紧耳前皮肤，以免水液流入耳内，或预先于耳内塞一个小棉球亦可。如一眼为传染性眼病，冲洗患眼时应注意防止污染和冲洗液溅入健眼。

2. 泪道冲洗法。本法是用具有治疗或清洗作用的药液冲洗泪道，以达到治疗某些眼病及清洗泪道的目的。冲洗液常用中药制剂、0.9%氯化钠注射液或抗生素滴眼液。泪道冲洗多用来探测泪道是否通畅、清除泪囊中积存的分泌物及作为内眼手术前的常规准备，流泪症及漏睛患者多用此法。广泛应用于流泪、溢泪的患者和怀疑泪道损伤的眼外伤患者。冲洗泪道时，病人取仰卧位或坐位，用消毒小棉签蘸表面麻醉剂，放在上、下泪点之间，令患者闭眼 2~3min。患者自持受水器，紧贴洗侧的颊部，操作者右手持吸有冲洗液的注射器，左手拉开下睑，把针头垂直插入下泪点，深 1~2mm，然后向内转 90°成水平位，沿泪小管缓慢向鼻侧推进，待进针 3~5mm 时缓慢注入冲洗液。如泪道通畅者，冲洗液可从泪道流入口咽或鼻内；泪总管阻塞者，下冲上返；泪小管阻塞者，原路反流；泪道狭窄者，冲洗时尽管有反流，但会有少许流入口咽或鼻内；如鼻泪管阻塞，大部分冲洗液下冲上返；若为漏睛症，可冲洗出黏脓性分泌物。

七、眼部注射法

本法是将药物注射剂注射于眼局部的一种常用方法，既可用于治疗眼部红肿、退变及出血性眼病，亦可用于眼科手术的麻醉。在治疗眼病时较滴滴眼液有吸收充分而浓度较高、药物作用时间较长且给药次数较少等优点。在临床应用中，眼球前段病变采用球结膜下注射法，眼球后节及视神经病变采用球后、球旁注射的方法。

1. 球结膜下注射。本法是将药物注入结膜下的方法，适用于白睛、黑睛病变和眼内病变及手术局部麻醉。

方法：注射前冲洗结膜囊，用表面麻醉剂做表面麻醉。注射时患者的头部固定不动，注射者用一手的拇指或食指牵开下睑，另一手持盛有药液的注射器，将药液注射于靠近下穹隆部的结膜下。注意勿刺伤角膜及巩膜。注射后涂入抗生素眼膏，加眼垫包眼。

2. 球后注射。本法是将药液注入眼球后部的方法，多用来治疗眼底病变，或用于内眼手术的麻醉。

方法：病人仰卧位，常规消毒患眼下睑及近下睑的眶缘皮肤，嘱病人向鼻上方注视，在眶下缘外 1/3 与内 2/3 交界处将装有药液的注射器用球后注射针头垂直刺入皮肤1~2cm深，随后沿眶壁走行向内上方，再进针到3~3.5cm深，回抽针管如无回血可缓缓注入药液。注射完毕轻轻拔出针头，嘱病人闭眼，压迫针孔，同时轻轻按摩眼球使注入药液迅速扩散。亦可不从皮肤面而从外下方穹隆部进针，注射方法同上。注射后如出现眼球运动受限、眼球突出，为球后出血现象，应加压包扎止血。

3. 玻璃体腔注药法。本法是将药液注入玻璃体腔的方法，可用来治疗多种内眼疾病，如黄斑部脉络膜新生血管（CNV）、黄斑水肿、视网膜新生血管性疾病、新生血管性青光眼、感染性眼内炎等。可采取玻璃体腔注射的药物包括抗血管内皮生长因子（VEGF）药物、糖皮质激素、抗生素、抗病毒药物、抗真菌药物等。

方法：病人仰卧位，常规消毒睑缘皮肤，做球结膜表面麻醉；1ml注射器连接BD针头，抽取已备好的药物0.1~0.2ml；开睑器撑开眼睑，有齿镊固定眼球，在角膜缘后4mm，9点（右眼）或2点（左眼），用上述BD针头刺入眼球4~6mm深，针头指向玻璃体腔中央，缓慢注入药液。针头斜面应避免对向视网膜。药液注完后，迅速拔出针头，立即用湿棉签压迫针眼1min。

八、䤹洗法

本法是以锋针或表面粗糙之器物轻刺或轻刮

患眼病灶处的手术方法。因㗞后常应洗去邪毒瘀血，故称㗞洗法。本法具有直接对病灶施术而祛瘀泄毒的作用，还可以在㗞洗后形成新鲜创面，使局部用药更易吸收而发挥作用等，适用于胞睑内面有瘀滞或粗糙颗粒的眼病，如椒疮、粟疮等。

方法：用表面麻醉剂麻醉后，翻转胞睑，通常用消毒的针头或海螵蛸棒轻刺或轻刮睑内粗大颗粒或瘀积处，以出血为度。㗞毕用氯化钠注射液或抗生素滴眼液点眼，以冲出瘀血。

九、钩割法

本法是以钩针挽起病变组织，用刀或铍针割除的治法。亦可用镊子夹起或穿线牵起，然后用剪刀剪除之。主要用于切除胬肉、息肉及其他眼部赘生物。

十、熨烙法

本法是以药物熨敷及火针熨烙治疗眼病的方法。

熨，即用药物加热，或掌心擦热，或用汤器放置于患部熨目，或在患处来回移动以治疗眼病的方法。具有热敷及药物治疗的作用。熨时温度不宜过高，注意保护健康组织及眼珠，尤应防止灼伤黑睛。

烙，即用一种特制的烙器或火针对患部进行

熨烙，以达到止血目的的治疗方法。常于钩割后继用火烙以止血，同时预防病变复发。如胬肉攀睛手术时多用此法。

十一、角巩膜割烙术

本法由古代割、烙法改进而成，主要用于治疗蚕食性角膜溃疡等，尤其是用其他疗法不能奏效者。

手术方法：置开睑器，距角膜缘后 2mm 处剪开溃疡方位的球结膜，剪开范围要超过病变范围两端 3~4mm。去除巩膜上充血增厚组织及角膜表面病变组织，清除必须彻底，尤应注意剔除溃疡边缘及两端部分。分离结膜与球筋膜，用血管钳夹持分离后的球筋膜 5~6mm 剪除之。残端用烙器灼烙，暴露巩膜区的出血点及血管，加以灼烙。注意灼烙不宜太过，以免导致巩膜组织坏死。最后将结膜创缘后退并固定缝合于巩膜上，暴露巩膜区 6~8mm。手术毕，结膜囊涂抗生素眼药膏，轻压包扎。

十二、金针拨内障法

本法是中医眼科治疗圆翳内障的传统手术方法。又名针内障眼法、开内障眼、开金针法、金针开内障等。早在《外台秘要》即有金篦决治脑流青盲眼的记载；《目经大成·内障》将其操作方法归纳为 8 个步骤，谓："八法者，一曰审机……二曰点睛……三曰射覆……四曰探骊……五曰扰海……六曰卷帘……七曰圆镜……八曰完璧。"现代医家在其基础上，吸收西医手术的优点，创造了中西医结合的"白内障针拨套出术"。

十三、中药离子导入

通过离子导入的电泳作用和电趋向性，促进药物向体内的有效转运，达到疏通经络、活血化瘀、扶正祛邪等功效。

药物选择：①活血化瘀药物：如红花注射液、丹参注射液、香丹注射液、灯盏细辛注射液等。②清热解毒药物：如清开灵注射液等。

适用范围：

1. 眼表疾病：如干眼症、角膜炎等。

2. 眼底病：视网膜静脉阻塞、视网膜动脉阻塞、黄斑变性、黄斑水肿、视神经炎、缺血性视神经病变、视网膜色素变性、中心性浆液性视网膜病、中心性渗出性视网膜病、视神经萎缩等。

3. 上睑下垂（非先天性）、眼肌麻痹、眼肌痉挛等。

4. 屈光类疾病：小儿近视、弱视等。

禁忌证：局部皮肤有感染、重度结膜炎、角膜溃疡患者禁用。心脏起搏器植入患者禁用或慎用，高度近视患者、有视网膜脱离倾向患者慎用。

十四、中药熏药治疗

中药熏蒸疗法又叫蒸汽治疗疗法、中药雾化透皮治疗疗法，是以中医理论为指导，通过超声雾化的作用将药物雾化后喷及眼表，达到治疗目的的一种中医外治治疗疗法。

常用药物：清开灵注射液、柴胡注射液等，以及自制中药。

适用范围：

1. 眼表疾病：如干眼症、角膜炎、结膜炎、睑缘炎等。

2. 取结膜结石术后，角膜异物剔除术后。

禁忌证：眼部皮肤严重感染，角膜穿通伤，传染性疾病等禁用。

十五、眼科针灸推拿治疗

目为宗脉之所聚，脏腑之精气通过经络上滋于目而视物精明。眼科针灸、推拿疗法是根据眼与脏腑经络的关系，辨证选穴，通过针刺、艾灸、推拿刺激穴位，以疏通经络、调和阴阳、扶正祛邪，从而达到治疗眼病和眼部保健的目的。

（一）眼科常用穴位

治疗眼病的穴位历代眼科医籍中屡有记载，又经临床不断发掘、补充和筛选，见于各类著述者众多。以下根据临床常用的原则，择其要者予以介绍。

1. 眼周围穴位。

（1）睛明可治迎风流泪、上胞下垂、风牵偏视、风热眼病、火疳、目眦痒痛、黑睛翳障、圆翳内障、近视、眉棱骨痛及多种瞳神疾患。

（2）攒竹主治大致同睛明。

（3）丝竹空可治针眼、胞轮振跳、风热赤眼、上胞下垂、风牵偏视、聚星障、火疳、瞳神紧小等。

（4）瞳子髎可治针眼、风牵偏视、青风内障、绿风内障、目痒、瞳神紧小等。

（5）阳白可治胞轮振跳、上胞下垂、黑睛翳障、风牵偏视、青风内障、绿风内障等。

（6）四白可治目赤痒痛、近视、风牵偏视、聚星障、青风内障、绿风内障、视物无力等。

（7）承泣可治针眼、流泪症、胞轮振跳、风牵偏视、近视及各类内障眼病。

（8）眉冲可治头目疼痛、绿风内障等。

（9）角孙可治针眼、目赤肿痛、黑睛翳障等。

（10）头临泣可治流泪、黑睛翳障、目赤肿痛、圆翳内障、视瞻昏渺等。

（11）目窗可治风热赤眼、睑弦赤烂、黑睛翳障、青盲等。

2. 经外奇穴。

（1）四神聪可治头目疼痛、上胞下垂、眩晕等。

（2）印堂可治胞睑肿痛及生疮、白睛红赤、黑睛星翳等。

（3）上明位于眉弓中点，可治目眶疼痛、目赤生翳、风牵偏视等。

（4）太阳可治各种内外障眼病及不明原因的眼痛、视力下降等。

（5）球后主治大致同承泣，两穴可交替使用。

（6）翳明可治黑睛翳障、圆翳内障、夜盲、青盲等。

（7）耳尖可治风热赤眼、天行赤眼、天行赤眼暴翳等。

（8）四缝可治疳积上目等。

（9）鱼腰可治针眼、上胞下垂、目眶痛、胞睑瞤动等。

3. 躯干四肢穴位。

作为远端穴位，常与眼周围穴位配用。常用的有尺泽、太渊、合谷、曲池、臂臑、巨髎、头维、足三里、神门、后溪、天柱、心俞、肝俞、脾俞、肾俞、外关、风池、行间、大椎、关元、太冲等。

（二）眼科针灸方法

1. 眼科针刺疗法（含电针疗法）。眼科针刺方法与其他各科基本相同。电针疗法是指在刺入人体穴位的毫针上，用电针机通以微量低频脉冲电流的一种治疗方法。由于眼组织和眼科疾病的特殊性，眼科针刺须特别注意以下几点：

（1）进针准确、轻巧，在眼周穴操作最好双手进针，并慎用快速进针法。

（2）眶内穴进针时如遇阻力则停止进针，一般不施捻转、提插等手法，必要时可施小幅度雀啄手法。

（3）眼周穴特别注意出针时按压针孔以防出血；出现眼睑皮下出血或球周出血时立即冷敷并加压，24h后可热敷。

2. 眼科灸法。传统灸法主要指艾灸，是我国中医药学的宝贵遗产之一。灸法通过对经络的温热刺激，起到温经通络、调和气血、扶正祛邪、防病治病的作用。

适应证：近视、弱视、白涩症、目倦、眉棱骨痛、风牵偏视、高风内障等。

禁忌证：眼部炎症（如风热赤眼、天行赤眼、凝脂翳、瞳神紧小、目系暴盲等）、皮肤破损、绿风内障、眼科血症等禁用灸法。

（三）头针疗法

常用部位为视区，在枕骨外粗隆水平线上。枕骨外粗隆旁开1cm，向上引平行于前后正中线之4cm长直线即是此区。头针疗法多用于皮质性视力障碍。

方法：用2.5~3寸的26~28号针，取坐位、平卧位或侧卧位均可。选好刺激区，常规消毒。沿头皮捻转进针，斜刺入头皮下，注意勿刺在皮内或骨膜，达到该深度后加快捻转，捻转频率为每分钟240次左右，不能提插。达到麻胀感后留针5~6min，再行针2次、留针2次即可起针。起针后以棉球稍加揉压针眼，以防出血。

(四) 耳针疗法

耳针疗法是用毫针或环针在耳穴或耳部压痛点进行针刺以治疗疾病的方法。常用耳穴有耳尖、肝、心、肾上腺、目1、目2、眼穴。可治疗针眼、风热赤眼、天行赤眼、迎风流泪、瞳神紧小、绿风内障、青风内障、视瞻昏渺、高风内障、近视等。

注意耳郭有炎症或皮损时禁用；有习惯性流产的孕妇慎用；年老体弱的高血压、心脏病患者针刺前后应适当休息，进针时手法要轻巧，留针时间不可太长。

(五) 三棱针法

本法是用三棱针刺破皮肤使其出血的治疗方法，又可分为开导法与挑刺法2种。

1. 开导法。用三棱针刺穴位部位皮肤放出少量血液的方法，故又称放血法。此法有通经活络、泄热消肿的作用。适用于实证、热证，如治疗眼部红肿热痛或黑睛新翳者，常在耳尖、指尖等部位放血。

2. 挑刺法。用三棱针将一定部位反应点、皮肤红点或穴位部位的皮肤挑破，挤出黏液或血水即可。如治疗针眼，有找出背脊部皮肤的红点而挑破之的挑刺疗法。

(六) 铍针法

铍针尖如剑锋，两面有刃，既可刺又可切割。适用于切除胬肉及眼部其他赘生物，可以用于穿刺或切开痰核与眼部疮疡，还能拔除嵌在白睛或黑睛上的异物。

(七) 穴位注射疗法

本法是用药液进行穴位注射以治疗多种眼病的方法，用于治疗视瞻昏渺、高风内障、青盲、聚星障等眼病，常用穴位如肝俞、肾俞、足三里、曲池、太阳等。

方法：常规消毒穴位皮肤，医者手持盛有药液的注射器，用4.5号注射针头从穴位皮肤斜刺而入，于皮下注入约0.5ml的药液，使局部皮肤稍有隆起即可。一般每日1次，或视病情而定。

药物选择：常用注射药物有神经营养生长药物，维生素类，活血化瘀药物，补益肝肾类药物，补益气血类药物等。常用的药物有红花注射液、黄芪注射液、丹参川芎嗪注射液、维生素B_{12}注射液等。

禁忌证：疲乏、饥饿或精神高度紧张时慎用。局部皮肤有感染、疤痕、有出血倾向及高度水肿者禁用，极度虚弱、恶性肿瘤患者禁用。

(八) 穴位贴敷

穴位贴敷疗法是以中医经络学说为理论依据，将中药汤剂熬成膏，直接贴敷于穴位，用来治疗疾病的一种无创痛穴位疗法。穴位贴敷疗法的机理：一是穴位的刺激与调节作用；二是药物吸收后的治疗作用，及两者的协同作用。

辨证选穴：常用足三里、太阳穴，以及膀胱经背俞穴，如肝俞、肾俞、脾俞、肺俞、膏肓俞等。

禁忌证：极度虚弱，孕妇，局部皮肤红肿溃破的患者禁用或慎用。

（九）穴位埋针治疗

是以特质的小型针具将蛋白可吸收线固定于腧穴的皮内或皮下，进行较长时间埋藏的一种方法。对腧穴进行弱而长时间的刺激（7～10d），继而调整经络脏腑功能，以达到防治疾病的目的。

辨证选穴：多选肌肉丰厚处穴位，如足三里、三阴交、风池，以及膀胱经背俞穴，如肝俞、肾俞、脾俞、胃俞、肺俞、膏肓俞等。

适用范围：

1. 眼表疾病：如干眼症、顽固性角膜炎等。

2. 眼底病：视网膜静脉阻塞、视网膜动脉阻塞、黄斑变性、黄斑水肿、视神经炎、缺血性视神经病变、视网膜色素变性、中心性浆液性视网膜病、中心性渗出性视网膜病、视神经萎缩等。

禁忌证：疲乏、饥饿，或精神高度紧张时慎用。局部皮肤有感染、疤痕、有出血倾向及高度水肿者禁用，极度虚弱、恶性肿瘤患者禁用。

(十) 眼科推拿疗法

眼科推拿疗法是以推拿手法作用于眼周相关穴位或机体部位以治疗眼病、缓解眼部不适或保健眼睛的治疗方法，亦称按摩疗法。推拿、按摩可使眼部经络通畅、营卫调和、气血流畅，达到化瘀行气、止痛消胀、扶正散邪等目的。常用于治疗眼部气滞血瘀所导致的各种病症，并适宜缓解眼部疲劳，亦可用于明目保健。常用的手法有一指禅推法、点法、抹法、揉法、拿法等。一指禅推法、点法的作用部位固定、准确、深透，得气也快。抹法和揉法施术于眼周组织，是缓解眼周肌肉疲劳、放松眼睛的最合适手法。

推拿常用穴位、部位有：①眼区穴位，如攒竹、太阳、四白、阳白、瞳子髎等。②其他具有治疗眼病作用的穴位，如风池、合谷、内关、外关、手三里、足三里、光明、三阴交、肝俞、肾俞等。③相关部位，如眶周、颈项部、额部、背部等。手法有点、按、拨、揉、捏、提、推等，根据施术部位及不同眼病选择。

推拿疗法亦可与药物作用相结合。如《审视瑶函》记载有"摩顶膏"，即是以药物熬制成膏涂于头顶再加以按摩的方法。《秘传眼科龙木论》也记载有点眼药后按摩鱼尾穴的方法。

(十一) 刮痧疗法

眼科刮痧疗法是将刮痧法用于治疗眼病的方法。刮痧具有散风清热、祛邪活血等作用，常用于治疗风邪袭表诸证。眼科刮痧疗法亦适用于各类风邪侵袭的眼科病症，如针眼、风赤疮痍、眼丹、风热赤眼等。

刮痧部位为背部脊柱两侧、额头，上肢内侧的肘内腕内、下肢的腘窝部等。操作时在刮痧部位涂润滑剂，以边缘光滑的汤匙、硬币、牛角板等反复刮之，至局部皮肤出现紫红或紫色斑点为止。实热较重时可继以三棱针点刺紫瘀部位挤出紫黑色血液，涂以抗生素眼膏。一般只行 1 次刮痧，不宜重复使用。

禁忌：局部皮肤有湿疹、溃疡等皮肤疾患时不宜使用刮痧疗法。

各 论

第一章 眼睑疾病

第一节 睑腺炎

睑腺炎（hordeolum）是化脓性细菌侵入眼睑腺体而引起的一种急性炎症。如果是睫毛毛囊或其附属的皮脂腺（Zeis腺）或变态汗腺（Moll腺）感染，称为外睑腺炎，以往称为麦粒肿；如果是睑板腺感染，称为内睑腺炎，属中医针眼范畴，是指胞睑边缘生疖，形如麦粒，红肿痒痛，易成脓溃破的眼病，又名土疳、土疡、偷针。该病名首见于《证治准绳·杂病·七窍门》。《诸病源候论·目病诸候》对其症状做了简明的载述，书中谓："人有眼内眦头忽结成疱，三五日间便生脓汁，世呼为偷针。"本病与季节、气候等无关，可单眼或双眼发病。

【中医病因病机】

《诸病源候论·目病诸候·针眼候》中曰："此由热气客在眦间，热搏于津液所成。"后世"五轮学说"也有眼胞属脾，称为"肉轮"的论述。肉轮内应于脾，脾与胃相表里，故眼胞之病当责之脾胃。李东垣亦云："胃病则气短，精神少而生大热，有时而显火上行独燎其面。"《素问·阴阳应象大论》谓之"浊阴出下窍"，而脾胃为机体升降出入之枢纽，脾主升降，胃主降浊，两者升降正常，出入有序，则浊阴下窍而出，不致于上犯清窍。因此，麦粒肿为脾胃蕴积热毒，壅阻中焦，清阳无以升，浊阴不能下降，痰湿热互结，邪毒外侵，相互蕴酿为成，甚则气血瘀滞，腐败为脓。《证治准绳·杂病·七窍门》中指出："犯触辛热燥腻风沙火"或"窍未实，因风乘虚而入"。结合临床归纳如下：

1. 风热之邪客于胞睑，滞留局部脉络，气血不畅，发为本病。

2. 喜食辛辣炙煿，脾胃积热，火热毒邪上攻，致胞睑局部酿脓溃破。

3. 余邪未清或脾气虚弱，卫外不固，复感风热之邪，引起本病反复发作。

【西医病因及发病机制】

大多为葡萄球菌，特别是金黄色葡萄球菌感染眼睑腺体引起。

【临床表现】

1. 症状：以眼睑局部红、肿、热、痛表现为主，通常水肿越重，疼痛越重。

2. 体征：①内睑腺炎被局限于睑板腺内，肿胀比较局限，疼痛明显，病变处有硬结，触之压痛，睑结膜面局限性充血、肿胀。②外睑腺炎的炎症反应主要位于睫毛根部的睑缘处，开始时红肿范围较弥散，触诊时可发现明显压痛的硬结，疼痛剧烈，同侧耳前淋巴结肿大伴有压痛。如果外睑腺炎临近外眦角时，疼痛特别明显，还可引起反应性球结膜水肿。

睑腺炎发生 2~3d 后，可形成黄色脓点。外睑腺炎向皮肤方向发展，局部皮肤出现脓点，硬结软化，可自行破溃；内睑腺炎常于睑结膜面形成黄色脓点，向结膜囊内破溃，少数患者可向皮肤面破溃。睑腺炎破溃后炎症明显减轻，1~2d 逐渐消退，多数在 1 周左右痊愈。亦可不经穿刺排脓，而自行吸收消退。

儿童、老年人或患有糖尿病等慢性消耗性疾病的患者，由于体质弱、抵抗力差，当感染的致病菌毒性强烈时，睑腺炎可在眼睑皮下组织扩散，发展为眼睑蜂窝织炎。此时整个眼睑红肿，可波及同侧面部，眼睑不能睁开，触之坚硬，压痛明显，球结膜反应性水肿剧烈，可暴露于睑裂之外，伴有发热、寒战、头痛等全身症状。如不及时处理，有时可能引起败血症或海绵窦血栓形成等十分严重的并发症，从而危及生命。

【诊断及鉴别诊断】

1. 诊断：根据患者的症状和眼睑的改变，容易做出诊断，很少需要进行细菌培养确定致病细菌。

2. 鉴别诊断：

(1) 眼睑慢性肉芽肿：常由外睑腺炎迁延而来，无明显疼痛，常见睫毛根部慢性局限性充血、隆起，边界清晰。

(2) 眼睑蜂窝织炎：眼睑弥漫性潮红肿胀、皮温增高；病变界限不清，无局限性压痛和硬结；毒血症症状，如发热明显。

(3) 急性泪囊炎：病变发生在泪囊区，有泪道阻塞和黏液性分泌物。

(4) 急性泪腺炎：病变位于上睑外上方，同侧外上方穹隆部可见泪腺突出。

(5) 睑板腺囊肿：为睑板腺无菌性慢性肉芽肿炎症，无疼痛，无压痛，界限清楚，相应结膜面慢性充血，可与内睑腺炎晚期相鉴别。

【辨证论治】

1. 风热客睑证。

证候：初起胞睑局限性肿胀，痒甚，微红，可扪及硬结，疼痛拒按；舌苔薄黄，脉浮数。

辨证分析：风热之邪客于胞睑，气血不畅，故胞睑肿胀；风邪作祟，故痒甚；舌脉均为风热外袭之候。

治法：疏风清热，消肿散结。

方药：银翘散加味。

2. 热毒壅盛证。

证候：胞睑局部红肿灼热，硬结渐大，疼痛拒按，或白睛红赤肿胀突出于睑裂；或伴口渴喜饮，便秘溲赤；舌红苔黄，脉数。

治法：清热解毒，消肿止痛。

方药：仙方活命饮加减。

3. 脾虚夹邪证。

证候：针眼屡发，或针眼红肿不甚，经久难消；或见面色无华，神倦乏力，小儿偏食，纳呆便结；舌淡，苔薄白，脉细数。

治法：健脾益气，散结消滞。

方药：托里消毒散加减。

【中医特色治疗】

1. 患眼滴鱼腥草滴眼液或抗生素滴眼液，每日4~6次。晚上睡前可涂抗生素眼药膏。

2. 湿热敷适用于本病初期，局部湿热敷可促进血液循环，以助炎症消散。

3. 药物敷如意金黄散外敷，每日1次。

4. 中药雾化：可辨证处方，将药物配制成溶液，通过超声雾化机产生雾气使药物变成微细的雾粒，大量的雾粒渗透到眼部，经瞬目，极易被眼表吸收，达到炎症介质吸收的目的。如热毒壅盛证，可取金银花10g，夏枯草15g，天花粉15g，皂角刺15g。其中金银花清热解毒，夏枯草泻火解毒、散结消肿，天花粉消肿排脓，皂角刺消肿溃坚，达到清热散结之功。中药雾化直接通过局部的渗透吸收，使药力集中直达病灶，疗效独特，舒适度可。

5. 针刺治疗：针刺用泻法为主，选取太阳、风池、合谷、丝竹空以疏风清热、消肿止痛。脾虚者可加足三里、脾俞、胃俞，每日1次。

6. 穴位放血：广泛应用于实证、热证疾患的治疗。

（1）耳尖放血：睑腺炎初期者取耳郭最高点耳尖处，用头皮针垂直刺入穴位0.3~0.5寸，手法宜轻、浅、快，挤出少量血液，一般3~7滴，用无菌棉签按压针孔，止血后涂上少量抗生素药膏，嘱患者24 h内针刺处勿沾生水。治疗第1d取患眼侧耳尖穴，第2d取患眼对侧耳尖穴，共2次。

（2）针挑：背部肺俞、膏肓俞及肩胛区附近的红点或结节。

（3）大椎穴点刺拔罐。

【西医治疗】

1. 早期睑腺炎应给予局部热敷，每次10~15min，每日3~4次，以促进眼睑血液循环、缓解症状，促进炎症消退。每日滴用抗生素滴眼剂4~6次。反复发作及伴有全身反应者，可口服抗生素类药物，以便控制感染。

2. 当脓肿形成后，应切开排脓。外睑腺炎的切口应在皮肤面，切口与睑缘平行，使其与眼睑皮纹相一致，以尽量减少瘢痕，如果脓肿较大，应当放置引流条；内睑腺炎的切口常在睑结膜面，切口与睑缘垂直，以免过多伤及睑板腺管。

3. 当脓肿尚未形成时不宜切开，更不能挤压排脓，否则会使感染扩散，导致眼睑蜂窝织炎，甚至海绵窦脓毒血栓或败血症而危及生命。一旦发生这种情况,应尽早全身使用足量的抑制金黄色葡萄球菌为主的广谱抗生素,并对脓液或血液进行细菌培养或药敏试验,以选择更敏感的抗生素。同时要密切观察病情,早期发现眼眶或颅内扩散和败血症的症状、体征,以便及时进行适当处理。

【预防调摄和预后转归】

1. 注意眼睑局部卫生,不用脏手或不洁手帕揉眼。

2. 不要偏嗜辛辣、肥甘之品,注意调节饮食。

3. 切忌挤压排脓,否则可造成脓毒扩散而出现危重症。

4. 大多数患者预后良好,可以完全康复。因为位置特殊,如果处置不当,一旦发生蜂窝织炎等严重并发症则可能危及生命。

第二节 睑板腺囊肿

睑板腺囊肿(chalazion)是睑板腺特发性无菌性慢性肉芽肿性炎症,以往称为霰粒肿。它有纤维结缔组织包囊,囊内含有睑板腺分泌物及包括巨细胞在内的慢性炎症细胞浸润。在病理形态上类似结核结节,但不形成干酪样坏死。本病属中医胞生痰核,是指胞睑内生硬核,触之不痛,皮色如常的眼病。又名疣病、睥生痰核。本病名首见于《眼科易知》，但对其症记载甚为详尽的是《目经大成·痰核》，曰："艮廓内生一核，大如芡实，按之坚而不痛，只外观不雅，间亦有生于下睑者……翻转眼胞，必有形迹，一圆一点，色紫或黄。"本病为眼科常见病，上睑、下睑均可发生，其病程长，发展缓慢，儿童与成人均可患病，但以青少年或中年人较为多见，可能与其睑板腺分泌功能旺盛有关。

【中医病因病机】

《审视瑶函·脾生痰核症》曰："凡是脾生痰核，痰火结滞所成。"临床多由恣食炙煿厚味，脾失健运，湿痰内聚，上阻胞睑脉络，与气血混结而成本病。

【西医病因及发病机制】

可能由于慢性结膜炎或睑缘炎而致睑板腺出口阻塞，腺体的分泌物潴留在睑板内，对周围组织产生慢性刺激而引起。

【临床表现】

1. 症状：硬核较大者，眼睑可有重坠感；如硬核从睑内面溃破，睑内生肉芽，可有摩擦感。

2. 体征：一般发生于上睑，也可以上、下眼睑或双眼同时发生单个或多个，亦常见有反复发作者。病程缓慢。表现为眼睑皮下圆形肿块，大小不一。小的囊肿经仔细触摸才能发现。较大者可使皮肤隆起，但与皮肤无粘连。大的肿块可压迫眼球，产生散光而使视力下降，与肿块对应的睑结膜面，呈紫红色或灰红色的病灶；一般无疼痛，肿块也无明显压痛，一些患者开始时可有轻度炎症表现和触痛，但没有睑腺炎的急性炎症表现。小的囊肿可以自行吸收，但多数长期不变，或逐渐长大、质地变软；也可自行破溃，排出胶样内容物，在睑结膜面形成肉芽肿或在皮下形成暗紫红色的肉芽组织。睑板腺囊肿如有继发感染，则形成急性化脓性炎症，临床表现与内睑腺炎相同。

【诊断及鉴别诊断】

1. 诊断：根据患者无明显疼痛、眼睑硬结，可以诊断。对于复发性或老年人的睑板腺囊肿，应将切除物进行病理检查，以除外睑板腺癌。睑板腺囊肿继发感染时，临床表现与内睑腺炎完全一样。鉴别要点是：在发生内睑腺炎以前存在无痛性包块为睑板腺囊肿继发感染。

2. 本病应与针眼相鉴别（表1）。

【辨证论治】

痰湿阻结证。

证候：胞睑内生硬核，皮色如常，按之不痛，与胞睑皮肤无粘连，若大者硬核凸起，胞睑有重坠感，睑内呈黄白色隆起；舌苔薄白，脉缓。

治法：化痰散结。

方药：化坚二陈丸加味。

表1　胞生痰核与针眼鉴别

鉴别点	针眼	胞生痰核
发病部位	在睑弦	远离睑弦
主症	胞睑红肿焮痛,拒按,与睑皮肤粘连,或化脓,溃后可自愈	睑皮肤正常,硬核突起,压之不痛,不与睑皮肤粘连,睑内局限性黄白色或紫红色隆起,或见肉芽
病势	急	缓
病程	短,一般3~5d	长,数周或数月
对白睛影响	或可见白睛赤肿	一般无影响

【中医特色治疗】

1. 滴滴眼液:若睑内紫红或有肉芽时,可滴抗生素滴眼液,每日4~6次。

2. 局部按摩或湿热敷适用于本病初起,可促其消散。

3. 穴位放血疗法具有开窍泄热、消肿止痛的作用,对于脾胃食积,郁而化热型的睑板腺囊肿有较好的作用。可取穴为双侧耳尖、四缝、太阳、厉兑。操作:碘伏常规消毒后,绷紧局部皮肤,用一次性采血针以稳准轻快的手法点刺,按上述4穴的顺序点刺放血,每穴挤出5滴,再用消毒干棉签紧压止血。隔日治疗1次,8次为1个疗程。

【西医治疗】

1. 小而无症状的睑板腺囊肿无须治疗,待其自行吸收。

2. 大者可通过热敷，或向囊肿内注射糖皮质激素促其吸收。

3. 手术硬核大或已溃破形成肉芽肿者，宜在局部麻醉下行睑板腺囊肿刮除术。手术时用睑板腺囊肿夹子夹住病灶处眼睑，翻转眼睑，使囊肿位于夹子的环圈内，在睑内面做与睑缘相垂直的切口，用尖刀切开囊肿，用小锐匙将囊肿内容物刮除干净，并向两侧分离囊肿壁，将囊壁摘出，以防复发。若已在睑内面自溃生肉芽者，先剪除肉芽肿后再摘出囊壁。

【预防调摄和预后转归】

1. 若系老年人，术后复发且迅速增大者，须做病理检查以排除肿瘤。

2. 注意饮食调护，食辛辣煎炸不宜太过。

第三节　睑缘炎

睑缘炎（blepharitis）是指睑缘表面、睫毛毛囊及其腺组织的亚急性或慢性炎症，主要分为鳞屑性、溃疡性和眦部睑缘炎 3 种。本病属中医睑弦赤烂，是以睑弦红赤、溃烂、刺痒为临床特征的眼病。又名风弦赤眼、沿眶赤烂、风沿烂眼、迎风赤烂等。病变发生在眦部者，称眦睚赤烂，又名眦赤烂；婴幼儿患此病者，称胎风赤烂。该病名最早见于《银海精微·胎风赤烂》。本病常为双眼发病，病程长，病情顽固，时轻时重，缠绵难愈。

【中医病因病机】

《诸病源候论·目病诸候·目赤烂眦候》曰："此由冒触风日，风热之气伤于目。"结合临床，归纳其病因病机如下：

1. 脾胃蕴热，复受风邪，风热合邪触染睑缘，伤津化燥。

2. 脾胃湿热，外感风邪，风、湿、热邪相搏，循经上攻睑缘而发病。

3. 心火内盛，风邪犯眦，引动心火，风火上炎，灼伤睑眦。

一、鳞屑性睑缘炎

鳞屑性睑缘炎（squamous blepharitis）是由睑缘和睑板腺分泌旺盛，皮脂溢出合并轻度感染所致。

【西医病因及发病机制】

患部常可发现卵圆皮屑芽孢菌（pityrosporum ovale），它能将脂类物质分解为有刺激性的脂肪酸。理化因素的局部刺激、机体免疫力降低、睡眠不足、营养不良、屈光不正及不良的卫生习惯等均可致病。

【临床表现】

1. 症状：患者自觉眼痒、刺痛和烧灼感。

2. 体征：睑缘充血、潮红，睫毛和睑缘表面附着上皮鳞屑，睑缘表面有点状皮脂溢出，皮脂集于睫毛根部，形成黄色蜡样分泌物，干燥后结痂。去除鳞屑和痂皮后,暴露出充血的睑缘,但无溃疡或脓点。睫毛容易脱落,但可再生。如长期不愈,可使睑缘肥厚,后唇钝圆,使睑缘不能与眼球紧密接触,泪点肿胀外翻而导致溢泪。

【诊断及鉴别诊断】

1. 诊断:根据典型的临床表现及睑缘无溃疡的特点,可以诊断。

2. 鉴别诊断:

(1) 溃疡性睑缘炎,其破坏及后果比较严重,症状比鳞屑性睑缘炎为重,除痒、流泪外,还有刺痛。睑缘附着黄色痂皮,睫毛呈束状,去痂皮后则见出血的溃疡或小脓疱。由于睫毛毛囊的破坏和溃疡愈合后的瘢痕收缩,睫毛脱落后不再复生,甚至形成秃睫。长期患者也同样可以引起睑缘变形、流泪,甚至睑外翻等并发症。本病多见于体质较差的儿童。

(2) 眦部睑缘炎,主要是 Morax - Axenfeld 双杆菌感染。多为双侧性,常发生在外眦部,且并发眦部结膜炎。主要症状为刺痒,该部睑缘及邻近皮肤红肿,重症时有糜烂,并有黄灰色黏液脓性分泌物聚集于眦部。

(3) 干燥性睑缘炎,是一种程度较轻的睑缘炎,睑缘表面单纯充血,常伴有睑部结膜炎症;特别在色素缺少的患者(如白化病)中,由于睑缘的显著充血,在睑裂周围形成典型的红色圈。屈光不正、劳累的近距离工作、被化学性尘污染的空气、高热以及用手揉擦眼睛的不良习惯等，都可促使睑缘充血加剧。若病程持久，便发展成鳞屑性睑缘炎。

（4）酒渣性睑缘炎，并发于酒渣鼻患者，由于其症状表现较轻，因此酒渣性睑缘炎不如酒渣性角膜炎受注意。事实上它常是酒渣性角膜炎的前驱表现。

【治疗】

1. 去除诱因和避免刺激因素，如有屈光不正，应予以矫正，如有全身性慢性病应同时进行治疗。此外应注意营养和体育锻炼，增强身体抵抗力，保持大便通畅，减少烟酒刺激。

2. 用生理盐水或3%硼酸溶液清洁睑缘，拭去鳞屑后涂抗生素眼药膏，每日2~3次。痊愈后可每日1次，至少持续2周，以防复发。

3. 用中药煎汤直接熏洗患眼，能使患眼的血管扩张，促进循环，使新陈代谢加快，从而改善局部组织营养和全身功能，并能疏通经络，调和气血，充分发挥其清热解毒、疏风散结的功能。治疗可用黄连、赤芍、防风、菊花、桑叶、黄芩、栀子等水煎汤，过滤去渣熏洗患眼，每日2次，每次20 min，1周为1个疗程。

二、溃疡性睑缘炎

溃疡性睑缘炎（ulcerative blepharitis）是睫毛毛囊及其附属腺体的慢性或亚急性化脓性炎症。

【西医病因】

大多为金黄色葡萄球菌感染引起，也可由鳞屑性睑缘炎感染后转变为溃疡性睑缘炎。屈光不正、视疲劳、营养不良和不良卫生习惯也可能是其诱因。

【临床表现】

1. 症状：多见于营养不良、贫血或全身慢性病的儿童。与鳞屑性睑缘炎一样，患者也有眼痒、刺痛和烧灼感等，但更为严重。

2. 体征：睑缘有更多的皮脂，睫毛根部散布小脓疱，有痂皮覆盖，睫毛常被干痂黏结成束。去除痂皮后露出睫毛根端和浅小溃疡。睫毛毛囊因感染而被破坏，睫毛容易随痂皮脱落，且不能再生，形成秃睫。溃疡愈合后，瘢痕组织收缩，使睫毛生长方向改变，形成睫毛乱生，如倒向角膜，可引起角膜损伤。如患病较久，可引起慢性结膜炎和睑缘肥厚变形，睑缘外翻，泪小点肿胀或阻塞，导致溢泪。

【诊断及鉴别诊断】

1. 诊断：

（1）眼睑奇痒，疼痛，睑缘皮脂分泌增多，干后结痂，睫毛与黄痂黏合成束，当痂皮除去后，露出睫毛根端溃疡而出血。

（2）睫毛脱落而造成秃睫，或再生形成倒睫与睫毛乱生，经久不愈，睑缘肥厚，并发睑外翻及泪小管闭塞。

（3）分泌物培养有葡萄球菌生长。

2. 鉴别诊断：

（1）鳞屑性睑缘炎：为睑缘皮脂溢出引起的慢性炎症。睑缘充血，睫毛和睑缘表面附着鳞屑，睑缘表面有黄色蜡样分泌物，干燥后结痂，睑缘无溃疡或脓点。

（2）眦部睑缘炎：多为莫-阿双杆菌感染所致。多发生于外眦部，眼部痒、异物感和烧灼感，睑缘皮肤充血、肿胀，并有浸渍糜烂现象。

【治疗】

溃疡性睑缘炎比较顽固难治，最好进行细菌培养和药敏试验，选用敏感药物进行积极治疗。

1. 除去各种诱因，注意个人卫生。

2. 以0.9%生理盐水清洁睑缘，除去脓痂和已经松脱的睫毛，清除毛囊中的脓液，然后用涂以0.5%红霉素眼膏的棉签在睑缘按摩，每日4次，6d为1个疗程。

3. 炎症完全消退后，持续治疗至少2~3周，以防复发。

三、眦部睑缘炎

【西医病因】

多数因莫-阿（Morax-Axenfeld）双杆菌感染引起，也可能与维生素 B_2 缺乏有关。

【临床表现】

1. 症状：本病多为双侧，主要发生于外眦部，患者自觉眼痒、异物感和烧灼感。

2. 体征：外眦部睑缘及皮肤充血、肿胀，并有浸润、糜烂。邻近结膜常伴有慢性炎症，表现为充血、肥厚、有黏性分泌物。严重者内眦部也可受累。

【诊断及鉴别诊断】

1. 诊断：内外眦部奇痒、疼痛，眦部皮肤充血、皲裂、糜烂、黏液性分泌物等为诊断依据。分泌物培养有莫-阿双杆菌生长。

2. 鉴别诊断：鳞屑性睑缘炎为睑缘皮脂溢出引起的慢性炎症。睑缘充血，睫毛和睑缘表面附着鳞屑，睑缘表面有黄色蜡样分泌物，干燥后结痂，睑缘无溃疡或脓点。

【治疗】

1. 滴滴眼液：滴用 0.25%～0.5% 硫酸锌滴眼剂，每日 3～4 次。此药可抑制莫-阿双杆菌产生的酶。

2. 适当服用维生素 B_2 或复合维生素 B 可能有所帮助。

3. 如有慢性结膜炎，应同时进行治疗。

【辨证论治】

1. 风热偏盛证。

证候：睑弦赤痒，灼热疼痛，睫毛根部有糠皮样鳞屑；舌红苔薄，脉浮数。

治法：祛风止痒，清热凉血。

方药：银翘散加味。

2. 湿热偏盛证。

证候：患眼痒痛并作，睑弦红赤溃烂，出脓出血，秽浊结痂，眵泪胶黏，睫毛稀疏，或倒睫，或秃睫；舌质红，苔黄腻，脉濡数。

治法：清热除湿，祛风止痒。

方药：除湿汤加味。

3. 心火上炎证。

证候：眦部睑弦红赤，灼热刺痒，甚或睑弦赤烂、出脓出血；舌尖红，苔薄，脉数。

治法：清心泻火。

方药：导赤散合黄连解毒汤加味。

【中医特色治疗】

1. 中药熏洗前清洗患处，拭去鳞屑、脓痂、已松脱的睫毛，清除毛囊中的脓液，充分暴露病损处，才能使药达病所。

（1）可用内服药渣煎液，或选用千里光、白鲜皮、苦参、野菊花、蒲公英、蛇床子等药煎水熏洗，每日2~3次。

（2）用0.9%氯化钠注射液或3%硼酸溶液清洗睑缘，每日2~3次。

（3）二圣散煎水外洗。

2. 可选用0.5%熊胆滴眼液、0.5%硫酸锌滴眼液或抗生素滴眼液（如0.5%新霉素滴眼液、10%磺胺醋酰钠滴眼液）滴眼。

3. 涂眼药膏：涂抗生素眼药膏，如红霉素眼药膏等。

【预防调摄和预后转归】

1. 保持眼部卫生，避免风沙烟尘刺激。

2. 少食辛辣刺激之品，禁烟酒，多食蔬菜水果类食物，保持大便通畅。忌揉搓患眼。

3. 凡屈光不正、视疲劳者应及时矫治，注意劳逸结合。

第四节　睑皮炎

本病属中医风赤疮痍，是指胞睑皮肤红赤如朱，灼热疼痛，起水疱或脓疱，甚至溃烂的眼病。该病名源于《秘传眼科龙木论·风赤疮痍外障》，书中对其典型症状做了描述，有"疮生面睑似朱砂"；而《世医得效方·眼科》对本病除有相同的认识外，还认为"若经久不治，则生翳膜"。可见本病病变不仅发生在胞睑皮肤，还可侵犯黑睛而出现黑睛生翳。本病多发于春秋季节，以成年患者居多。常见的有单纯疱疹病毒性睑皮炎、带状疱疹病毒性睑皮炎和接触性睑皮炎等。

【中医病因病机】

《世医得效方·眼科》认为，本病"因风热生于脾脏"；《眼科纂要·眼皮腐烂》记载为"湿热停滞脾胃所致"。结合临床归纳如下：

1. 脾经蕴热，外感风邪，风热之邪循经上犯胞睑。

2. 外感风热邪毒引动内火，风火之邪上攻胞睑，以致胞睑皮肤溃烂。

3. 脾胃湿热中阻，土盛侮木，脾病及肝，肝脾同病，复感风邪，风湿热邪循经上犯于目。

一、单纯疱疹病毒性睑皮炎

【西医病因及发病机制】

由单纯疱疹病毒Ⅰ型感染所致的急性眼周皮肤疾病，常复发。病毒通常存在于人体内，当感冒、高热或身体抵抗力低下时趋于活跃。因发热性疾病常可致病，所以又称热性疱疹性睑皮炎。大多数眼睑单纯疱疹病毒性睑皮炎为复发型，在上述诱因的诱导下，常在同一部位多次复发。

【临床表现】

1. 症状：患处有刺痛、烧灼感。

2. 体征：病变可发生于上、下睑，以下睑多见，与三叉神经眶下支分布范围相符。初发时睑部皮肤出现丘疹，常成簇状出现，很快形成半透明水疱，周围有红晕，眼睑水肿，水疱易破，渗出黄色黏稠液体。约1周后充血减退，肿胀减轻，水疱干涸，结痂脱落后不留瘢痕，但可有轻度色素沉着，可以复发。如发生于睑缘处，有可能蔓延至角膜。在唇部和鼻前庭部，可出现同样的损害。

【诊断】

根据病史和典型的眼睑水肿、水疱等表现可以诊断。

【治疗】

1. 眼部保持清洁,防止继发感染,不能揉眼。

2. 结膜囊内滴0.1%阿昔洛韦滴眼剂,防止蔓延至角膜。

3. 皮损处涂敷3%阿昔洛韦眼膏或5%碘苷眼膏。

二、带状疱疹病毒性睑皮炎

【病因】

由水痘-带状疱疹病毒感染三叉神经半月神经节或三叉神经第一支所致。

【临床表现】

1. 症状:发病前常有轻重不等的前驱症状,如全身不适、发热等。继而在病变区出现剧烈神经痛。数日后,眼睑皮肤瘙痒、灼热、肿痛及发起水疱。

2. 体征:患侧眼睑、前额皮肤和头皮潮红、肿胀,出现成簇透明小疱,疱疹的分布不越过睑和鼻的中心界限。小疱的基底有红晕,疱群之间的皮肤正常,数日后疱疹内液体混浊化脓,形成深溃疡,此时可出现耳前淋巴结肿大、压痛,或有发热及全身不适等症状,约2周后结痂脱落。因皮损深达真皮层,脱痂后留下永久性皮肤瘢痕,炎症消退后,皮肤感觉数月后才能恢复。可同时发生同侧眼带状疱疹性角膜炎或虹膜炎,当鼻睫神经受累，鼻翼出现疱疹时，这种可能性更大。

【诊断】

根据病史和患侧眼睑、前额皮肤及头皮潮红、肿胀，出现成簇透明小疱等眼部表现可给予诊断。必要时可做皮肤活组织病理检查。

【辨证论治】

1. 脾经风热证。

证候：胞睑皮肤红赤、痒痛、灼热，起水疱；或伴发热恶寒；舌苔薄黄，脉浮数。

治法：除风清脾。

方药：除风清脾饮加减。

2. 风火上攻证。

证候：胞睑红赤如朱，焮热疼痛难忍，水疱簇生，甚而溃烂；或伴发热寒战；舌质红，苔黄燥，脉数有力。

治法：清热解毒，疏风散邪。

方药：普济消毒饮加减。

3. 风湿热毒证。

证候：胞睑红赤疼痛，水疱、脓疱簇生，极痒，甚或破溃流水，糜烂；或伴胸闷纳呆、口中黏腻、饮不解渴等症；舌质红，苔腻，脉滑数。

治法：祛风除湿，泻火解毒。

方药：除湿汤加味。

4. 肝脾毒热证。

证候：胞睑红赤痒痛，水疱、脓疱簇生，患

眼磣涩疼痛，畏光流泪，抱轮红赤或白睛混赤，黑睛星翳或黑睛生翳溃烂；伴见头痛、发热、口苦；舌红苔黄，脉弦数。

治法：清热解毒，散邪退翳。

方药：龙胆泻肝汤加味。

【中医特色治疗】

1. 滴滴眼液：滴 0.1% 阿昔洛韦滴眼液，每日 4~6 次，以预防或治疗黑睛生翳。

2. 涂眼药膏：患部可涂 3% 阿昔洛韦眼膏，或睡前涂于眼内。

3. 药物敷：取六神丸和云南白药等份，调成糊状涂于患处；或用青黛膏外涂。若有溃烂者，可用 0.5% 新霉素溶液或抗病毒类滴眼液湿敷，每日 3~4 次。

4. 外洗：可用地肤子、苦参、蛇床子、蒲公英煎水滤去药渣，取液待凉外洗，每日 2~3 次。

【西医治疗】

1. 应适当休息，提高身体抵抗力。必要时给予镇痛剂和镇静剂。

2. 疱疹未破时，局部无须用药。疱疹破溃无继发感染时，患处可涂敷 3% 阿昔洛韦眼膏或 0.5% 碘苷眼膏；如有继发感染，可加用抗生素滴眼剂湿敷，每日 2~3 次。结膜囊内滴用 0.1% 阿昔洛韦滴眼剂，防止角膜受累。

3. 对重症患者务必全身应用抗生素类、抗病毒类、抗过敏类及糖皮质激素等药物治疗。

三、接触性睑皮炎

接触性睑皮炎（contact dermatitis of lids）是眼睑皮肤对某种致敏原的过敏反应，也可以是头面部皮肤过敏反应的一部分。

【西医病因】

以药物性皮炎最为典型。常见的致敏原为眼局部应用的抗生素、局部麻醉剂、阿托品、毛果芸香碱、碘、汞等制剂。与眼睑接触的许多化学物质，如化妆品、染发剂、医用胶布、接触镜护理液和眼镜架等，也可能为致敏原。全身接触某些致敏物质或某种食物也可发生。有时接触致敏原一段时间后才发病，如长期滴用阿托品或毛果芸香碱滴眼剂的患者。

【临床表现】

1. 症状：患者自觉眼痒和烧灼感。
2. 体征：急性者眼睑突发红肿，皮肤出现丘疹、水泡或脓疱，伴有微黄黏稠渗液，不久糜烂结痂、脱屑，有时睑结膜肥厚、充血。亚急性者，症状发生较慢，但常迁延不愈；慢性者，可由急性或亚急性湿疹转变而来，眼睑皮肤肥厚、粗糙，表面有鳞屑脱落，呈苔藓状。

【诊断】

根据接触致敏原的病史和眼睑皮肤湿疹的临床表现可以诊断。但若要区别是过敏性还是刺激性皮炎，唯一准确的方法是进行斑贴试验。

【治疗】

1. 立即停止接触致敏原。如果患者同时应用多种药物，难于确认何种药物引起过敏时，可暂停所有药物。

2. 急性期应用生理盐水或3%硼酸溶液进行湿敷，结膜囊内滴用糖皮质激素滴眼剂。眼睑皮肤渗液停止后，可涂敷糖皮质激素眼膏，但不宜包扎。

3. 全身应用抗组胺类药物，反应严重时可口服泼尼松。

【预防与调护】

1. 平素注意增强体质，精神舒畅，避免过劳及感冒。

2. 饮食宜清淡，忌食辛辣肥甘厚味。

3. 尽量保持患处皮肤清洁干燥，切忌搔抓揉搓，以免变生他症。

第五节 眼睑位置、功能和先天异常

正常眼睑位置应是：

1. 眼睑与眼球表面紧密相贴，中间有一潜在毛细间隙。

2. 上、下睑睫毛应充分伸展指向前方、排列整齐、不与角膜相接触，能阻挡灰尘、汗水等侵入眼内。

3. 上、下睑能紧密闭合。

4. 上睑能上举至瞳孔上缘。

5. 上、下泪点贴靠在泪阜基部，使泪液顺利进入泪道。获得性或先天性眼睑位置异常可引起眼睑功能异常，造成眼球的伤害。

一、倒睫与乱睫

倒睫（trichiasis）是指睫毛向后生长，乱睫（aberrant lashes）是指睫毛不规则生长，两者都可致睫毛触及眼球。

【中医病因病机】

《证治准绳·七窍门上》云："倒睫拳毛，眼睫毛倒卷入眼中央是也。"其病因各家均有立论，多为风热寒湿之邪侵袭，肺脾肝经脏腑失调，致其胞睑之皮渐长，眼渐紧，内急外弛，弦紧皮松，睫渐拳倒，倒入刺睛，沙涩难开，频频以手摩之，毛愈刺入，遂扫成云翳。

【西医病因】

1. 睑结膜、睑板及睫毛毛囊周围组织因沙眼、睑缘炎、睑腺炎、机械性损伤、化学性损伤，一些眼表抗生素和抗青光眼药物的应用，Stevens–Johnson综合征等造成损伤，形成瘢痕牵引，牵引睫毛发生倒睫，睫毛乱生。

2. 先天性畸形：双行睫常常是先天性原因。

3. 任何原因引起的睑内翻均引起倒睫。

【临床表现】

1. 症状：患者常有眼痛、畏光、流泪、异物感、眨眼、侧视、视物不清等症。

2. 体征：倒睫多少不一，有时仅 1~2 根，有时一部分或全部睫毛向后摩擦角膜。由于睫毛长期摩擦眼球，导致结膜充血，角膜浅层混浊、血管新生，角膜上皮角化，角膜溃疡。

【诊断】

肉眼下检查即可发现倒睫或乱睫。检查下睑时，应嘱患者向下视，方能发现睫毛是否触及角膜。

【鉴别诊断】

1. 睑内翻：为眼睑睑缘，包括睫毛向内翻转，伴有倒睫者症状相似。

2. 内眦赘皮：为先天发育异常，下睑皮肤皱褶，压迫赘皮内眦部睫毛向内而接触眼球。

3. 双行睫：睫先天发育异常或慢性炎症所致，睑板腺开口处出现第 2 排睫毛。

【中医特色治疗】

1. 外涂膏药如紧皮膏、五灰膏、起睫膏、金石斛膏等对倒睫有很大的帮助。

2. 三棱针点刺法。

【西医治疗】

1. 如仅有 1~2 根倒睫，可用拔睫镊拔除，重新生长时可予再拔。

2. 较彻底的方法是可在显微镜下切开倒睫部位除去毛囊，或行电解法破坏倒睫的毛囊。

3. 如倒睫较多，应手术矫正，方法与睑内翻矫正术相同。

【预防调摄和预后转归】

1. 如果拖延不予治疗，倒睫长期对角膜的摩擦和刺激会导致严重后果，比如发生角膜溃疡、形成角膜新生血管、角膜结膜化等，可能导致视力下降，严重者甚至导致失明。

2. 通过积极治疗，倒睫的一般症状会明显改善，恢复良好。

二、睑内翻

睑内翻（entropion）是指眼睑，特别是睑缘向眼球方向卷曲的位置异常。当睑内翻达到一定程度时，睫毛也倒向眼球，因此睑内翻和倒睫常同时存在。

【分类与病因】

睑内翻可分为3类：

1. 先天性睑内翻（congenital entropion）：多见于婴幼儿，女性多于男性，大多由于内眦赘皮、睑缘部轮匝肌过度发育或睑板发育不全引起。如果婴幼儿较胖，鼻梁发育欠饱满，也可引起下睑内翻。

2. 退行性睑内翻（degenerative entropion）：多发生于下睑，常见于老年人，又称老年性睑内翻。由于下睑缩肌无力，眶隔和下睑皮肤松弛失去牵制眼轮匝肌的收缩作用，以及老年人眶脂肪减少，眼睑后面缺少足够的支撑所致。

3. 瘢痕性睑内翻（cicatricial entropion）：上

下睑均可发生。由睑结膜及睑板瘢痕性收缩所致,沙眼引起者常见。此外,结膜烧伤、结膜天疱疮等病之后也可发生。

【临床表现】

1. 症状:患者有畏光、流泪、异物感、刺痛、眼睑痉挛、摩擦感等症状。

2. 体征:先天性睑内翻常为双侧,痉挛性和瘢痕性睑内翻可为单侧。检查可见睑板,尤其是睑缘部向眼球方向卷曲、摩擦角膜,角膜上皮可脱落,荧光素染色呈弥漫性。如继发感染,可发展为角膜溃疡。如长期不愈,则角膜有新生血管,并失去透明性,引起视力下降。

【诊断及鉴别诊断】

1. 诊断:根据患者年龄,有无沙眼、外伤、手术史等,以及临床表现,容易做出诊断。

2. 鉴别诊断:

(1) 双行睫:由睑板腺开口处长出异常的第二排睫毛,多为先天性发育异常,偶为慢性炎症所致,但患者睑缘位置正常。

(2) 先天性下睑赘皮:睑缘位置正常,下视时睫毛触及角膜,展平赘皮时睫毛位置正常。

【治疗】

1. 先天性睑内翻随年龄增长、鼻梁发育,可自行消失,因此不必急于手术治疗。如果患儿已5~6岁,睫毛仍然内翻,严重刺激角膜,可考虑手术治疗,行穹隆部-眼睑皮肤穿线术,利用缝线牵拉的力量,将睑缘向外牵拉以矫正内翻。

2. 老年性睑内翻可行肉毒杆菌毒素局部注射,如无效可手术切除多余的松弛皮肤和部分眼轮匝肌纤维。对急性痉挛性睑内翻应积极控制炎症。

3. 瘢痕性睑内翻必须手术治疗,可采用睑板楔形切除术或睑板切断术。

三、睑外翻

睑外翻(ectropion)是指睑缘向外翻转离开眼球,睑结膜常不同程度地暴露在外,常合并睑裂闭合不全。

【分类与病因】

睑外翻可分为3类:

瘢痕性睑外翻(cicatricial ectropion):由眼睑皮肤面瘢痕性收缩所致。眼睑皮肤瘢痕可由创伤、烧伤、化学伤、眼睑溃疡、睑部手术等引起。

老年性睑外翻(senile ectropion):仅限于下睑。由于老年人眼轮匝肌功能减弱,眼睑皮肤及外眦韧带也较松弛,使睑缘不能紧贴眼球,并因下睑重量使之下坠引起外翻。

麻痹性睑外翻(paralytic ectropion):也仅限于下睑。由于面神经麻痹,眼轮匝肌收缩功能丧失,又因下睑重量使之下坠而发生。

【临床表现】

1. 轻度:仅有睑缘离开眼球,但由于破坏了眼睑与眼球之间的毛细管作用而导致溢泪。

2. 重度：睑缘外翻，部分或全部睑结膜暴露在外，使睑结膜失去泪液的湿润。最初局部充血、分泌物增加，久之干燥、粗糙，高度肥厚，呈现角化。下睑外翻可使泪点离开泪湖，引起溢泪。更严重时，睑外翻常有眼睑闭合不全，使角膜失去保护，角膜上皮干燥、脱落，易引起暴露性角膜炎或角膜溃疡。

【诊断】

根据患者年龄，有无创伤、化学伤、眼睑溃疡、睑部手术等，以及临床表现，容易做出诊断。

【治疗】

1. 瘢痕性睑外翻须手术治疗。游离植皮术是最常用的方法，原则是增加眼睑前层的垂直长度，消除眼睑垂直方向的牵引力。

2. 老年性睑外翻也可行整形手术，做"Z"形皮瓣矫正，或行"V-Y"成形术。

3. 麻痹性睑外翻关键在于治疗面瘫，可使用眼膏、牵拉眼睑以保护角膜和结膜，或做暂时性睑缘缝合术。

四、眼睑闭合不全

眼睑闭合不全，指上、下眼睑不能完全闭合，导致部分眼球暴露的情况。

【病因】

1. 最常见原因为面神经麻痹后，眼睑轮匝肌麻痹，使下睑松弛下垂。

2. 瘢痕性睑外翻。

3. 眼眶容积与眼球大小的比例失调，如甲状腺相关性眼病、先天性青光眼、角巩膜葡萄肿和眼眶肿瘤引起的眼球突出。

4. 全身麻醉或重度昏迷时可发生暂时性功能性眼睑闭合不全。少数正常人睡眠时，睑裂也有一缝隙，但角膜不会暴露，称为生理性眼睑闭合不全。

【临床表现】

1. 轻度：因闭眼时眼球反射性上转（Bell现象），只有下方球结膜暴露，引起结膜充血、干燥、肥厚和过度角化。

2. 重度：因角膜暴露，表面无泪液湿润而干燥，导致暴露性角膜炎，甚至角膜溃疡，而且大多数患者的眼睑不能紧贴眼球，泪点也不能与泪湖密切接触，引起溢泪。

【诊断】

根据眼部临床表现，可以明确确诊。自然闭眼时眼睑不能闭合或闭合不全。球结膜或角膜暴露，有结膜干燥、溢泪，重者有暴露性角膜炎、角膜荧光素染色检查阳性。

【治疗】

1. 首先应针对病因进行治疗，针刺疗法可能对部分面神经麻痹患者有效。瘢痕性睑外翻者应手术矫正。甲状腺相关眼病眼球突出时,可考虑对眼眶组织行紧急放射治疗,减轻组织水肿,制止眼球突出;否则可考虑眶减压术。

2. 在病因未去除前,应及早采取有效措施保护角膜。对轻度患者结膜囊内可涂抗生素眼膏,然后牵引上下睑使之互相靠拢,再用眼垫遮盖。可用"湿房"保护角膜,方法是用透明塑料片或胶片做成锥形空罩,覆盖于眼上,周围以黏膏固定、密封,利用泪液蒸发保持眼球表面湿润。

五、上睑下垂

上睑下垂(ptosis)指上睑的提上睑肌和 Muller 平滑肌功能不全或丧失,导致上睑部分或全部下垂,即在向前方注视时,上睑缘遮盖上部角膜超过 2mm。上睑下垂眼向前注视时,上睑缘的位置异常降低,轻者并不遮盖瞳孔,但影响外观,重者部分或全部遮盖瞳孔,影响视功能。本病属中医上胞下垂,是指上胞乏力不能升举,以致睑裂变窄,掩盖部分或全部瞳神的眼病。又称睢目、侵风、眼睑垂缓、胞垂,严重者称睑废。以睢目为病名首载于《诸病源候论·目病诸候》,书中对其症状做了形象的描述,即"其皮缓纵,垂覆于目,则不能开,世呼为睢目,亦名侵风";而《目经大成·睑废》中以"手攀上睑向明开"说明上胞下垂的严重症状。本病可单眼或双眼发病,有先天与后天之分。

【中医病因病机】

《诸病源候论·目病诸候》指出,本病因"血气虚,则肤腠开而受风,客于睑肤之间"所致。结合临床,归纳如下:

1. 先天禀赋不足,命门火衰,脾阳不足,睑肌发育不全,胞睑乏力而不能升举。

2. 脾虚中气不足,清阳不升,睑肌失养,上胞无力提举。

3. 脾虚聚湿生痰,风邪客睑,风痰阻络,胞睑筋脉迟缓不用而下垂。

【西医病因】

可为先天性或获得性。①先天性:主要由于动眼神经核或提上睑肌发育不良,可有遗传性,为常染色体显性或隐性遗传。②获得性:因动眼神经麻痹、提上睑肌损伤、交感神经疾病、重症肌无力及机械性开睑运动障碍,如上睑的炎性肿胀或新生物。

【临床表现】

1. 先天性:常为双侧,但两侧不一定对称,有时为单侧,常伴有眼球上转运动障碍。双眼上睑下垂较明显的患者眼睑皮肤平滑、薄且无皱纹。如瞳孔被眼睑遮盖,患者为克服视力障碍,额肌紧缩,形成较深的横行皮肤皱纹,牵拉眉毛向上呈弓形凸起,以此提高上睑缘位置,或患者仰头视物。

2. 获得性:多有相关病史或伴有其他症状,

如动眼神经麻痹可能伴有其他眼外肌麻痹；提上睑肌损伤有外伤史；交感神经损害有 Horner 综合征；重症肌无力所致上睑下垂具有晨轻夜重的特点，注射新斯的明后明显减轻。

【诊断及鉴别诊断】

1. 诊断：根据先天性和后天性上睑下垂的具体病史及在向前方注视时，上睑缘遮盖上部角膜超过 2mm 等表现可做出诊断。

2. 鉴别诊断：要和重症肌无力或交感神经性下垂者相鉴别。

【辨证论治】

1. 脾虚气弱证。

证候：上胞提举乏力，掩及瞳神，晨起或休息后减轻，午后或劳累后加重；严重者眼珠转动不灵，视一为二；常伴有神疲乏力、食欲不振，甚至吞咽困难等；舌淡苔薄，脉弱。

治法：补中健脾，升阳益气。

方药：补中益气汤加减。

2. 风痰阻络证。

证候：上胞垂下骤然发生，眼珠转动不灵，目偏视，视一为二；头晕，恶心，泛吐痰涎；舌苔厚腻，脉弦滑。

治法：祛风化痰，疏经通络。

方药：正容汤加减。

【中医特色治疗】

1. 针灸治疗。

(1) 攒竹透睛明，鱼腰透丝竹空，太阳透瞳子髎，根据全身辨证配以足三里、三阴交、合谷等。

(2) 取眶上神经（负极）与面神经刺激点（正极），电刺激疗法，20min。面神经刺激点：耳上迹与眼外角连线的中点。命门火衰者加关元、肝俞、三阴交、神阙（灸），脾虚气弱者加足三里、脾俞、胃俞、气海，风痰阻络者加丰隆、太冲、申脉。根据虚实施以补泻。每日1~2次，10d为1个疗程。

2. 其他。先天性上睑下垂者表现为自幼双眼上胞垂下，无力抬举，明显睑裂变窄，可服右归饮加减以温肾健脾。

【西医治疗】

1. 先天性：以手术治疗为主。如果遮盖瞳孔，为避免弱视应尽早手术，尤其是单眼患儿。

2. 获得性：因神经系统疾病或其他眼部或全身性疾病所致的上睑下垂，应先进行病因治疗或药物治疗，如大量维生素B类药物、能量合剂、活血化瘀中药和理疗等。系统治疗半年以上无效再考虑手术。

3. 联合筋膜鞘悬吊术：一种有动力的悬吊技术，可作为中、重度上睑下垂的首选治疗方法。

【预防与调护】

1. 避免过劳，注意休息。

2. 注意饮食调养。

六、眼睑痉挛

眼睑痉挛指非继发性的单侧或双侧眼轮匝肌不随意的非节律性的强直性收缩的疾患,临床主要表现为眼轮匝肌不自主频繁地跳动,甚者引起面部肌肉及口角发生抽动,严重影响患者的生活质量。本病好发于成年女性,在我国其发病率呈上升的趋势。根据其出现的症状、体征,中医学将其归属于"胞轮振跳""脾轮振跳""目瞤"等范畴。《眼科菁华录·胞睑门》称为"胞轮振跳",《证治准绳》称为"脾轮振跳"。《证治准绳·杂病》曰:"谓目脾不待人之开合而自牵拽振跳也,乃气伤之病,属肝脾二经络牵振之患。人皆呼为风,殊不知血虚而气不顺,非纯风也。若有湿烂及头风病者,方是风邪之故。久而不治,为牵吊败坏之病。"

【中医病因病机】

中医认为本病多因肝脾血虚,日久生风,风性动摇,牵扯胞睑而致或久病过劳,劳伤心脾,心脾两虚,气血不足,筋肉失养而致。《目经大成·目》曰:"此症谓目睑不待人之开合,而自牵拽振跳也。盖足太阴厥阴营卫不调,不调则郁,久郁生风,久风变热而致。"《审视瑶函·脾轮振跳》指出:"此症谓目脾不待人之开合,而自牵拽振跳出。"乃气分之病,属肝脾二经络之患。人皆呼为风,而不知血虚而气不知顺,非纯风也。

【西医病因】

常因视疲劳、情绪紧张和慢性炎症刺激等导致。胞轮振跳属于眼睑神经疾病,多发生于中老年女性,部分患者系硬化血管袢对神经干的交叉压迫引起。

【临床表现】

1. 症状:上睑或下睑跳动,时疏时频,不能自控。一般过劳、久视、睡眠不足时,则跳动更加频繁,休息之后症状可以减轻或消失。严重者可连同半侧面部肌肉及眉毛、口角抽搐跳动。

2. 体征:胞睑跳动,或可见眉际、面颊、口角动,不能自制。

【诊断及鉴别诊断】

1. 诊断:主要依据患者的临床表现。双侧眼睑不自主闭合伴有对称性口面部肌肉的不规律收缩。情绪激动或强光下患者症状加重,平静时症状减轻,睡眠后症状消失为较特征性的表现。MRI 及 CT 扫描无特征性的改变。

2. 鉴别诊断:要与眼睑震颤相鉴别。眼睑震颤主要由眼轮匝肌和眼睑提肌构成,眼睑跳在医学上叫"眼睑震颤"。眼睑在视神经、面神经等的支持下,完成眨眼、闭眼功能,起到保护眼球、清洁和润滑结膜的作用。眼睑跳并非皮肤在跳,而是眼轮匝肌、眼睑提肌在神经的支配下,进行收缩而牵连表面皮肤随之而动。

【辨证论治】

1. 血虚生风证。

证候：胞睑振跳不休，或与眉、额、面、口角相引，不能自控；头晕目眩，面色少华；舌质淡红，苔薄白，脉弦细。

治法：养血息风。

方药：当归活血饮加减。

2. 心脾两虚证。

证候：胞睑振跳，时疏时频，劳累或失眠加重；或兼见心烦失眠，怔忡健忘，食少体倦；舌淡，苔薄白，脉细弱。

治法：补益心脾。

方药：归脾汤加减。

【中医特色治疗】

1. 针灸治疗。①攒竹、承泣、四白、丝竹空、地仓、颊车、风池、昆仑、三阴交、足三里，可用雷火灸。②梅花针点刺患侧眼睑及眶部。

2. 穴位按摩。①可按摩鱼腰、攒竹、太阳、丝竹空等穴。②捏脊，从下向上，补法。

3. 耳穴贴压法。用王不留行籽进行耳穴贴压联合按压四白和风池穴治疗胞轮振跳，早期可有效控制眼睑颤动。

4. 雷火灸。取睛明、攒竹、鱼腰、太阳、瞳子髎、承泣、四白、风池、合谷等穴，使用雷火灸，从眼眶近穴，再到全身的远穴，循环进行，再雀啄灸。

5. 中药离子导入。经电流直接导入药物离子（芍药甘草汤、丹参离子等），可有效增加眼部药物浓度，更易于吸收。

【西医治疗】

1. 治疗引起眼部刺激的任何眼部疾患，如干眼症、睑缘炎等。滴用抗生素眼药水、人工泪液等。

2. 如眼睑痉挛严重，首选眼轮匝肌注射肉毒杆菌毒素 A（疗效通常持续 3~4 个月），分别于上下眼睑中内 1/3 和中外 1/3 处，外眦侧皮下共注射 4~5 个位点，剂量 5~25U/睑，5~75U/眼。

3. 若注射肉毒杆菌毒素后症状仍然不能缓解，可手术切除上睑至眉弓间的眼轮匝肌。但此手术操作烦琐，手术效果不肯定。

【预防与调护】

1. 注意休息，避免过劳、久视或熬夜。
2. 素体阴虚或血虚者应及早调理。
3. 若属面神经痉挛则应积极治疗，否则可以发生㖞偏。

七、内眦赘皮

内眦赘皮（epicamhus）是遮盖内眦部垂直的半月状皮肤皱褶，是一种比较常见的先天异常，在所有种族 3~6 个月的幼儿中常见。在有些民族中，出生前即已消失，但在蒙古人中持续存在，黄种人中也多见。可能的病因是因颅骨及鼻骨发育不良，使过多的皮肤形成皱褶。本病为常染色体显性遗传，有的病例无遗传关系。

【临床表现】

常为双侧，皮肤皱褶起自上睑，呈新月状绕内眦部走行，至下睑消失。少数患者由下睑向上延伸，称为逆向性内眦赘皮。患者的鼻梁低平，捏起鼻梁皮肤则内眦赘皮可暂时消失。皮肤皱褶可遮蔽内眦部和泪阜，使部分鼻侧巩膜不能显露，常被误认为共同性内斜视，须用交替遮眼法仔细鉴别。

本病常合并上睑下垂、睑裂缩小、内斜视、眼球向上运动障碍及先天性睑缘内翻。少数病例泪阜发育不全。

【诊断】

1. 诊断：本病常合并上睑下垂、睑裂缩小、内斜视、眼球向上运动障碍及先天性睑缘内翻，根据上述临床表现可做诊断。

2. 鉴别诊断：单纯的内眦赘皮需要和复杂的内眦赘皮相鉴别。出现内眦赘皮时要注意是否还有其他合并症状，比如上睑下垂、倒睫、眉毛畸形，以确定是否有其他综合征存在。

【治疗】

一般不需治疗，待鼻梁充分发育后，此皱襞大多消失。如为美容，可行整形术。如合并其他先天异常，应酌情行手术矫正术。

八、先天性睑裂狭小综合征

先天性睑裂狭小综合征（congenital blepharophimosis syndrome）的特征为睑裂较小，亦称先天性小睑裂。为常染色体显性遗传。可能为胚胎3个月前后，由于上颌突起发育抑制因子量的增加，与外鼻突起发育促进因子间平衡失调。本病还出现两眼内眦间距扩大、下泪点外方偏位。

【临床表现】

与正常相比，睑裂水平径及上下径明显变小，有的横径仅为13mm，上下径仅为1mm，同时还有上睑下垂、逆向内眦赘皮、内眦距离过远、下睑外翻、鼻梁低平、上眶缘发育不良等一系列眼睑和颜面发育异常，面容十分特殊。

【诊断】

先天性睑裂狭小综合征的特征为睑裂较小，为常染色体显性遗传。

【治疗】

可分期进行整形手术。

九、双行睫

双行睫（distichiasis）为正常睫毛根部后方相当于睑板腺开口处生长出另一排多余的睫毛，也称副睫毛。为先天性睫毛发育异常，可能为显性遗传。

【临床表现】

副睫毛少则 3~5 根，多则 20 余根，常见于双眼上、下睑，但也有只发生于双眼下睑或单眼者。一般副睫毛短小细软，且色素少，但也有与正常睫毛相同者，排列规则、直立或向后倾斜。如果副睫毛细软，对角膜的刺激并不重；如果副睫毛较粗硬，常引起角膜刺激症状。裂隙灯检查可发现角膜下半部荧光素着染。

【诊断】

根据病史、眼部临床表现等可做出诊断，裂隙灯检查可发现角膜下半部荧光素着染。

【治疗】

1. 如副睫毛少而细软，触及角膜不多，刺激症状不重者，常可涂用眼膏或戴软角膜接触镜以保护角膜。

2. 如副睫毛多且硬，可电解其毛囊后拔除，或切开睑缘间部加以分离，暴露副睫毛毛囊后，在直视下逐一拔除，再将缘间部切口的前后唇对合复位。

十、先天性眼睑缺损

先天性眼睑缺损（congenital coloboma of the lid）为少见的先天异常。有的患者家族有近亲结婚史，也有母亲和女儿或兄弟两人同时患本病的报道。

【临床表现】

多为单眼，发生于上睑者较多见。缺损部位

以中央偏内侧者占绝大多数。缺损的形状多为三角形，基底位于睑缘，但也有呈梯形或横椭圆形者。如缺损较大，可使角膜失去保护而发生干燥或感染。

【诊断】

1. 部分患者有家族遗传史。

2. 有眼睑缺损、眉毛缺失、睑球粘连、角膜皮样肿、角膜浑浊等临床表现。

【治疗】

手术修补，以保护角膜或改善面容。

第六节 眼睑肿瘤

见第十七章第一节眼睑肿瘤。

第二章 泪器疾病

第一节 急性泪囊炎

泪囊炎,分为急性、慢性泪囊炎,急性多在慢性基础上发生。慢性泪囊炎相当于中医学的漏睛,急性泪囊炎相当于中医学的漏睛疮。多单侧发病。常见于中老年人,女性多于男性,单眼或双眼发病,也有新生儿患者。

【中医病因病机】

1. 心经蕴热,或素有漏睛,热毒内蕴,复感风邪,风热搏结所致。

2. 过嗜辛辣炙煿,心脾热毒壅盛,致气血凝滞,营卫不和,结聚成疮,热盛肉腐成脓而溃。

3. 气血不足,正不胜邪,邪气留恋,蕴伏之热邪上扰泪窍。

【西医病因及发病机制】

最常见的致病菌为金黄色葡萄球菌或溶血性链球菌。儿童患者多为流行性感冒嗜血杆菌感染。

【临床表现】

1. 症状:患眼充血、流泪,疼痛明显,炎症扩展到眼睑、鼻根和面颊部,引起眶蜂窝织炎时,可出现畏寒、发热等症状。

2. 体征：泪囊区局部皮肤红肿、坚硬、疼痛、压痛，数日后红肿局限、出现脓点，脓肿可穿破皮肤，排出脓液。有时可形成泪囊瘘管，泪液长期经瘘管溢出。检查：血常规检查可见白细胞总数及中性粒细胞比例增高，分泌物培养见病原微生物。对非典型或重症病例，可行眶部和鼻窦 CT 扫描（轴位或水平位）检查。

【诊断要点及鉴别诊断】

1. 诊断要点：有慢性泪囊炎病史，出现上述临床表现。

2. 鉴别诊断：

（1）累及内眦部的面部蜂窝织炎：挤压泪囊区无分泌物自泪小点溢出。

（2）急性筛窦炎：鼻骨表面疼痛、肿胀，发红区可蔓延至内眦部，前额部头痛，鼻塞，患者常有发热。

（3）急性额窦炎：炎症主要累及上睑，前额部有触痛。

【辨证论治】

1. 风热上攻证。

证候：患眼热泪频流，内眦部红肿疼痛，其下方隆起，可扪及肿核，疼痛拒按；头痛，或见恶寒发热；舌红苔薄黄，脉浮数。

治法：疏风清热，消肿散结。

方药：银翘散加减。

2. 热毒炽盛证。

证候：患处红肿焮热，核硬拒按，疼痛难忍，热泪频流，甚而红肿漫及颜面胞睑；耳前或颌下有肿核及压痛，可兼头痛身热，心烦口渴，大便燥结，小便赤涩；舌质红，苔黄燥，脉洪数。

治法：清热解毒，消瘀散结。

方药：黄连解毒汤合五味消毒饮加减。

3. 正虚邪留证。

证候：患处微红微肿，稍有压痛，时有反复，但不溃破；或溃后漏口难敛，脓液稀少不绝；可伴畏寒肢冷，面色苍白，神疲食少；舌淡苔薄，脉细弱。

治法：补气养血，托里排毒。

方药：托里消毒散加减。

【中医特色治疗】

1. 滴滴眼液：可用清热解毒类滴眼液，如0.5%熊胆滴眼液等；或用抗生素滴眼液，如0.4%环丙沙星滴眼液等。

2. 湿热敷：早期局部宜用湿热敷，每日2~3次。

3. 药物敷：未成脓者可用如意金黄散调和外敷，或用新鲜芙蓉叶、野菊花、马齿苋、紫花地丁等量，洗净捣烂外敷。

【西医治疗】

急性泪囊炎早期，局部和全身用抗生素，热敷等；若已有脓液形成，则需引流；如已形成脓肿，则需切开引流，待急性炎症完全消退以后，及早做鼻腔引流手术。急性期不能做此手术,因为会造成感染扩散。

1. 药物治疗。

(1) 成人:①无发热,全身状况好,轻症者以及合作的患者:头孢氨苄 500mg,每 6h 口服。或阿莫西林 500mg,每 8h 口服。②发热、急症者:入院并用头孢唑啉 1g 每 8h 静注。

(2) 儿童:①无发热,全身状况良好、轻症者以及家长能够合作者:给予阿莫西林 20~40mg/(kg·d),分 3 次。或头孢拉啶 20~40mg/(kg·d),分 3 次口服。②发热,急症,中、重症病例或家长不能合作者:应入院治疗,给予头孢拉啶 50~100mg/(kg·d),分 3 次静注。

局部治疗:滴用抗生素滴眼液,如多黏菌素,每日 4 次;妥布霉素滴眼液,每日 4 次;诺氟沙星滴眼液,每日 4 次。

2. 手术治疗:脓肿形成,应切开排脓,放置橡皮引流条,急性期缓解后,按慢性泪囊炎治疗。炎症期切忌泪道探通或泪道冲洗,以免导致感染扩散,引起眶蜂窝织炎。

【预防调摄和预后转归】

1. 忌食辛辣炙煿等刺激性食物,防止漏睛变生本病。

2. 本病位置在危险三角区,急性发作时不可挤压患处。切勿采用泪道冲洗及泪道探通术,以免脓毒扩散。

第二节 慢性泪囊炎

慢性泪囊炎患者的主要症状是长期流泪、内眦部常有黏液或脓液溢出,迁延不愈,由于脓液积聚,常有毒力强的细菌滋生,泪囊的细菌会乘虚而侵入眼球,导致结膜炎、角膜炎甚至角膜溃疡、穿孔、眼内炎等严重后果。慢性泪囊炎系中医学之漏睛,其临床表现早在《诸病源候论》的"目脓漏疾"中已有详细记载。因泪窍开口在眦角,故又称"大眦漏",亦有"漏睛脓出外障""窍漏证""脓漏""睛漏""眦漏"之称。

【中医病因病机】

1. 风热外侵,停留泪窍,积伏日久,溃而成脓。

2. 心有伏火,脾蕴湿热,流注经络,上攻泪窍,积聚成脓。

【西医病因及发病机制】

鼻泪管狭窄或阻塞后,泪液滞留于泪囊内,伴发细菌感染引起,常见致病菌为肺炎链球菌和白色念珠菌,一般不发生混合感染。本病与沙眼、泪道外伤、鼻炎、鼻中隔偏曲、下鼻甲肥大等因素有关。

【临床表现】

1. 症状:流泪。

2. 体征:结膜充血,下睑皮肤湿疹,手指挤压泪囊区,有黏液或黏液脓性分泌物自泪小点流出。检查：泪道冲洗时，冲洗液自上、下泪小点反流，同时有黏液脓性分泌物，有时可形成泪囊黏液囊肿。

【诊断及鉴别诊断】

1. 诊断依据：

（1）流泪，内眦部常有黏液或脓液积聚。

（2）压迫内眦部，可见黏液或脓液自泪窍溢出。

（3）冲洗泪道不通，并有黏液或脓液反流。

2. 鉴别诊断：本病应与泪道阻塞相鉴别。二者均有流泪。泪道阻塞按压内眦部或冲洗泪道时，无黏液或脓液流出。

【辨证论治】

心脾积热证。

证候：内眦部微红潮湿，可见脓液浸渍，拭之又生，脓多且稠；按压睛明穴下方时，有脓液从泪窍沁出；小便黄赤；或可见舌红，苔黄腻，脉濡数。

治法：清心利湿。

方药：竹叶泻经汤加减。

【中医特色治疗】

1. 滴滴眼液：可用清热解毒类滴眼液，如熊胆滴眼液、鱼腥草滴眼液等。

2. 泪道冲洗：可用 1% 双黄连溶液冲洗泪道，每日或隔日 1 次。

【西医治疗】

慢性泪囊炎是眼部的感染病灶。如果发生眼

外伤或施行内眼手术，极易引起化脓性感染，导致细菌性角膜溃疡或化脓性眼内炎。在内眼手术前，必须首先治疗泪囊感染。

1. 药物治疗：可用抗生素滴眼剂滴眼，如0.25%氯霉素滴眼液、0.4%环丙沙星滴眼液等。每日4~6次。也可在泪道冲洗后注入抗生素药液。药物治疗仅能暂时减轻症状。

2. 手术治疗：慢性泪囊炎可导致泪道阻塞，抗生素滴眼液等药物治疗仅能暂时减轻症状，泪囊仍有可能会反复发生感染。开通阻塞的泪道才是治疗慢性泪囊炎的关键。常用术式是泪囊鼻腔吻合术、鼻内窥镜下鼻腔泪囊造口术、泪道激光成形术或鼻泪管支架植入术。

【预防调摄和预后转归】

1. 及时治疗原发病，可减少和防止本病发生。
2. 嘱患者滴滴眼液前先将黏液或脓液压净，以便药达病所。
3. 勿食辛辣炙煿等刺激性食物，以免加重病情。

第三节 泪道阻塞或狭窄

泪道起始部（泪小点、泪小管、泪总管）管径窄细、位置表浅，并与结膜囊毗邻相通，容易受到炎症、外伤的影响而发生阻塞。鼻泪管下端是一个解剖学狭窄段，易受鼻腔病变的影响出现阻塞。泪道阻塞类似于中医学的流泪症，多发于冬、春季，可单眼或双眼患病，常见于病后体弱的女性、老年人。

【中医病因病机】

1. 肝血不足,泪窍不密,风邪外袭而致泪出。

2. 脾气亏虚,生化乏源,气血不足,不能收摄泪液而致泪出。

3. 泪为肝之液,肝肾同源,肝肾两虚,不能约束其液而流泪。

【西医病因及发病机制】

1. 泪小点外翻,泪小点不能接触泪湖。主要原因有老年性眼睑松弛或睑外翻。

2. 泪小点异常,包括泪小点狭窄、闭塞或缺如。

3. 泪小管至鼻泪管的阻塞或狭窄,包括先天性闭锁、炎症、肿瘤结石、外伤、异物、药物毒性等各种因素引起的泪道结构或功能不全,致泪液不能排出。

4. 邻近组织疾病的影响:鼻部疾病如下鼻甲肥大或鼻中隔偏曲均可导致鼻泪管下端机械性阻塞;鼻腔的炎症如急性、血管神经性、增殖性或化脓性等,感染既可直接扩散至泪道,也可刺激黏膜肿胀,引起鼻泪管下端阻塞。

【临床表现】

1. 症状:患眼无红肿痛,仅有流泪或迎风流泪更甚,冬、春季节寒风刺激时流泪加重。

2. 体征:继发感染时临床表现同泪囊炎,长期泪液浸渍,可引起慢性刺激性结膜炎、下睑和面颊部湿疹性皮炎。病人不断揩拭眼泪,长期作用可致下睑外翻,流泪症状加重。检查:泪道冲洗术。

【诊断及鉴别诊断】

1. 诊断要点:包括阻塞部位、性质、程度、原因、并发症等。

2. 鉴别诊断:本病应与其他引起溢泪症状的疾病相鉴别。

(1) 泪囊泵泪机能不全:是指泪囊正常的舒缩功能消失,泪液的生理引流作用发生障碍。表现为溢泪,但泪道冲洗通畅,即所谓典型的功能性泪道阻塞。

(2) 结膜松弛症:这类患者也以溢泪症状为主要表现,鉴别点除球结膜松弛之外,主要还在于这类患者泪道冲洗通畅。

(3) 泪阜肥大:鉴别点除检查可见泪阜肥大之外,主要也在于这类患者泪道冲洗通畅。

【辨证论治】

1. 血虚夹风证。

证候:流泪,迎风更甚,隐涩不适,患眼无红赤肿痛;兼头晕目眩,面色少华;舌淡苔薄,脉细。

治法:补养肝血,祛风散邪。

方药:止泪补肝散加减。

2. 气血不足证。

证候:无时泪下,泪液清冷稀薄,不耐久视;面色无华,神疲乏力,心悸健忘;舌淡,苔薄，脉细弱。

治法：益气养血，收摄止泪。

方药：八珍汤加减。

3. 肝肾两虚证。

证候：常流眼泪，拭之又生，或泪液清冷稀薄；兼头昏耳鸣，腰膝酸软；脉细弱。

治法：补益肝肾，固摄止泪。

方药：左归饮加减。

【西医治疗】

1. 婴儿泪道阻塞或狭窄：手指有规律地压迫泪囊区，自下睑眶下缘内侧与眼球之间向下压迫，压迫数次后点抗生素滴眼剂，每日3~4次，疗程数周。若无效，半岁以后可考虑泪道探通术。

2. 功能性溢泪可试用硫酸锌及肾上腺素溶液点眼，以收缩泪囊黏膜。

3. 泪小点狭窄、闭塞或缺如可用泪小点扩张器或泪道探针探通。

4. 睑外翻泪小点位置异常可于泪小点下方切除一水平椭圆形结膜及结膜下结缔组织，结膜水平缝合后缩短，即可矫正睑外翻，使泪小点复位。如病人有眼睑松弛，可同时做眼睑水平缩短术。也可实行电烙术，电灼泪小点下方结膜，术后借助瘢痕收缩使泪小点复位。

5. 泪小管阻塞可试用激光治疗。泪总管阻塞，可采用结膜-泪囊鼻腔吻合术。鼻泪管狭窄可行泪囊鼻腔吻合术。

6. 泪道支架或泪道硅管留置治疗。近年来我国用得比较多的是类"Y"形硅胶管和双泪小管植入式硅胶人工泪管。

【预防调摄和预后转归】

1. 户外工作者可戴防护眼镜,减少风沙对眼部的刺激。

2. 增强体质,或经常进行睛明穴按摩,有助于改善流泪症状。

第四节 泪腺脱垂

当泪腺悬韧带发生松弛或断裂时,泪腺从泪腺窝脱出,进入颞侧上眼睑下,造成泪腺脱垂。

【中医病因病机】

脾虚中气不足,清阳不升,泪器失养,无力提举泪器。

【西医病因及发病机制】

老年人为泪腺悬韧带松弛,青年人主要见于眼睑松弛症,儿童多为上睑提肌及其腱膜发育异常。

【临床表现】

眼睑外上方皮下肿块,质地柔软,易推动,推之部分回纳。泪腺完全脱垂时可突出于睑裂表面。眼睑松弛症患者同时具有眼睑皮肤变性松弛和眼睑等原发病的表现。

【诊断及鉴别诊断】

1. 诊断:泪腺眶叶、睑叶或两叶均脱离正常位置。

2. 鉴别诊断：本病应与泪腺炎相鉴别。急性泪腺炎常单眼起病，上睑外上方局部肿胀、触痛，易与泪腺脱垂鉴别，慢性泪腺炎多为双侧性，上睑外上方分叶状无痛性包块、质软，影像学检查可增加诊断依据。CT显示眶外上方、眶骨和巩膜间有高密度影，边界清楚，局部眼球壁增厚，无眶骨损害。

【辨证论治】

脾虚气弱证。

证候：泪器脱垂，伴神疲乏力、食欲不振；舌淡苔薄，脉弱。

治法：补中健脾，升阳益气。

方药：补中益气汤加减。

【中医特色治疗】

针灸治疗主穴可选百会、阳白、上星、攒竹、鱼腰、丝竹空、风池，先天不足、命门火衰者加关元、肝俞、三阴交、神阙（灸），脾虚气弱者加足三里、脾俞、胃俞、气海，风痰阻络者加丰隆、太冲、申脉。根据虚实施以补泻，每日1~2次，10d为1个疗程。

【西医治疗】

手术治疗：行泪腺脱垂复位术。

【预防调摄和预后转归】

1. 避免过劳，注意休息。
2. 注意饮食调养。

第三章 结膜疾病

第一节 急性细菌性结膜炎

急性细菌性结膜炎,俗称"红眼病",是由细菌感染引起的眼部结膜急性炎症,是眼科临床常见病、多发病。临床表现为患眼有异物感、烧灼感、流泪;结膜充血,黏液性或脓性分泌物;严重者甚至出现眼睑浮肿、球结膜水肿和结膜下出血等情况,严重影响患者的健康及生活质量。属中医暴风客热、暴风客热外障范畴,俗称暴发火眼。《秘传眼科龙木论·暴风客热外障》说:"此眼初患之时,忽然白睛胀起,都覆乌睛和瞳仁,或痒或痛,泪出难开。"本病多发于春、夏、秋季,常以手帕、毛巾、水、手为传染媒介,易在公共场所蔓延,散发于学校等集体生活场所。本病多为双眼患病,突然发生,一般在发病后3~4d症状达到高峰,以后逐渐减轻,1~2周痊愈,预后良好。若失于调治,则病情迁延,可演变成慢性。

【中医病因病机】

《证治准绳·杂病·七窍门》指出,本病"乃素养不清,躁急劳苦,客感风热,卒然而发也"。结合临床,归纳其病因病机为:骤感风热之邪，风热相搏，客留肺经，上犯白睛而发；若素有肺经蕴热，则病症更甚。

【西医病因病机】

常见的致病菌为金黄色葡萄球菌、肺炎双球菌、科-韦杆菌、表皮葡萄球菌及流感嗜血杆菌（尤见于儿童）。由于眼泪中含有抑菌性物质，尽管结膜囊与外界接触，也不会有太多数量的菌群存活于结膜囊，其中多数为不致病的腐物寄生菌，但是如果当人体免疫力减退、细菌毒性增强、数量增多便会导致眼部细菌性炎症的发生。

【临床表现】

1. 症状：患眼碜涩痒痛，灼热流泪，眵多黏稠；可见恶寒发热，鼻塞头痛，溲赤便秘等症。

2. 体征：胞睑红肿，白睛红赤、浮肿，胞睑内面红赤，眵多黏稠。严重者可见附有灰白色伪膜，易于擦去，但又复生。

3. 实验室及特殊检查：发病早期和高峰期眼分泌物涂片及细菌分离培养可发现病原菌，结膜刮片可见多形核白细胞增多。

【诊断】

结膜充血、发烧感及轻度异物感、大量黏液脓性分泌物等为诊断依据。

【辨证论治】

1. 风重于热证。

证候：痒涩刺痛，羞明流泪，眵多黏稠，白睛红赤，胞睑微肿；兼见头痛，鼻塞，恶风；舌质红，苔薄白或微黄，脉浮数。

治法：疏风清热。

方药：银翘散加减。

2. 热重于风证。

证候：目痛较甚，怕热畏光，眵多黄稠，热泪如汤，胞睑红肿，白睛红赤浮肿；兼见口渴，尿黄，便秘；舌红，苔黄，脉数。

治法：清热疏风。

方药：泻肺饮加减。

3. 风热并重证。

证候：患眼焮热疼痛，刺痒交作，怕热畏光，泪热眵结，白睛赤肿；兼见头痛鼻塞，恶寒发热，口渴思饮，便秘溲赤；舌红，苔黄，脉数。

治法：疏风清热，表里双解。

方药：防风通圣散加减。

【中医特色治疗】

1. 滴眼液：鱼腥草滴眼液，每日6次，症状严重者可每小时2次；亦可选抗生素滴眼液，如0.1%利福平滴眼液、0.25%氯霉素滴眼液或0.3%妥布霉素滴眼液、0.3%氧氟沙星滴眼液等。

2. 洗眼法：可选用蒲公英、野菊花、黄连、玄明粉等清热解毒之品，煎水洗患眼，每日2~3次。

3. 其他治法。

(1) 中成药治疗。根据证型可选用黄连上清丸等口服。

(2) 针灸治疗。①针刺：以泻法为主，可取合谷、曲池、攒竹、丝竹空、睛明、瞳子髎、风池、太阳、外关、少商，每次选 3~4 穴，每日针 1 次。②放血疗法：点刺眉弓、眉尖、太阳穴、耳尖，放血 2~3 滴以泄热消肿，每日 1 次。③耳针：选眼、肝、目 2、肺穴，留针 20~30min，可间歇捻转，每日 1 次。

【西医治疗】

急性细菌性结膜炎治疗效果多较理想，但仍有部分患者治疗不及时转变为慢性，甚至引起角膜损伤。目前治疗仍以抗生素滴眼液治疗为主。

1. 抗生素治疗：如氧氟沙星、环丙沙星或妥布霉素滴眼液，每日 4 次；泰利必妥（氧氟沙星）或妥布霉素眼膏，每日 1 次，治疗 1~2 周。

2. 为避免偶发的非眼部感染，如中耳炎、肺炎及脑膜炎，流感嗜血杆菌性结膜炎病人，可口服阿莫西林 20~40mg/（kg·d），分 3 次服用。

【预防与调护】

1. 注意个人卫生，不用脏手、脏毛巾揉擦眼部。

2. 急性期病人所用手帕、毛巾、脸盆及其他生活用品应注意消毒，防止传染。如一眼患病，另一眼更须防护，以防患眼分泌物及滴眼液流入健眼。

3. 禁止包扎患眼。

第二节　流行性出血性结膜炎

流行性出血性结膜炎，又称急性出血性结膜炎，临床特点是起病急剧，刺激症状重，可伴有结膜下出血、角膜上皮损害及耳前淋巴结肿大。本病多发于夏秋季，常见于成年人，婴幼儿较少见；传染性极强，潜伏期短，多于 24h 内双眼同时或先后而发，起病急剧，刺激症状重，常呈暴发流行，但预后良好。本病属祖国医学"天行赤眼"范畴，又称"天行暴赤""天行赤热证"，俗称红眼病。《银海精微·卷之上》中强调其传染性："天行赤眼者……一人害眼传于一家，不论大小皆传一遍。"

【中医病因病机】

《银海精微·卷之上》指出："天行赤眼者，谓天地流行毒气，能传染于人。"强调疫疠之气为其外因。本病多因猝感疫疠之气，疫热伤络；或肺胃积热，肺金凌木，侵犯肝经，上攻于目而发病。

【西医病因病机】

病原体为微小核糖核酸病毒（RNA 病毒）中的肠道病毒 70 型，偶由 A24 型柯萨奇病毒引起。

【临床表现】

1. 症状：目痛羞明，碜涩灼热，泪多眵稀；

可有头痛发热、四肢酸痛等症。

2. 体征：初起胞睑红肿，白睛红赤，甚至红赤壅肿，睑内粟粒丛生，或有伪膜形成；继之白睛溢血呈点片状或弥漫状，黑睛生星翳。耳前或颌下可扪及肿核。

3. 实验室及特殊检查：眼分泌物涂片或结膜刮片镜检见单核细胞增多。

【诊断】

急性滤泡性结膜炎症状，伴有显著的结膜下出血、耳前淋巴结肿大等为诊断依据。

【辨证论治】

1. 疠气犯目证。

证候：患眼碜涩灼热，羞明流泪，眼眵稀薄，胞睑微红，白睛红赤、点片状溢血；发热头痛，鼻塞，流清涕，耳前、颌下可扪及肿核；舌质红，苔薄黄，脉浮数。

治法：祛风清热，兼以解毒。

方药：驱风散热饮子加减。

2. 热毒炽盛证。

证候：患眼灼热疼痛，热泪如汤，胞睑红肿，白睛红赤壅肿、弥漫溢血，黑睛星翳；口渴心烦，便秘溲赤；舌红，苔黄，脉数。

治法：泻火解毒。

方药：泻肺饮加减。

【中医特色治疗】

1. 滴鱼腥草滴眼液，每日6次，症状严重者可每小时2次；亦可选抗病毒滴眼液，配合抗生素滴眼液滴眼。

2. 洗眼法。选用大青叶、金银花、蒲公英、菊花等清热解毒之品，煎汤洗患眼，每日2~3次。

3. 其他治法。

（1）中成药治疗。根据临床证型，可选用银翘解毒丸、防风通圣丸等口服。

（2）针刺治疗。同风热赤眼。

耳尖放血法：单侧患病取病侧，双侧患病取双侧。患者取端坐位，暴露耳廓，局部用75%酒精棉球常规消毒，左手揉按耳尖，使局部充血，右手用三棱针或注射针头对准耳尖穴，迅速刺入即出针，挤出4~8滴血液，用酒精棉球擦其针孔，每日或隔日治疗1次。

【西医治疗】

1. 0.1%碘苷（疱疹净），阿昔洛韦滴眼液，每小时1次。

2. 抗生素滴眼液。如妥布霉素滴眼液，每日4次，预防感染。

3. 出现上皮下浸润或假膜时可用皮质激素滴眼液，1周后逐渐减量。

【预防与调护】

同风热赤眼。

第三节 流行性角结膜炎

流行性角膜结膜炎，是因腺病毒感染而导致

的眼结膜、眼角膜病变，患者发病具有暴发流行性的特点，属于一种传染性较强的疾病，在临床眼科的治疗工作当中较为常见。属中医学"天行赤眼暴翳"，病名首见于《古今医统大全·眼科》，该书在记载其症状时说："患眼赤肿，泪出而痛，或致头额俱痛，渐生翳障，遮蔽瞳仁，红紫不散。"本病可单眼或双眼同时患病，易传染流行，无明显季节性，各年龄段均可发生，病程较长，严重者可迁延数月以上。愈后常遗留不同程度的角膜云翳，影响视力。

【中医病因病机】

《古今医统大全·眼科》认为，本病"运气所加，风火淫郁……必有瘀血，宜去之"。结合临床，归纳其病因病机为：外感疠气，内兼肺火亢盛，内外合邪，肺金凌木，侵犯肝经，肺肝火炽，上攻于目而发病。

【西医病因病机】

腺病毒8型或3型感染。

【临床表现】

1. 症状：灼热目痛，碜涩羞明，泪多眵稀，视物模糊。

2. 体征：初起胞睑微肿，泪多眵稀，白睛红赤壅肿，耳前及颌下扪及肿核并有压痛；发病1~2周后，白睛红赤壅肿逐渐消退，但出现抱轮红赤或白睛混赤，黑睛星点翳障，散在而不连缀，呈圆形，边界模糊，多位于黑睛中央，在裂隙灯显微镜下清晰可见荧光素染色后的黑睛星点翳障；2~3周后，荧光素染色虽转为阴性，但黑睛点状混浊可持续数月或更长时间，以后逐渐消退。

3. 实验室及特殊检查：眼分泌物涂片见单核细胞增多。

【诊断及鉴别诊断】

1. 诊断：流行性角结膜炎显示淋巴细胞、变性上皮细胞及少许多形核白细胞。有假膜形成者，则以多形核白细胞为主。病毒分离可以做出明确的诊断，但必须早期培养。

2. 本病应与风热赤眼、天行赤眼相鉴别（表2）。

【辨证论治】

1. 疠气犯目证。

证候：目痒碜痛，羞明流泪，眼眵清稀，胞睑微肿，白睛红赤浮肿，黑睛星翳；兼见头痛发热，鼻塞流涕；舌红，苔薄白，脉浮数。

治法：疏风清热，退翳明目。

方药：菊花决明散加减。

2. 肺肝火炽证。

证候：患眼碜涩刺痛，畏光流泪，视物模糊，黑睛星翳簇生，白睛混赤；兼见口苦咽干，便秘溲赤；舌红，苔黄，脉弦数。

治法：清肝泻肺，退翳明目。

方药：修肝散或洗肝散加减。

表2 风热赤眼、天行赤眼、天行赤眼暴翳鉴别

鉴别点	风热赤眼	天行赤眼	天行赤眼暴翳
病因	感受风热之邪	猝感疫疠之气	猝感疫疠之气,内兼肺火亢盛,内外合邪,肝肺同病
眵泪	眵多黏稠	泪多眵稀	泪多眵稀
白睛红赤	白睛红赤浮肿	白睛红赤浮肿,点状或片状白睛溢血	白睛红赤浮肿,或抱轮红赤
黑睛星翳	多无黑睛生翳	少有,在发病初出现,其星翳易消退	多有,以发病后1~2周更多见,其星翳多位于中央,日久难消
分泌物涂片	多形核白细胞增多	单核细胞增多	单核细胞增多
预后	一般较好	一般较好	重者黑睛可留点状翳障,渐可消退
传染性	有传染性,但不引起流行	传染性强,易引起广泛流行	同天行赤眼

3. 阴虚邪留证。

证候:目珠干涩,白睛红赤渐退,但黑睛星翳未尽;舌红少津,脉细数。

治法:养阴祛邪,退翳明目。

方药:滋阴退翳汤加减。

【中医特色治疗】

1. 滴鱼腥草滴眼液,每日 6 次,症状严重者可每小时 2 次;亦可选抗病毒滴眼液,配合抗生素滴眼液滴眼;若黑睛星翳簇生,可配用促进黑睛表层愈合的眼药。

2. 洗眼法。选用大青叶、金银花、蒲公英、决明子、野菊花等清热解毒之品,煎汤洗患眼,每日 2~3 次。

3. 其他治法。同天行赤眼。

【西医治疗】

1. 抗病毒药物。如阿昔洛韦、安西他滨(环胞苷)或 ACF(复方阿昔洛韦滴眼液)滴眼,每日 4~8 次。

2. 冷敷,每日数次,1~2 周。

3. 痒感重者,可用血管收缩剂。

4. 如有膜/假膜形成,可轻轻剥除。

5. 病毒性结膜炎通常在发作后 10~12d 内极易传染,病人应尽量避免揉眼,在发病期应进行隔离。

【预防与调护】

1. 清淡饮食为宜,避免进食刺激类食物,如酒精、辣椒等。多食蔬菜、水果,多饮水,保持大便通畅。

2. 鼓励患者勤洗手。

3. 患病期间少做户外活动,以减少阳光、风、尘的刺激。急性结膜炎患者禁热敷及包盖患眼，因包盖患眼不利于眼分泌物排出，并能使结膜囊温度升高，后者有利于细菌的生长繁殖，不利于痊愈。

4. 急性细菌性结膜炎传染性极强，主要通过接触传染。故患者用过的各种物品，如毛巾、脸盆、被褥、文具、玩具等都应消毒，医务人员接触患者及检查用具也应清洁消毒，以免造成医源性传播。

第四节 超急性细菌性结膜炎

超急性细菌性结膜炎，是急性传染性眼病中最剧烈的一种。主要为淋菌性结膜炎，传染性极强、破坏性很大。中医眼科古典医著中无本病之相关记载，根据其病症特点，后世称为脓漏眼，见于《中医药学高级丛书·中医眼科学》。

【中医病因病机】

外感淋病疫毒，导致肺胃火毒炽盛，夹肝火升腾，浸淫于目而成。

【西医病因病机】

成人患者多为淋菌性急性尿道炎的自身感染，或他人尿道分泌物传染所致；新生儿患者则主要通过母体产道炎性分泌物直接感染。

【临床表现】

1. 症状：眼内灼热疼痛，眵多如脓，碜涩羞明，热泪如涌。成年患者潜伏期为10h至2~3d不等，常有排尿困难、尿痛、尿急、尿血等症状。新生儿患者多在出生后 2~3d 发病，其症状与成人患者相似，但可有全身发热等表现。

2. 体征：初期胞睑及白睛高度红赤壅肿，或伴白睛溢血及假膜形成，有黏稠或血性分泌物；3~5d 后，可见大量脓性眼眵自睑裂外溢，部分患者合并黑睛溃烂，严重者黑睛穿孔，形成蟹睛，甚至珠内灌脓；2~3 周后，脓性眼眵减少，胞睑内红赤肥厚、粟粒丛生、表面粗糙，白睛轻度红赤等，可持续数月。

此外，全身检查常在耳前扪及肿核，可有淋菌性尿道炎或阴道炎。

3. 实验室及特殊检查：眼分泌物或结膜刮片可找到淋球菌；尿道或阴道分泌物涂片急性期镜检可查见革兰阴性双球菌；血常规检查急性期白细胞总数可增加，中性粒细胞比例可升高。

【诊断】

结膜充血水肿，伴有大量脓性分泌物，会引起角膜混浊、浸润，周边或中央角膜溃疡等为诊断依据。

【辨证论治】

1. 疫毒攻目证。

证候：灼热羞明，疼痛难睁，眵泪带血，睑内红赤，白睛红肿，甚则白睛浮壅高出黑睛，黑睛星翳，或见睑内有点状出血及假膜形成；兼见恶寒发热，便秘溲赤；舌质红，苔薄黄，脉浮数。

治法：清热解毒。

方药：普济消毒饮加减。

2. 火毒炽盛证。

证候：白睛赤脉深红粗大，脓眵不断从睑内溢出，胞睑及白睛红赤浮肿，黑睛溃烂，甚则穿孔；兼见头痛身热，口渴咽痛，小便短赤剧痛，便秘；舌绛，苔黄，脉数。

治法：泻火解毒。

方药：清瘟败毒饮加减。

【中医特色治疗】

1. 洗眼法。

（1）金银花、野菊花、紫花地丁、败酱草、蒲公英等清热解毒之品煎水外洗。

用3%硼酸液或1∶10000的高锰酸钾溶液冲洗结膜囊，每15~30min冲洗1次，必须夜以继日，不可间断，直至脓性眼眵减少或消失。

（2）滴滴眼液：①用清热解毒类滴眼液如熊胆滴眼液等，或抗生素滴眼液如青霉素、氧氟沙星滴眼液等频频滴眼。②若发生黑睛溃烂者，还需用1%硫酸阿托品滴眼液或眼膏散瞳。

2. 其他治法：本病必须同时全身应用抗生素治疗，首选头孢菌素类口服或静脉滴注。注意不要与其他药物混用。

【西医治疗】

1. 用生理盐水、1∶1000高锰酸钾溶液或3%硼酸溶液冲洗结膜囊，开始可每5~10min冲洗1

次，以后逐渐减至每半小时至 1h 冲洗 1 次，直至分泌物消失。单眼患者，冲洗时将头向患侧倾斜，以免冲洗液流入健眼。

2. 青霉素皮试阴性者可用 2000～5000U/ml 青霉素溶液滴眼，每分钟 1 次；1h 后分泌物减少，改为 5min1 次；分泌物进一步减少后，改为每半小时 1 次，持续用 2～3d。青霉素过敏者可选用红霉素、庆大霉素、氯霉素、杆菌肽滴眼液等。出现角膜病变时应用阿托品滴眼液或眼膏散瞳甲，并使用氧氟沙星、妥布霉素滴眼液。

3. 全身治疗：首选青霉素，每日 5 万 U/kg，分 2 次静脉注射或肌内注射，连续 1 周。青霉素过敏者或耐药者可选用头孢曲松（头孢三嗪）每日 25～50 mg/kg，肌内注射。或头孢类抗生素如头孢曲松 1g，一次性肌内注射，如角膜已受累，应用头孢曲松 1g，静脉推注，每日 2 次，根据病人对治疗的反应决定治疗时间。对青霉素过敏的病人，可考虑环丙沙星 200mg，静脉滴注，每日 2 次。喹诺酮类药物禁用于孕妇和儿童。

4. 治疗可能发生的衣原体合并感染。四环素或红霉素 250～500mg 口服，每日 4 次；多西环素 100mg 口服，每日 2 次，治疗 3～6 周。

【预防与调护】

1. 宣传性病防治知识，严格控制性病传播，淋病性尿道炎、阴道炎的病人患病期间禁止到公共游泳池游泳或浴池洗澡，饭前便后要洗手。

2. 对患有淋病性尿道炎及阴道炎的病人要隔离，彻底治疗，与患眼接触的医疗器械须严格消毒，焚毁敷料等物；若单眼患病，应用透明眼罩保护健眼。

3. 新生儿出生后应及时滴用妥布霉素滴眼液等抗生素眼液以作预防。

第五节　春季角结膜炎

春季角结膜炎属于自身免疫超敏反应性疾病，儿童与青少年人群是高发群体，其临床症状为畏光、有异物感、眼部奇痒、流泪，上睑结膜乳头增生大小及形态不规则，呈扁平的铺路石样改变。球结膜色泽污浊，角膜缘部出现灰黄色胶样隆起结节，以上方及颞侧更加明显，甚至增生组织向角膜延伸遮盖瞳孔而影响视力且具有反复发作等特点。属中医学"时复目痒"，该病名见于曾庆华主编的《中医眼科学》，又名时复证、痒若虫行证、眼痒极难忍外障等。其发病特征与《眼科菁华录·时复之病》中所载之"时复症"相似，书中说："类似赤热，不治自愈，及期而发，过期又愈，如花如潮，久而不治，遂成其害。"

【中医病因病机】

1. 肺卫不固，风热外侵，上犯白睛，往来于胞睑肌肤腠理之间。

2. 脾胃湿热内蕴，复感风邪，风湿热邪相搏，滞于胞睑、白睛。

3. 肝血不足，虚风内动，上犯于目。

【西医病因病机】

春季角结膜炎是一种多见于儿童群体的变态反应性眼表疾病，目前临床尚未完全明确其发病机制及原因，一般认为与蛋白质、动物皮毛、花粉等多种过敏原密切相关。同时，医学界普遍认为儿童春季角结膜炎最基本的发病机制为免疫球蛋白E（IgE）介导的超敏反应。

【临床表现】

1. 症状：双眼奇痒难忍，灼热微痛，碜涩不适，甚则羞明流泪，有白色黏丝样眼眵。

2. 体征：胞睑内面有状如铺路卵石样的扁平颗粒，表面似覆一层牛奶，白睛呈污红色；或见黑睛边缘出现黄白色胶样隆起结节，重者结节相互融合，包绕黑睛边缘，白睛呈污红色或黄浊色。上述2种情况可以单独出现，也可同时存在。

3. 实验室及特殊检查结膜刮片，可见嗜酸性粒细胞或嗜酸性颗粒。

【诊断】

严重的患者具有典型的体征：睑结膜铺路石样乳头增生、角膜盾形溃疡、Horner–Trantas结节等。轻型病例确诊比较困难，需要借助实验室检查。在结膜刮片中发现嗜酸性粒细胞或嗜酸性颗粒，提示局部有变应性反应发生。

【辨证论治】

1. 外感风热证。

证候：眼痒难忍，灼热微痛，有白色黏丝样眼眵，胞睑内面遍生状如小卵石样颗粒，白睛污红；舌淡红，苔薄白，脉浮数。

治法：祛风止痒。

方药：消风散加减。

2. 湿热夹风证。

证候：患眼奇痒难忍，风吹日晒、揉拭眼部后加剧，泪多眵稠呈黏丝状，睑内面遍生颗粒，状如小卵石排列，白睛污黄，黑白睛交界处呈胶样结节隆起；舌质红，苔黄腻，脉数。

治法：清热除湿，祛风止痒。

方药：除湿汤加减。

3. 血虚生风证。

证候：眼痒势轻，时作时止，白睛微显污红；面色少华或萎黄；舌淡脉细。

治法：养血息风。

方药：四物汤加减。

【中医特色治疗】

1. 滴滴眼液：滴用清热解毒类滴眼液，如熊胆滴眼液，可配合用 0.5% 醋酸可的松滴眼液；亦可用 2% 色苷酸钠滴眼液，配合用 0.1% 肾上腺素溶液；或用 2% 环孢霉素 A 滴眼液滴眼。

2. 冷敷：局部冷敷可减轻症状。

3. 针刺治疗：选取承泣、光明、外关、合谷等穴，每日 1 次，10 次为 1 个疗程。

【西医治疗】

1. 去除病因，改善生活和工作环境，治疗睑内翻、睑外翻、倒睫、泪腺炎、睑缘炎，矫正屈光不正和隐斜，建立正确的阅读习惯。

2. 药物治疗。

（1）0.5%硫酸锌滴眼液对摩-阿双杆菌效果好，并可减轻痒感。

（2）针对不同的致病因素选用抗生素滴眼液。

（3）氧化氨基汞（白降汞）眼膏有收敛、消炎的作用，每日1~2次。

（4）病情严重者可口服氯雷他定10mg，每日1次，1~2周为1个疗程。

【预防与调护】

1. 发作期为避免阳光刺激，可戴有色眼镜。

2. 少食或不食辛辣厚味之品，以免加重病情。

3. 缓解期可益气补脾以固其本，对防止复发或减轻复发症状有积极的意义。

第六节 泡性结膜炎

泡性结膜炎属于一种以结膜泡性结节形成为主要病理学特征表现的机体对微生物蛋白质产生相应过敏迟发型免疫反应的疾病，在起病的时候患者的眼部会出现明显的异物感、流泪等相关的刺激症状。属中医学"金疳"。金疳之名首见于

《证治准绳·杂病·七窍门》，该书对其症状及发生部位进行了描述："金疳，初起与玉粒相似，至大方变出祸患……生于气轮者，则有珠痛泪流之苦。"本病以单眼发病为多，亦有双眼发病者。

【中医病因病机】

1. 肺经燥热，宣发失职，肺火偏盛，上攻于目，气血郁滞而成。

2. 肺阴不足，虚火上炎白睛所致。

3. 脾胃失调，土不生金，肺金失养，肺气不利而致。

【西医病因病机】

该病是结膜、角膜上皮细胞对微生物蛋白质的迟发变态反应，由于多数患者结核菌素试验呈阳性反应及肺部有钙化灶，所以致敏原可能是结核菌蛋白质。

【临床表现】

1. 症状：仅感眼部碜涩不适。

2. 体征：白睛浅层可见灰白色或玉粒状小泡，多为1个，大小不一，压之不痛，小泡周围有赤脉环绕，小泡破溃后可以自愈，愈后不留痕迹。

3. 实验室及特殊检查：部分患者结核菌素试验阳性。

【诊断】

根据典型的角膜缘或球结膜处实性结节样小泡，其周围充血等症状可正确诊断。

【辨证论治】

1. 肺经燥热证。

证候：目涩疼痛，泪热眵结；白睛浅层生小泡，其周围赤脉粗大；或有口渴鼻干，便秘溲赤；舌质红，苔薄黄，脉数。

治法：泻肺散结。

方药：泻肺汤加减。

2. 肺阴不足证。

证候：隐涩微疼，眼眵干结，白睛生小泡，周围赤脉淡红，反复再发；可有干咳咽干；舌质红，少苔或无苔，脉细数。

治法：滋阴润肺。

方药：养阴清肺汤加减。

3. 肺脾亏虚证。

证候：白睛小泡周围赤脉轻微，日久难愈，或反复发作；疲乏无力，食欲不振，腹胀不舒；舌质淡，苔薄白，脉细无力。

治法：益气健脾。

方药：参苓白术散加减。

【中医特色治疗】

1. 可选用0.5%熊胆滴眼液滴眼，每日3~6次；同时选用0.5%醋酸可的松滴眼液或0.025%地塞米松滴眼液。亦可用抗生素类药物。

2. 针灸取穴：百会、神庭、中脘、气海、曲池、手三里、合谷、足三里、阴陵泉、三阴交、太冲。操作：患者取仰卧位，局部皮肤常规消毒，选用 0.25mm×40mm 针灸针，百会、神庭分别向前额方向斜刺 0.3 寸；中脘直刺 1 寸，施用呼吸补法；曲池、合谷、太冲分别直刺 0.8~1 寸，施用作用力方向的捻转泻法，即左侧逆时针，右侧顺时针捻转用力，针体自然退回；气海、足三里、手三里、三阴交、阴陵泉分别直刺 0.8~1 寸，施用提插补法。每日 1 次，7 次为 1 个疗程。

【西医治疗】

治疗诱发此病的潜在性疾病。局部皮质类固醇激素眼药水点眼如 0.1% 地塞米松眼药水，结核菌体蛋白引起的泡性结膜炎对激素治疗敏感，使用激素后 24h 内主要症状减轻，继用 24h 病灶消失。伴有相邻组织的细菌感染要给予抗生素治疗。补充各种维生素，并注意营养，增强体质。对于反复束状角膜炎引起角膜瘢痕导致视力严重下降的患者可以考虑行角膜移植进行治疗。

【预防与调护】

1. 宜少食辛辣炙煿之品，以防助热伤阴。适当补充多种维生素。

2. 加强锻炼，增强体质。

能转变为慢性结膜炎，甚至侵犯到眼角膜，影响视力，给工作及生活带来不便，影响身心健康。

第七节 干眼症

干眼症，是指任何原因引起泪液的量和质异

常及动力学异常导致泪膜稳定性下降，并伴有眼部不适和（或）眼表组织病变特征等的疾病。属中医学"白涩症"，病名始见于明代傅仁宇的《审视瑶函·卷三·白痛》："不肿不赤，爽快不得，沙涩昏朦，名曰白涩。"《审视瑶函》又谓其"视珠外神水枯涩，而不润莹"。《目经大成》谓"此症轮廓无伤，但视而昏花，开闭则干涩异常"，形象描述了其临床表现。

【中医病因病机】

《审视瑶函》谓："……乃气分隐伏之火，脾肺络湿热。"《证治准绳》言："乃火郁蒸于膏泽，故睛不清，而珠不莹润，汁将内竭。"结合临床，归纳如下：

1. 风沙尘埃侵袭日久或久留于干燥环境等，化燥伤津，加之素有肺阴不足，内外合邪，燥热犯目所致。

2. 平素情志不舒，郁火内生，津伤血壅，目失濡养。

3. 久病或年老体衰，或过用目力，劳瞻竭视，导致气虚津亏，精血不足，目失滋养。

4. 风热赤眼或天行赤眼治疗不彻底，余热未清，隐伏肺脾之络所致。

【西医病因病机】

1. 非特异性：多见于闭经期后的妇女。

2. 结缔组织病：干燥综合征、风湿性关节炎、Wegener 肉芽肿病、系统性红斑狼疮。

3. 结膜瘢痕：眼瘢痕性类天疱疮、Stevens-Johnson综合征、沙眼、化学烧伤。

4. 药物：长期服用某些药物可增加干眼症的患病风险，如抗高血压药物、抗抑郁药、噻嗪类利尿药、β受体阻滞剂、抗胆碱能药、苯磺胺药、抗帕金森药、抗组胺药等。长期使用抗细菌、抗病毒、抗炎（激素或非甾体抗炎药）、降眼压等滴眼液，可因药物及防腐剂对眼表的毒性作用导致干眼症。

5. 泪腺疾病：结节病、肿瘤。

6. 泪腺放射线照射后纤维化。

7. 维生素A缺乏症：常见于营养不良、肠道吸收障碍、肥胖症治疗者。

8. 很多眼表手术（如白内障手术、青光眼手术、角膜移植术、角膜屈光手术、斜视矫正术、翼状胬肉切除术等）均可导致干眼症的发生。

【临床表现】

1. 症状：患眼干涩不爽，瞬目频频，或微畏光，灼热微痒，不耐久视，眵少色白或无眵；或同时有口鼻干燥，口中乏津。

2. 体征：白睛赤脉隐隐；或白睛不红不肿，胞睑内面红赤；或睑弦红赤、增厚，睑弦有黄白色分泌物堆积；或目珠干燥而失却莹润光泽，白睛微红，有皱褶，眵黏稠呈丝状。

【诊断及鉴别诊断】

1. 干眼症的诊断依据：患者的主诉症状和检

眼体征。评估干眼症的眼部体征,包括泪膜破裂时间测定、眼表染色检查及泪液分泌试验等。

2. 鉴别诊断:本病应与角膜炎、结膜炎及泪囊炎相鉴别。

(1) 角膜炎可由外界多种因素导致眼睛充血、发红、眼痛、异物感、畏光、流泪和视力下降,且角膜炎患者采用裂隙灯观察角膜染色可直接看到角膜上的病灶,与干眼症致病原因不同。

(2) 结膜炎病因复杂,感染、过敏或外伤等原因常见,结膜充血、水肿,有黏液脓性分泌物为结膜炎常见症状。值得注意的是,干眼症经抗生素治疗无效,而结膜炎治疗原则为抗生素抗感染治疗。

(3) 慢性泪囊炎患者多伴溢泪并有黏液或脓性分泌物回流,手术治疗为其主要方案。

【辨证论治】

1. 肺阴不足证。

证候:眼干涩不爽,不耐久视,白睛如常或稍有赤脉,黑睛可有细点星翳,反复难愈;伴口干鼻燥,咽干,便秘;苔薄少津,脉细无力。

治法:滋阴润肺。

方药:养阴清肺汤加减。

2. 肝经郁热证。

证候:目珠干涩,灼热刺痛,或白睛微红,或黑睛星翳,或不耐久视;口苦咽干,烦躁易怒,或失眠多梦,大便干或小便黄;舌红,苔薄黄或黄厚，脉弦滑数。

治法：清肝解郁，养血明目。

方药：丹栀逍遥散加减。

3. 气阴两虚证。

证候：目内干涩不爽，目燥乏泽，双目频眨，羞明畏光，白睛隐隐淡红，不耐久视，久视后则诸症加重，甚者视物昏蒙，黑睛可有细点星翳，甚者呈丝状，迁延难愈；口干少津，神疲乏力，头晕耳鸣，腰膝酸软；舌淡红，苔薄，脉细或沉细。

治法：益气养阴，滋补肝肾。

方药：生脉散合杞菊地黄丸加减。

4. 邪热留恋证。

证候：患风热赤眼或天行赤眼之后期，微感畏光流泪，有少许眼眵，干涩不爽，白睛少许赤丝细脉而迟迟不退，睑内亦轻度红赤；舌质红，苔薄黄，脉数。

治法：清热利肺。

方药：桑白皮汤加减。

【中医特色治疗】

1. 可滴用人工泪液，如 0.1% 玻璃酸钠滴眼液等。

2. 其他治法：①针刺治疗。选太阳、睛明、攒竹、鱼腰、丝竹空、承泣、四白、地仓、颊车、下关、头维、迎香、风池、三阴交、足三里、尺泽、列缺、外关、太渊、曲池、阴陵泉、太溪、血海、水道、太冲、行间等穴，每次选3~4穴，平补平泻手法，每日1次，每次留针30min，10d为1个疗程。可用雷火灸。②按摩眼睑。

【西医治疗】

1. 补充人工泪液：如玻璃酸钠滴眼液，每日4次。蒸发过强型干眼症患者可补充含有油脂的人工泪液（如羟糖甘滴眼液）。

2. 睡前加用润滑眼膏或凝胶（如卡波姆眼用凝胶）。

3. 如每日需滴人工泪液4次以上才可缓解症状者，可考虑行泪道栓塞治疗。

4. 0.05%环孢素滴眼液每日2次，对全身免疫性疾病或局部炎症明显的患者有效，但需长时间滴用。患者最初使用的几周内会出现局部烧灼的症状，1~3个月后临床症状可缓解。

5. 如果病史提示有自身免疫疾病，如关节疼痛、口干等，建议患者进一步做免疫科的检查，排除干燥综合征、关节炎等疾病。

【预防与调护】

1. 彻底治疗风热赤眼或天行赤眼。

2. 避免熬夜、过用目力、风沙烟尘刺激，勿滥用滴眼液。

3. 宜少食辛辣炙煿之品，以免化热伤阴。

第八节 翼状胬肉

翼状胬肉，属结膜变性疾病，表现为结膜下

良性纤维结缔组织增生和血管侵入角膜缘，导致视觉效果改变，视物遮挡，甚至失明。部分治疗后的复发性胬肉侵袭性更强，复发率更高。属中医学"胬肉攀睛"。本病名首见于《银海精微·卷之上》，而《张氏医通·七窍门》中对其症状及治法的记载简单明了，谓："胬肉攀睛证，多起于大眦，如膜如肉，渐侵风轮，甚则掩过瞳神，初起可点而退，久则坚韧难消，必用钩割。"胬肉多起于大眦，也有起于小眦或两眦同时发生者。常见于中老年人及户外工作者，男性多于女性。若遮盖瞳神则影响视力。

【中医病因病机】

《银海精微·卷之上》对胬肉攀睛发病之因记载甚详，云："此症者，脾胃热毒，脾受肝邪，多是七情郁结之人，或夜思寻，家筵无歇，或饮酒乐欲，使三焦壅热；或肥壮之人，血滞于大眦。胬肉发端之时多痒，因乎擦摩，胬肉渐渐生侵黑睛。"结合临床，归纳如下：

1. 心肺蕴热，风热外袭，内外合邪，热郁血滞，脉络瘀滞，渐生胬肉。

2. 劳欲过度，心阴暗耗，肾精亏虚，水不制火，虚火上炎，脉络瘀滞，致生胬肉。

【西医病因病机】

环境因素、遗传因素在翼状胬肉发病过程中起到决定性作用，但具体机制尚未完全明确，多项机制对疾病发生和发展起到影响。

【临床表现】

1. 症状：初起无明显的不适之症，或眼感痒涩；进展期痒涩加重，流泪生眵；静止期痒涩不显。可有视力下降，若胬肉过大可致眼珠转动受限。

2. 体征：上、下胞睑之间的白睛上起膜，渐渐变厚，赤丝相伴，红赤高起，胬起如肉，一般自眦角开始，呈三角形。其横贯白睛的宽大部分称为体部，攀向黑睛的尖端称为头部，横跨黑睛边缘的部分称为颈部。若头尖高起而体厚，赤瘀如肉，发展迅速，每可侵及黑睛中央，障漫瞳神，则属进展期；若胬肉头钝圆而薄，体亦菲薄如蝇翅，色白或淡红，多发展缓慢，或始终停止在黑睛边缘部，则属静止期。

【诊断及鉴别诊断】

1. 诊断：局部球结膜及其下纤维血管组织呈三角形膜样增生侵犯角膜等症状为诊断依据。

2. 鉴别诊断：本病应与假性胬肉、睑裂斑相鉴别。

（1）假性胬肉是继发性病变，常见的病因是眼化学烧伤、机械性眼外伤、手术、角结膜炎症。假性胬肉可位于角膜的任何位置，其与角膜缘无粘连。

（2）睑裂斑位于睑裂区靠近角膜缘的球结膜，为一隆起的灰黄色病灶，呈三角形或椭圆形，不侵入角膜，不需要治疗。

【辨证论治】

1. 心肺风热证。

证候：患眼眵泪较多，眦痒羞明，胬肉初生，渐渐长出，攀向黑睛，赤脉密布；舌苔薄黄，脉浮数。

治法：祛风清热。

方药：栀子胜奇散加减。

2. 阴虚火旺证。

证候：患眼涩痒间作，胬肉淡红菲薄，时轻时重；心中烦热，口舌干燥；舌红少苔，脉细。

治法：滋阴降火。

方药：知柏地黄丸加减。

【中医特色治疗】

1. 若胬肉淡红菲薄，头平体小者，以点眼药为主。可用清热解毒之滴眼液或抗生素滴眼液，并同时选用非甾体类或糖皮质激素类滴眼液，每日各3~4次。若胬肉头尖高起，体厚而宽大，红赤明显者，应内外同治。如药物治疗无效，发展较速者，宜手术治疗。

2. 针刺治疗。可选取承泣、光明、外关、合谷等穴，每日1次，10次为1个疗程。

【西医治疗】

1. 眼部防护太阳光、灰尘、风沙等，佩戴太阳镜或风镜。

2. 人工泪液润滑眼球，每日4~8次，减轻眼部刺激症状。

3. 对反复眼部充血、有刺激征的患者,用诺氟沙星(氟哌酸)滴眼液(含地塞米松),每日4次。

4. 物理疗法包括冷冻、β射线、激光治疗。

5. 胬肉发展迅速,侵入黑睛,有掩及瞳神趋势者,须行手术治疗。目前较为常用的术式主要是翼状胬肉切除加各种组织移植术,可明显降低胬肉的复发率。

注:术中使用丝裂霉素可降低复发率。

【预防与调护】

1. 注意眼部卫生,避免风沙与强光刺激;忌烟酒及刺激性食物;勿过劳和入夜久视。

2. 对胬肉手术后复发的病人,不宜立即再行手术,应在其静止6个月后再考虑手术。

第九节 结膜下出血

结膜下出血是由于结膜下血管破裂或渗透性增加所致,属中医学"白睛溢血"。《证治准绳·杂病·七窍门》称之为色似胭脂症,在描述其症状时说:"不论上下左右,但见一片或一点红血,俨似胭脂抹者是也。"本病多见于50岁以上的中老年人。

【中医病因病机】

1. 热客肺经,肺气不降,迫血妄行而外溢白睛。

2. 素体阴虚,或年老精亏,虚火上炎,灼伤脉络致血溢络外。

此外，剧烈呛咳、呕吐致使气逆上冲，酗酒过度而湿热上熏，以及妇女逆经和眼部外伤等，均可导致血不循经，目络破损而外溢白睛。

【西医病因病机】

1. 腹内压升高（如咳嗽，紧张）导致静脉压升高，尤以上腔静脉压。

2. 创伤（可伴有球后出血和眼球破裂）。

3. 高血压。

4. 出血性疾病。

5. 自发性出血。

【临床表现】

1. 症状：无明显不适感，多为他人发现。

2. 体征：初期部分球结膜呈鲜红色，之后随血液吸收逐渐变为棕色。出血量较少时，部分可自行吸收。如果反复发作，球结膜下大量出血（出血面积超过结膜总面积的 3/4，偶伴有凝血块）可沿眼球全周扩散，使整个球结膜呈鲜红色。

【诊断及鉴别诊断】

1. 诊断：出血初期呈鲜红色，以后随着血液的吸收逐渐变为棕色，一般 7~12d 内自行吸收。如果反复发作，结膜下出血可沿眼球全周扩散，此时应特别着重全身系统疾病的检查。

2. 鉴别诊断：本病应与"天行赤眼"相鉴别。天行赤眼虽可有白睛表层下溢血，但其病乃双侧白睛突发赤肿,灼热刺痒,畏光流泪;白睛溢血是患眼不痛不肿,出血发生于不知不觉中。

【辨证论治】

1. 热客肺经证。

证候:白睛表层血斑鲜红;见咳嗽气逆,痰稠色黄,咽痛口渴,便秘尿黄;舌质红,苔黄少津,脉数。

治法:清肺凉血散血。

方药:退赤散加减。

2. 阴虚火旺证。

证候:白睛溢血,血色鲜红,反复发作;见头晕耳鸣,颧红口干,心烦少寐;舌红少苔,脉细数。

治法:滋阴降火。

方药:知柏地黄丸加减。

【中医特色治疗】

本病初起宜冷敷以止血,48h后无继续出血,则改为热敷,以促进瘀血吸收,缩短疗程。

【西医治疗】

有轻度刺激症状可用人工泪液。另外,应避免使用阿司匹林制剂及非甾体类药物。排除高血压及出血性疾病。

【预防与调护】

1. 少食辛辣肥甘之品,以防湿热内生;劳逸结合,少熬夜伤阴;避免用力过猛或眼外伤。

2. 应及时处理高血压及心脑血管疾病。

第四章 巩膜疾病

第一节 概述

巩膜(sclera)为眼球壁的最外层,是一个细胞和血管均少,大部分由胶原纤维和弹力纤维致密交织组成的组织。巩膜的外层通过精细的板层结构与球筋膜组织相连,内层通过脉络膜周围间隙与葡萄膜组织相接触,前部与角膜缘相连,后部与视神经周围组织相连。属中医白睛的里层,故巩膜疾病归属于中医眼科的白睛疾病范畴。由于白睛在五轮学说中属气轮,在脏属肺,故其发病多责之于肺和大肠,治疗上首当理肺,复其治节,如为外感六淫,宜疏解外邪,大肠阳明热结者则泻热通腑散结。

第二节 表层巩膜炎

表层巩膜炎(episcleritis)是指巩膜表层组织的非特异性炎症,以复发性、暂时性、自限性的无明显刺激症状的眼红为主要临床特征,好发于20~50岁,男女之比约为1:3,多数患者为单眼发病。临床根据其局部表现,可分为单纯性表层巩膜炎和结节性巩膜炎2种类型。属中医学"火疳",首见于《证治准绳·杂病·七窍门》。

【中医病因病机】

中医学认为，肺经郁火或热毒蕴结白睛，滞结为痂；心肺热毒内蕴，火郁不得宣泄，上逼白睛所致；素患痹证，风湿久郁经络，循经上犯于目；肺阴不足，或久病伤阴，虚火上炎均可发为本病。

【西医病因及发病机制】

目前本病的病因尚不明了，可能与免疫性反应有关。

【临床表现】

表层巩膜炎在临床上分为结节性表层巩膜炎与单纯性表层巩膜炎，其症状体征亦有所区别。

1. 结节性表层巩膜炎（nodular episcleritis）。

（1）症状：疼痛、轻度刺激症状，一般不影响视力。

（2）体征：以局限性充血性结节样隆起为特征，结节呈暗红色，圆形或椭圆形，直径 2~3mm；结节及周围结膜充血和水肿，有压痛，可被推动。常合并轻度虹膜炎。

2. 单纯性表层巩膜炎（simple episcleritis）。

（1）症状：眼部轻微疼痛和灼热感，一般视力不受影响。

（2）体征：有周期性复发，发作突然，时间短暂，数天即愈的特点。表现为病变部位巩膜表层和相应球结膜突发呈扇形、局限性或弥漫性充血水肿，色暗红。表层巩膜的浅表血管充血呈放射状,可同时出现一定程度的球结膜血管和表层巩膜的深部血管充血。多数患者病变局限于某一象限,范围广泛者少见。有时出现眼睑神经血管性水肿,严重者可伴有周期性偏头痛,偶见虹膜炎。每次发病持续一至数天,可多次复发。妇女多在月经期发作,但复发的部位常不固定。

辅助检查:

1. 超声生物显微镜(UBM):表层巩膜炎的UBM影像呈现低回声。

2. 可做一些全身检查及实验室检查以帮助寻找病因。

【诊断与鉴别诊断】

1. 诊断要点:

(1)巩膜表层局限性暗红色结节或局限性扇形充血水肿,压痛。

(2)患眼疼痛,可伴畏光、流泪。

(3)有周期性发作而愈后不留痕迹的特点。

(4)多发于成年女性,单眼为多。

2. 鉴别诊断:单纯性表层巩膜炎与结节性表层巩膜炎的鉴别,见表3。

【辨证论治】

1. 肺经郁火证。

证候:局限性充血性结节样隆起,色暗红,压痛,眼痛;咽干鼻燥;舌红,苔薄黄,脉数。

治法:清肺泻火,活血散结。

方药:泻白散加减。

表3　单纯性表层巩膜炎与结节性表层巩膜炎的鉴别

	单纯性表层巩膜炎	结节性表层巩膜炎
局部改变	表层巩膜浅层组织充血、水肿非常明显	表层巩膜浅层组织水肿
局限范围	病变多局限于某一象限	包围的局限性结节
血管改变	表层巩膜血管迂曲扩张呈放射状	巩膜血管丛在结节深部
充血	由淡红色到鲜红色	呈紫红色
结节	无结节	结节单发、表面球结膜可移动

2. 火毒蕴结证。

证候：局限性充血性结节样隆起较大，或连缀成环，红赤压痛，眼灼痛；口苦，溲黄；舌红，苔黄，脉数。

治法：泻火解毒，凉血散结。

方药：还阴救苦汤加减。

3. 风湿凌目证。

证候：局限性充血性结节样隆起反复发作；伴关节痛，肢节肿胀；舌红，苔黄腻，脉滑数。

治法：祛风除湿，活血散结。

方药：散风除湿活血汤加减。

4. 肺阴不足证。

证候：局限性充血性结节样隆起时隐时现，反复发作，或病变局部巩膜变薄呈暗紫色或磁白色，炎症侵犯角膜，形成浸润灶；眼干涩，形体消瘦，盗汗低热；舌红少苔，脉细数。

治法：养阴清肺，兼以散结。

方药：养阴清肺汤加减。

5. 经期血热证。

证候：局限性充血性结节样隆起常于行经之际呈周期性复发，每发部位不一，多见于中年妇女；眼涩疼痛，畏光流泪，眼睑浮肿；全身可无兼见症状；舌红，苔薄黄，脉数。

治法：清肝泄热。

方药：洗肝散加减。

【中医特色治疗】

由于本病多呈自限性，一般可在 1~2 周自愈，几乎不产生永久性眼球损害，故通常无须特别处理。中医药在治疗浅层巩膜炎方面有较好疗效，能减轻症状、减少复发。

1. 针刺取穴：取迎香、列缺、尺泽、合谷、太渊、上星、四白、承泣、曲池、攒竹、丝竹空、太阳等，强刺激手法，不留针。每次取 4~5 个穴位，每日 1 次，10 次为 1 个疗程。

2. 穴位刺血取穴：太阳、上星、四白、承泣、合谷、睛明。每次取穴位 2 个，轮流针刺使之出血。适用于火毒蕴结、肺经郁热及妇女血热证。

【西医治疗】

西医治疗本病在于对病情严重者局部或全身使用糖皮质激素，有利于缩短病程。

1. 全身治疗。

若病情较明显或发作频繁者，可口服非甾体

消炎药。同时，积极寻找病因，针对原发病治疗，可防止复发。

2. 局部治疗。

（1）糖皮质激素的使用：若病情较明显或发作频繁，可局部应用糖皮质激素眼液，如0.1%地塞米松眼药水可有效抑制炎症，特别是对单纯性表层巩膜炎患者有明显的疗效。必要时可结膜下注射糖皮质激素。

（2）非甾体消炎药的使用：局部滴用非甾体类消炎眼液，如普南扑灵、露奇等眼液也可有效抑制炎症。

（3）血管收缩剂的使用：可局部滴用血管收缩剂以减轻眼红症状。

（4）扩瞳剂的使用：当并发虹膜睫状体炎时，应滴用扩瞳剂散瞳。

（5）湿热敷：局部湿热敷。

【预防与调护】

1. 锻炼身体，增强体质，避免过劳是预防本病复发的重要措施之一。

2. 注意皮质类固醇的合理、正确使用。

3. 宜少食辛辣炙煿之品，以免助化火，伤阴耗液，不利于康复。

4. 注意寒暖适中，避免潮湿。

第三节　巩膜炎

巩膜炎（scleritis）是巩膜深层组织的一种严

重的炎性病变，又称深层巩膜炎、巩膜深层炎或巩膜实质炎，好发于血管穿过巩膜的前部巩膜。而位于赤道部后面的巩膜炎，由于不能直接见到且血管少，发病亦少，容易被漏诊或误诊。巩膜炎根据病变部位，可分为前巩膜炎和后巩膜炎。两者的区分以直肌附着点为界，位于其前的为前巩膜炎。前巩膜炎又分为弥漫性、结节性及坏死性（包括坏死伴炎症及坏死不伴炎症）3大类。其中以坏死性巩膜炎最为严重、难治，常因并发症失明，或因伴严重自身免疫性疾病而累及生命，因此预后最差。弥漫性或结节性巩膜炎可单独发病或伴自身免疫性疾病，也可因感染引起。后巩膜炎是后部巩膜的炎症，外眼可无表现，最难诊断，也因常伴后节视网膜、视神经病变而影响视力。巩膜炎多发于任何年龄，好发于40~60岁，女性明显多于男性，约1/2以上的患者双眼先后发病，大部分病人合并有全身免疫性疾病。

一、前巩膜炎

前巩膜炎（anterior scleritis）病变位于赤道前部，是巩膜炎中最常见的，多见于青年人或成年人，女性多于男性，双眼可先后或同时发病。本病也可归属于中医"火疳"范畴。

【中医病因病机】

参见表层巩膜炎，但其病机的关键为风湿热毒邪壅滞。

【西医病因及发病机制】

原因常不明。可能与感染及自身免疫有关。

【临床表现】

1. 症状：疼痛是活动性巩膜炎的指标之一。患者眼部疼痛、压痛明显，有刺激症状，有时也出现同侧头痛。视力可不同程度下降。

2. 体征与临床分型：本病可分为结节性巩膜炎、弥漫性巩膜炎和坏死性巩膜炎 3 种，其体征有所不同。

（1）结节性前巩膜炎（nodular anterior scleritis）约占巩膜炎的 44%。单眼发病多，症状以眼红为主，疼痛较轻。巩膜局部结节状隆起，伴充血、水肿，有触痛。结节多数 1 个，也可几个，位于巩膜任一部位，上方较多。角膜炎或葡萄膜炎并发症少，眼底多数正常，伴自身免疫性疾病者少。

（2）弥漫性前巩膜炎（diffuse anterior scleritis）约占巩膜炎的 40%，相对良性。巩膜表现为局灶或全部弥漫性充血、水肿及增厚，由于炎症位于深层巩膜，充血呈暗红色或带紫色。眼球有触痛及转动痛。严重者可伴轻度突眼、眼肌运动障碍及复视。

（3）坏死性巩膜炎（necrotising scleritis）约占巩膜炎的 14%，是巩膜炎中最严重、治疗最困难、预后最差的一种。单眼或双眼发病，患眼剧痛。局部巩膜坏死、变薄，透露或暴露其下棕黑色葡萄膜，其上结膜溃烂。坏死伴炎症的，坏死周围巩膜充血、浸润、增厚；不伴炎症的，无疼痛，巩膜贫血、坏死及巩膜软化穿孔。坏死性巩膜炎常伴病变附近月牙形的周边角膜溃疡，角膜浸润或变薄，累及前葡萄膜时，出现角膜后KP，前房细胞、前房闪辉及虹膜后粘连。后节受累时，有玻璃体混浊，视网膜、脉络膜增厚及脱离等，而出现明显的视力下降。如无及时有效的治疗，坏死巩膜最后穿孔可致眼球萎缩。

3. 并发症：可并发葡萄膜炎、角膜炎、白内障、继发性青光眼、巩膜葡萄肿等。

辅助检查：

（1）超声生物显微镜（UBM）：结节性前巩膜炎结节性的UBM影像显示，在结节部位的巩膜水肿增厚，呈较弱回声，边界清晰。弥漫性前巩膜炎的UBM影像显示弥漫性巩膜增厚，呈略低回声。坏死性巩膜炎的早期UBM影像显示弥漫的低回声区，呈斑点状，巩膜明显增厚；病情加重时，UBM可显示巩膜小洞，或在巩膜组织中形成更弥漫的低回声改变；在恢复期，UBM常可显示典型的巩膜变薄。

（2）胸部、脊柱、骶髂关节X线检查：一般骨质无异常，类风湿性关节炎者可发现有关节腔狭小和骨侵袭。

（3）实验室检查：

1）血常规部分患者白细胞$< 4 \times 10^9/L$，淋

巴细胞绝对计数降低，或有血小板减少。

2）血沉常增快，男性＞15mm/h，女性＞20mm/h。

3）血清尿酸测定，部分患者血清尿酸可能升高。

4）结核菌素皮内试验，部分患者试验结果为阳性。

5）免疫指标，如循环免疫复合物、血清自身抗体（如抗核抗体、类风湿因子、抗DNA抗体等）、梅毒血清学等测定，部分病人的检查结果为阳性。

【诊断与鉴别诊断】

1. 诊断依据：主要根据3种不同类型巩膜炎的各自临床表现特点和相关病史诊断。

2. 鉴别诊断：本病应与表层巩膜炎相鉴别，见表4。

【中医特色治疗】

1. 点眼：清热解毒类眼药或抗生素滴眼液及糖皮质激素类滴眼液。合并瞳神紧小者，需以1%阿托品滴眼液或眼膏散瞳。

2. 熏洗：可用内服药渣再煎水熏洗，减轻眼部症状，促进气血流畅，缩短病程。也可将内服药渣再煎水局部湿热敷。

【西医治疗】

1. 对因治疗：如有感染存在，可采用抗生素治疗。对于全身性疾病相关性巩膜炎，应予以相应治疗。

表4 表层巩膜炎与前部巩膜炎鉴别表

	表层巩膜炎	前部巩膜炎
病因	多见与外源性抗原抗体所致的过敏性反应	为内源性抗原抗体复合物所引起
病位	巩膜表层组织,极少侵犯巩膜本身	巩膜深层组织,直接侵犯巩膜本身
发病	较急	急
病程	短,几天或2周	长,数周或数月、数年
并发症	常无	常有(角膜炎、葡萄膜炎、青光眼等)
眼别	常单眼发病	可双眼先后或同时发病
后遗症	一般不留痕迹	巩膜变薄、巩膜葡萄肿、角膜硬化
全身病	与内分泌失调及代谢性疾病(痛风)有一定关系	多伴有全身胶原病

2. 抗炎治疗:局部滴用糖皮质激素可减轻结节性或弥漫性前巩膜炎的炎性反应,如仅局部滴药不能控制炎症,可根据病情选用非甾体抗炎药,如吲哚美辛口服,每次25~50mg,每日2~3次,常可迅速缓解炎症和疼痛。对于严重病例则应局部和全身应用足量糖皮质激素,但应慎用球周注射,特别是坏死性巩膜炎患者,因球周注射有可能造成巩膜穿孔。若糖皮质激素无效时,

可考虑采用免疫抑制剂治疗,如甲氨蝶呤、硫唑嘌呤、环磷酰胺、环孢素等。如果巩膜有坏死表现,可考虑联合用药。

3. 对坏死、穿孔的巩膜部位:可试行巩膜加固术或异体巩膜移植术。

4. 并发症治疗:如并发青光眼时,应及时降低眼压;并发虹膜睫状体炎,应予以散瞳治疗。

【预防与调护】

同前表层巩膜炎。

二、后巩膜炎

后巩膜炎(posterior scleritis)是指眼赤道后部与视神经周围巩膜的炎症,可破坏巩膜的正常结构,至少占巩膜炎的20%。本病中医无类似病名及描述,但仍可归属"火疳"范畴;若外眼无改变、以视力或视觉改变为主,亦可归属于"内障"范畴。

【病因病理】

后巩膜炎的病因不十分清楚,目前认为主要与全身胶原血管性及自身免疫性疾病、眼部炎性疾病、外伤或手术及特发性有关。

【临床表现】

1. 症状:主要表现为不同程度的眼痛和压痛,也可出现头痛。病变早期视力受损之前,持续性眼痛是一个有诊断价值的症状,疼痛可波及眉弓部、颞部或颧骨部。视力不同程度的减退。

2. 体征：合并前巩膜炎时，可出现球结膜及巩膜充血水肿等前巩膜炎体征；眼球轻度突出；眼底检查常见血管迂曲及结膜水肿，后巩膜炎累及视网膜与脉络膜时眼底可出现多种改变：视网膜条纹、脉络膜皱褶、视网膜脉络膜隆起、浆液性视网膜脱离、泡样视网膜隆起、黄斑囊样水肿及视乳头充血水肿等改变。

3. 并发症：可并发葡萄膜炎、视网膜炎、继发性青光眼、白内障、巩膜葡萄肿等。

4. 辅助检查。

(1) B型超声扫描：是诊断本病的最有价值的检查方法。检查显示后部巩膜增厚；若球后水肿围绕视神经，则可见典型的"T"形征，表示沿巩膜扩展的水肿与视神经阴影成直角。

(2) CT或MRI检查：检查显示后部巩膜增厚，有助于诊断。

【诊断与鉴别诊断】

1. 诊断依据：

(1) 不同程度的持续性眼痛、压痛；视力不同程度地减退，或复视。

(2) 眼睑及球结膜水肿，眼球轻度突出甚至眼球运动受限，眼后部可出现视盘水肿、黄斑水肿、渗出性视网膜脱离、脉络膜皱褶。

(3) B超、CT或MRI显示后部巩膜增厚，有助于诊断。

2. 鉴别诊断：

（1）本病与眶蜂窝织炎鉴别：二者均能引起单侧或双侧眼球突出，眼球表面充血、眼球运动受限、脉络膜皱褶和视盘水肿等表现，但眶蜂窝织炎的眼球突出更明显，常伴有发热、血象异常等全身中毒症状；后巩膜炎的球结膜水肿较眶蜂窝织炎明显，眼球突出不如眶蜂窝织炎。

（2）本病与Graves眼病鉴别：二者都能引起单侧或双侧眼球突出、眼球表面充血、眼球运动受限、脉络膜皱褶和视盘水肿等表现，Graves眼病的眼外肌肥大这一体征也可见于严重的巩膜炎或巩膜球筋膜炎。然而，Graves眼病引起的疼痛比巩膜炎轻得多，且超声波扫描无巩膜增厚；Graves眼病还有上睑退缩，向下注视时上睑不能随着下垂，常有甲状腺病史或体征及Werner试验阳性。

（3）本病与原发性青光眼鉴别：应与后巩膜炎继发青光眼相鉴别。后巩膜炎继发青光眼时的高眼压降眼压药控制不理想，糖皮质激素可使眼压缓慢下降，视野改善，停用后眼压复升，继续糖皮质激素治疗，眼压复降至正常。

（4）本病与眼眶肿瘤鉴别：眼眶的恶性肿瘤B型超声检查可有"T"形暗区，同时可表现为眼痛、视力下降，个别后巩膜炎患者因为症状及体征的表现与恶性肿瘤相似而被误摘除眼球。眼眶恶性肿瘤的临床症状和体征在给予非甾体抗炎药或糖皮质激素治疗时一般无改善，以此可以与眼眶恶性肿瘤相鉴别。较强的眼内部炎症反应及眼球后的无回声带,可以使检查者警惕后巩膜炎的可能性。

(5) 本病与视网膜动静脉阻塞鉴别:后巩膜炎并发的视网膜动静脉阻塞的临床表现与其他原因所致视网膜动静脉阻塞相似,但应注意患者同时有后巩膜炎的症状,此时超声检查较易鉴别。

【中医特色治疗】

1. 参见表层巩膜炎。但是,本病发于白睛深层,其病机的关键为风湿热毒邪壅滞,且邪热多累及血分,故对本病的治疗应注意在辨证论治的基础上加用凉血活血散结之品。

2. 专病专方:雷公藤多苷片,口服,每次2片,每日3次,20d 为1个疗程;龙胆泻肝口服液,口服,每次10ml,每日3次,适用于湿热内壅者;清开灵口服液,口服,每次10~20ml,每日2~3次,适用于实热蕴结者;双黄连口服液,口服,每次10~20ml,每日2~3次,适用于实热蕴结者。

【西医治疗】

1. 全身治疗。

排除结核等感染性病因后行全身糖皮质激素治疗(有前节炎症者联合局部糖皮质激素治疗),控制欠佳时联合全身免疫抑制剂治疗。诊断为结核性后巩膜炎者行抗结核及全身激素治疗。

(1) 病因治疗:针对病因进行治疗。

(2) 非甾体消炎药：口服非甾体消炎药，如吲哚美辛每次 25~50mg，每日 2~3 次，常可迅速减轻炎症和疼痛。

(3) 糖皮质激素的使用：对严重的弥漫性或结节性前巩膜炎者，可大剂量静脉滴注糖皮质激素；对坏死性前巩膜炎应尽早给予大剂量的糖皮质激素；对后巩膜炎在全身应用糖皮质激素的同时，可联合球后和球周注射糖皮质激素。

(4) 免疫抑制剂的使用：若患者巩膜有穿孔的危险，或全身使用糖皮质激素无效时，可考虑采用免疫抑制剂，如环磷酰胺、甲氨蝶呤、环孢霉素 A。

2. 局部治疗。

(1) 糖皮质激素的使用：局部滴用糖皮质激素眼液，如 0.1% 地塞米松眼药水可减轻结节性或弥漫性前巩膜炎的炎症反应。或球后注射糖皮质激素能缓解炎症，并减轻疼痛。禁用结膜下注射糖皮质激素，以免造成巩膜穿孔。

(2) 非甾体类消炎眼药的使用：局部滴用非甾体类消炎眼液，如普南扑灵、露奇等眼液也可有效抑制炎症。

(3) 扩瞳剂的使用：当并发虹膜睫状体炎时，应滴用扩瞳剂散瞳。

3. 手术治疗。

对坏死性巩膜炎发生巩膜穿孔的病例可考虑做异体巩膜移植术联合眼球筋膜瓣覆盖加固。

4. 若波及眼内及眼眶者，按相应病症处理。

【预防与调护】

同前表层巩膜炎。

第四节 巩膜葡萄肿

巩膜葡萄肿（scleral staphyloma）是指在眼内压的作用下，变薄的巩膜以及深层的葡萄膜向外扩张膨出，并显露出葡萄膜颜色呈蓝黑色的一种体征。根据突出的部位又可以分为前巩膜葡萄肿、赤道部巩膜葡萄肿和后部巩膜葡萄肿。患者多有严重的视力障碍。

【病因病机】

暂不明确。巩膜的先天性缺陷或病理损害使其变薄、抵抗力减弱时，在眼内压作用下巩膜以及深层的葡萄膜向外扩张膨出，并显露出葡萄膜颜色而呈蓝黑色。眼轴恶性增长和年龄增长也可能是形成后巩膜葡萄肿的危险因素之一。

【临床表现】

1. 前巩膜葡萄肿：膨出位于睫状体区，多见于炎症、外伤合并继发性青光眼。

2. 赤道部巩膜葡萄肿：膨出位于赤道部，多为巩膜炎或绝对期青光眼的并发症。

3. 后巩膜葡萄肿：膨出位于眼底后极部及视盘周围，多见于高度近视眼，常伴有严重视网膜脉络膜萎缩的眼底病变，严重损伤视功能。

【诊断及鉴别诊断】

1. 诊断：

（1）前部及赤道部巩膜葡萄肿：前部巩膜葡萄肿多发生在巩膜薄弱的睫状体部、角膜缘及前睫状动脉通过的直肌附着点附近，可单独隆起，有时也可融合形成环状，呈灰蓝色或紫色突出，眼部检查易发现。赤道部巩膜葡萄肿多发生在涡状静脉穿出巩膜处，为黑色单独隆起，不融合成环，检查时须令转动眼球，否则不可见。如屈光间质透明，检眼镜及三面镜检查有助于诊断。

（2）后部巩膜葡萄肿：病变多位于视神经周围的眼球后极部，常见于伴有视网膜脉络膜变性的高度近视。眼底检查时，在视乳头颞侧可见白色新月形区的"近视弧"。A超检查可发现眼轴增长，B超可见眼球后极部局限性向后突出。

2. 鉴别诊断：巩膜葡萄肿需与眼球表面肿瘤相鉴别。可根据有无巩膜炎、外伤、原发或继发青光眼及高度近视等病史，以及A超、B超检查鉴别。

【治疗】

前巩膜葡萄肿早期可试行减压手术，以减缓葡萄肿的发展。若患者已无光感又疼痛时，可以考虑眼球摘除术。对于病理性近视患者，眼轴变长、极度扩张的后极部使脉络膜厚度显著减小，脉络膜失去原有功能更易形成后巩膜葡萄肿。后巩膜加固术可显著改善长眼轴后巩膜葡萄肿患者的预后。

第五章 角膜疾病

第一节 感染性角膜炎

一、细菌性角膜炎

细菌性角膜炎是由细菌感染引起的化脓性角膜炎症,又称为细菌性角膜溃疡。本病起病急,变化多,严重者可影响视力甚至导致失明。属中医学"凝脂翳",首见于《证治准绳·杂病·七窍门》。

【中医病因病机】

黑睛表层外伤,风热邪毒乘虚入侵;肝胆热盛,灼伤黑睛;久病体虚,黑睛溃陷。

【西医病因及发病机制】

多为角膜感染所致,某些局部、全身状况及用药史等是造成感染的重要因素。以上因素可破坏角膜上皮完整性,造成角膜感染。

【临床表现】

1. 症状:起病急骤,自觉眼痛、畏光、流泪、视物模糊等,伴较多脓性分泌物。

2. 体征:眼睑、球结膜水肿,睫状充血,病变早期角膜上皮溃疡,出现浸润灶,周围组织水肿。多伴脓性分泌物。

3. 并发症和后遗症：虹膜睫状体炎、角膜白斑、眼内炎、眼球萎缩等。

【诊断及鉴别诊断】

1. 诊断：可根据病史，例如外伤史、配戴隐形眼镜史等，检查是否有角膜溃疡、显著的混合充血、积脓等作为诊断依据，实验室检查见致病菌可帮助确诊。

2. 鉴别诊断：

（1）绿脓杆菌性角膜炎，是绿脓杆菌导致的急性、化脓性角膜炎，角膜的病变区有大量不易擦去的黄绿色分泌物，在其实验室检查中可以见角膜刮片中有革兰阴性杆菌，细菌培养有绿脓杆菌生长。

（2）真菌性角膜炎，是由致病的真菌感染引起的角膜病变，病情发展相对缓慢，眼部刺激症状较轻，病灶呈灰白色，外观干燥粗糙，有时在病灶周围可以见到卫星灶形成。病灶表面易于刮除，实验室辅助检查可以见到真菌的菌体或者菌丝。

（3）单疱病毒性角膜炎。有反复发作时，结膜反应较轻，无角膜外伤史，抗病毒药物治疗有效。

【辨证论治】

1. 风热壅盛证。

证候：病变早期，羞明流泪，角膜生翳，如覆薄脂；头目疼痛；舌质红，苔薄黄，脉浮数。

治法：祛风清热。

方药：新制柴连汤加减。

2. 热盛腑实证。

证候：病变中期，翳脂深大，边缘不清，色带黄绿，前房积脓量多，眼睑红肿，结膜混合充血，虹膜肿胀；头目剧痛，羞明流泪明显；口苦咽干，便秘溲赤；舌质红，苔黄，脉数有力。

治法：清热解毒，泻火通腑。

方药：四顺清凉饮子加减。

3. 气阴两虚证。

证候：病变后期，角膜翳陷久未愈合，轻微睫状充血，眼内干涩；体倦便溏，或口燥咽干；舌淡红，脉细。

治法：偏阴虚者，滋阴退翳；偏气虚者，益气退翳。

方药：偏阴虚者用滋阴退翳汤加减，偏气虚者用补中益气汤加减。

【中医特色治疗】

1. 常用中成药：鱼腥草注射液20～100ml，5%～10%葡萄糖注射液100ml，静脉滴注，每日1次；清开灵注射液20～40ml，加入0.9%生理盐水100ml，静脉滴注，每日1次。

2. 熏洗及湿热敷：可用金银花、板蓝根、野菊花、大青叶、千里光、荆芥、防风等水煎熏眼；或过滤药汁，待微温时冲洗眼部；或以毛巾浸泡后湿热敷眼部，每日1～3次。

3. 针刺治疗：取睛明、承泣、丝竹空、攒竹、阳白、太阳、翳明、合谷、肝俞等。每次选3~5穴，交替轮取，泻法为主，每日1次。

4. 早期有效积极治疗，病情控制后，用中药以祛风清热解毒退翳，调整全身功能状态。中西医结合治疗，积极控制感染，促进溃疡愈合，减少瘢痕形成。

【西医治疗】

1. 药物治疗：初诊的细菌性角膜炎给予广谱抗生素治疗，然后再根据细菌培养+药敏试验及时调整使用敏感抗生素。

（1）局部治疗。

1）抗生素类药物：急性期用高浓度抗生素滴眼液频繁滴眼，每15~30min滴眼1次。

2）球结膜下注射：适用于病情严重或不适合滴眼的患者，每日或隔日1次。

3）扩瞳：复方托吡卡胺（托品酰胺）滴眼液，每日3次。并发虹膜睫状体炎者应给予1%阿托品滴眼液或眼膏散瞳，每日3次，睡前涂眼膏。

4）胶原酶抑制剂：5%依地酸钠、乙酰半胱氨酸滴眼液，每日3~6次。

5）非甾体消炎药：0.1%双氯芬酸钠滴眼液、普拉洛芬滴眼液。

6）降低眼内压：碳酸酐酶抑制剂、β受体阻滞剂。

7）亲水性软性接触镜：帮助上皮愈合，防止和治疗小的角膜穿孔。

8）局部清创：溃疡面清创，碘酊烧灼。

（2）全身治疗：主要为静脉点滴或肌内注射。

2. 手术治疗：药物治疗无效，病情严重者，可根据病情考虑结膜瓣遮盖术、羊膜移植术、板层角膜移植或全层角膜移植术。

【预防调摄和预后转归】

1. 合理、清淡饮食，注意眼部卫生；积极治疗全身性疾病。

2. 本病预后与致病菌种类、治疗是否及时等因素有关，一般预后较好。

二、真菌性角膜炎

真菌性角膜炎是一种由致病真菌引起的感染性角膜病变，致盲率极高。一旦患病，病程较长，治疗不当，可致失明。属中医学"湿翳"，见于《一草亭目科全书》。

【中医病因病机】

湿毒入侵，湿热上乘，熏灼黑睛。

【西医病因及发病机制】

本病是真菌直接侵入角膜所致。由外伤、手术等引起真菌感染或服用药物而致机体免疫功能失调，继发感染。

【临床表现】

1. 症状：起病缓慢，异物感，视物模糊。

2. 体征：混合充血。角膜浸润灶呈白色或乳白色，致密，表面欠光泽，呈牙膏样或苔垢样外观，角膜后可有斑块状脓样沉着物。前房积脓呈灰白色，较黏稠。

3. 并发症和后遗症：溃疡发展可导致角膜穿孔，真菌进入前房，引起真菌性眼内炎而失明。

【诊断及鉴别诊断】

1. 诊断：多有植物性外伤史；角膜浸润呈浅在的圆盘状，有混浊的中心区和外圈一环形混浊区；病程虽慢，但顽固，并逐步深入，溃疡表面坏死组织不易拭脱；抗生素治疗无效，有时助长其发展；主诉症状较轻但溃疡情况较重；借助角膜刮片及培养等鉴别确诊。

2. 鉴别诊断：重症的真菌性角膜溃疡，特别是镰刀菌性角膜炎，由于发病急骤，常合并有前房积脓及角膜穿孔，经常被误诊为铜绿假单胞菌性角膜溃疡，主要鉴别是前者具有典型的菌丝苔被病灶，后者溃疡呈淡绿色，表面湿润而有光泽（由黏性坏死组织及分泌物构成），边缘光滑，与正常角膜之间有浸润水肿区，此外，本病与单纯疱疹病毒引起的坏死性角膜炎和棘阿米巴性角膜炎晚期盘状基质脓肿的临床表现非常酷似，可以通过病史及实验室诊断加以鉴别。

【辨证论治】

1. 湿重于热证。

证候：患眼畏光流泪，疼痛较轻，混合充血或睫状充血，角膜表面稍隆起，形圆而色白，表面如豆腐渣样；多伴不思饮食，口淡无味；舌苔厚腻而白，脉缓。

治法：祛湿清热。

方药：三仁汤加减。

2. 热重于湿证。

证候：患眼碜涩疼痛，畏光不适，流泪黏稠，混合充血，角膜混浊，表面粗糙不平，状如豆腐渣，多伴前房积脓；常伴小便黄，大便秘结；舌红，苔黄腻，脉濡数。

治法：清热化湿。

方药：甘露消毒丹加减。

【中医特色治疗】

1. 中医辨证施治，以清热祛湿、通腑泄热、凉血活血为治法；同时使用抗真菌药物，可加速症状好转，缩短疗程，提高疗效。

2. 在西医常规治疗基础上，予中药内服外熏。

【西医治疗】

1. 局部治疗。

（1）抗真菌药物：0.25%两性霉素 B 滴眼液、5%那他霉素滴眼液、2%酮康唑滴眼液、0.2%氟康唑滴眼液、0.5%咪康唑滴眼液、1%咪康唑眼膏、1%氟胞嘧啶滴眼液，滴眼液 0.5～1h 滴眼 1 次，或者球结膜下注射咪康唑 5～10mg

或两性霉素 B 0.1mg，隔日 1 次。

(2) 0.02%聚己甲基双胍（PHMB）可显著抑制镰刀菌的生长。

(3) 并发虹膜睫状体炎者，用 1%阿托品滴眼液或眼膏，每日 3 次，睡前涂眼膏。

2. 全身治疗。

咪康唑静脉滴注，10~30mg/（kg·d），分 3 次给药；或 0.2%氟康唑 100mg，静脉滴注，每日 2 次。或伊曲康唑 100~200mg 口服，每日 1 次。

3. 手术治疗。

目前可根据患者病情选择手术治疗：清创术、结膜瓣遮盖术、羊膜移植术、板层角膜移植或治疗性角膜移植。

【预防调摄和预后转归】

1. 尽量避免黑睛外伤；眼部不可滥用抗生素、激素及免疫抑制剂，防止继发感染。

2. 本病轻度及中度患者预后良好，严重者预后较差。

三、单纯疱疹病毒性角膜炎

单纯疱疹病毒性角膜炎是由单纯疱疹病毒引起的角膜感染，简称单疱角膜炎。是一种严重的致盲性眼病，常为单眼发病，严重者可致失明。属中医学"聚星障"，见于《证治准绳·七窍门》。

【中医病因病机】

本病是由风寒或风热邪气侵袭、肝经风热、

饮食不节、肝肾阴虚或热病伤津所致。

【西医病因及发病机制】

本病主要由单纯疱疹病毒Ⅰ型感染所致。人的原发性单纯疱疹病毒Ⅰ型感染常发生于幼儿，其病毒在三叉神经内长期潜伏。近年来发现，角膜也可作为病毒的潜伏地，一旦机体抵抗力下降，便可发病。

【临床表现】

1. 症状：轻者没有症状或眼内轻度异物感、畏光、流泪、视物模糊，重者眼疼、灼热、眼睑痉挛、视力明显下降。

2. 体征：结膜充血，角膜混浊、浸润、水肿。角膜依不同的病变有多种表现形态，如树枝状、地图状、盘状等。

3. 并发症：角膜新生血管、虹膜睫状体炎、基质瘢痕、穿孔以及继发细菌感染等。

【诊断及鉴别诊断】

1. 诊断：根据病史、临床表现可初步诊断。实验室角膜刮片进行病毒培养或进行 HSV 抗体检测可帮助确诊。

2. 鉴别诊断。

（1）带状疱疹性角膜炎（HZK）：HZK 树枝状表现，呈白色隆起于角膜表面，由肿胀的上皮细胞构成；其下上皮仍完好，无溃疡；玫瑰红染色非常明显，而荧光素染色相对弱。HSK 树枝状表现：树枝末端膨大圆形小泡，树枝为溃疡，荧光素染色明显。

(2) 前部及基质角膜营养不良：角膜营养不良为遗传性疾病，多在青少年发病。双眼发病，临床表现一致。病变均位于中央，向周边发展，表现为角膜混浊，无炎症浸润及水肿。

(3) 干燥综合征引起的表层角膜病变：干燥综合征患者往往合并有全身结缔组织疾病（如类风湿关节炎等）以及口干。双眼发病，表现一致，主要为角膜上皮弥漫性表层点状脱落以及丝状角膜炎等。泪液分泌试验小于3mm。

(4) 角膜基质炎与各种非感染原因引起的角膜水肿：主要是各种内眼手术引起的角膜内皮失代偿以及角膜内皮营养不良。

【辨证论治】

1. 外感风热证。

证候：角膜浅层骤生细小星翳，或散或聚，混合充血，羞明流泪，沙涩不适；伴恶风发热，头痛鼻塞，口干咽痛；苔薄黄，脉浮数。

治法：疏风清热。

方药：银翘散加减。

2. 肝胆火炽证。

证候：角膜星翳连缀溃陷，扩大加深，呈树枝状或地图状，色白或微黄，混合充血；热泪频流，羞明难睁，眼痛沙涩；溲赤胁痛，口苦咽干；舌红苔黄，脉弦数。

治法：清肝泻火。

方药：龙胆泻肝汤加减。

3. 湿热蕴蒸证。

证候：角膜生翳溃腐，状如地图，或角膜肿胀增厚，混浊不清，形如圆盘，睫状充血，热泪胶黏，反复发作，病情缠绵；头重胸闷，纳少便溏；舌红，苔黄腻，脉濡数。

治法：化湿清热。

方药：三仁汤加减。

4. 阴虚夹风证。

证候：角膜生翳，迁延不愈，或时愈时发，轻度睫状充血，眼内干涩，口干咽燥；舌红少津，苔薄，脉细或细数。

治法：滋阴祛风。

方药：加减地黄丸加减。

【中医特色治疗】

1. 鱼腥草注射液 20～100ml，用 5%～10% 葡萄糖注射液 100ml，静脉滴注，每日 1 次；清开灵注射液 20～40ml，加入 0.9% 生理盐水 100ml，静脉滴注，每日 1 次；抗病毒冲剂，开水冲服，每包 12g，每次 1～2 包，每日 3 次。

2. 熏洗或湿热敷：可用金银花、连翘、蒲公英、大青叶、薄荷、紫草、柴胡、秦皮、黄芩等水煎熏眼；或过滤药汁，待微温时冲洗眼部；或以毛巾浸泡后湿热敷眼部，每日 2～3 次。

3. 针刺治疗：可选用睛明、四白、丝竹空、攒竹、合谷、足三里、光明、肝俞等穴。每次局部取2穴，远端取2穴，交替使用，根据病情虚实酌情使用补泻手法。

【西医治疗】

1. 局部治疗。

（1）抗病毒药物：阿昔洛韦、三氟胸腺嘧啶核苷、安西他滨（环胞苷）、碘苷（疱疹净）、利巴韦林（三氮唑核苷）滴眼液、鱼腥草滴眼液。急性期每1~2h点眼1次，睡前涂眼膏。

（2）皮质类固醇激素的使用：必须配合抗病毒药物，一旦炎症控制应逐渐减量至停药。

（3）干扰素：滴宁滴眼液，每日4~6次。

（4）环孢霉素A：0.5%~2%滴眼液，每日3~4次。

（5）并发虹膜睫状体炎时，阿托品眼药水或眼膏：白天滴眼药水，每日3次，睡前涂眼膏。

（6）球结膜下注射：0.2%阿糖胞苷或鱼腥草注射液，每次0.5ml，隔日1次。

（7）局部清创：角膜溃疡明显者，碘酊烧灼。

（8）光动力灭活：许多异三轮列染料在接触可见光时可消除单纯疱疹病毒的感染性。

2. 全身治疗。

严重病例阿昔洛韦200mg口服，每日4次。另外，阿昔洛韦400mg口服，每日2次，持续1年，可减少HSK复发率。

3. 手术治疗。

药物疗效不好,应根据病情采用不同的手术治疗。目前有结膜瓣遮盖术、板层角膜移植术、穿透性角膜移植术、羊膜移植术。

【预防调摄和预后转归】

1. 清淡饮食,预防本病的发生与复发。发生浅层病变者禁用糖皮质激素。

2. 本病原发感染预后良好,复发性感染易反复。

四、带状疱疹性角膜炎

带状疱疹性角膜炎是水痘-带状疱疹病毒感染三叉神经所致的眼部病变。古代中医眼科对本病无记载。

【中医病因病机】

1. 风热之邪外袭,伏于肝经,循经上扰黑睛,致黑睛被灼。

2. 脏腑热盛,或肝胆热毒蕴结,循经上攻于目,致黑睛气血凝滞而受病。

3. 素体脾胃虚弱,运化无力,水湿停滞,郁而化热,湿热上蒸于黑睛。

4. 邪毒久伏,耗损阴液,或素体肝肾阴虚,阴虚则生内热,致虚火上炎侵犯黑睛。

【西医病因及发病机制】

水痘-带状疱疹病毒复发感染所致。

【临床表现】

症状:视物模糊,眼痛、眼红,皮疹,发

热等。

体征：鼻尖或鼻翼出现带状疱疹，为鼻睫状支神经受侵犯的征兆，随后必然发生角膜炎与虹膜炎。角膜炎的表现主要有表层粗点状角膜炎、上皮下浸润及钱币状角膜炎、假树枝状角膜炎、黏斑性角膜炎、神经麻痹性角膜炎、盘状角膜基质炎这几种类型。

并发症：角膜溃疡，前房积脓以及虹膜萎缩等。

【诊断】

1. 既往有单侧颜面部皮疹病史。

2. 该区皮肤残留瘢痕或茶褐色沉淀物，典型症状体征，虹膜萎缩。

3. 前房角色素沉着（较其他葡萄膜炎色素浓厚）。

【西医治疗】

1. 表层点状角膜炎和树枝状角膜炎。更昔洛韦眼用凝胶，每日4次。对伴有较重结膜炎的患者，可并用糖皮质激素滴眼。此外，还应眼局部滴抗菌药眼膏，以防混合感染。

2. 盘状角膜基质炎。主要应用糖皮质激素滴眼，或结膜下注射。滴眼以能控制症状的最低浓度、最少滴眼次数为原则。

3. 角膜葡萄膜炎或虹膜睫状体炎。除阿托品散瞳及糖皮质激素外，还应口服吲哚美辛等非甾体激素消炎剂，慎用糖皮质激素。

4. 神经麻痹性角膜溃疡。局部滴人工泪液或上皮生长因子等,纱布绷带包扎,配戴软性角膜接触镜或暂时睑缘缝合均有一定效果。

5. 黏斑性角膜炎。局部应用糖皮质激素药物可控制虹膜炎及角膜基质炎,同时应用胶原酶抑制剂滴眼可融解黏斑。必要时局部滴用人工泪液或行睑缘临时缝合术。

【预防调摄和预后转归】

清淡、易消化饮食,注意补充水分,一般可治愈。

五、棘阿米巴角膜炎

棘阿米巴角膜炎是由棘阿米巴原虫感染所致的一种慢性、进行性角膜溃疡。本病严重影响视力,病程长。中医古籍无相应描述。

【中医病因病机】

早期乃风热外袭,风轮受损,中晚期多由湿热交蒸,侵袭黑睛所致。

【西医病因及发病机制】

本病常因角膜外伤、角膜接触棘阿米巴污染的水源及植物,特别是通过污染了的角膜接触镜或清洗镜片的药物感染所致。

【临床表现】

1. 症状:患眼有异物感、畏光、流泪伴视力减退,眼痛剧烈。多数病程达数月之久。

2. 体征:早期表现为点状或线状角膜炎、上皮下浸润、假树枝状角膜炎及放射状角膜神经炎。移行期淡白色环形浸润。晚期表现为浓密灰白色环形浸润等，后弹力层膨出或穿孔，常有前房积脓。

【诊断及鉴别诊断】

1. 诊断：不能仅依靠病史、临床表现，共焦显微镜或实验室角膜刮片查见棘阿米巴滋养体、包囊可帮助确诊。

2. 鉴别诊断：主要和其他感染性角膜炎鉴别，其中早期要和 HSK 鉴别。鉴别点包括是否有佩戴角膜接触镜病史，是否伴有严重程度常与客观检查不相符的剧烈眼疼，角膜浸润形态。

【辨证论治】

1. 风热外袭证。

证候：角膜浅层水泡，细小星翳或如树枝，抱轮红赤；羞明流泪，沙涩不适；舌质尖红，苔薄黄，脉浮数。

治法：疏风清热。

方药：银翘散加减。

2. 湿热挟风证。

证候：常单眼发病，眼痛难睁，角膜生翳，中央溃陷，四周高起，久溃难敛，睫状充血或混合充血；羞明流泪，沙涩不适；舌质红，苔黄腻，脉濡数。

治法：清热利湿，杀虫解毒。

方药：甘露饮加减。

【中医特色治疗】

中药熏洗：可用荆芥、银花、黄芩、苍术、千里光、木贼草，煎水，澄清过滤，清洗患眼，或煎水作湿热敷。

【西医治疗】

1. 局部治疗。病变早期，可试行病灶区角膜上皮刮除，药物需要2~3种生物杀灭剂联合应用，治疗时间长，并逐渐减量，疗程4个月以上。

（1）0.02%氯己定，每30min日夜滴眼，持续2~3d，然后每小时1次，症状明显改善后逐渐减少为每日4~6次。

（2）二咪或联咪类药：0.15%羟乙醛酸双溴丙咪或0.1%羟乙磺酸丙氧苯米滴眼液。

（3）咪唑类：1%咪康唑或酮康唑滴眼液。

（4）抗生素类：1%新霉素、1%多黏菌素B、1%杆菌肽滴眼液。

（5）局部清创：适用于疾病早期，可试行病灶区角膜上皮刮除。

（6）洗眼：0.02%~0.1%氯己定、0.5%~2.5%聚维酮碘，50ml洗眼，每日2次。

皮质类固醇的应用有加重病情的危险，一般不主张使用。

2. 全身治疗。

（1）口服咪唑类抗真菌药物，需联合用药：酮康唑200mg口服，每日2次。

（2）抗厌氧菌药物：甲硝唑 0.4mg 口服，每日 3 次。

（3）镇痛剂：非甾体消炎药如吲哚美辛（消炎痛）25mg 口服，每日 3 次。

3. 手术治疗。在药物治疗无效，病情进行性加重的情况下，应及时手术，如板层角膜移植术；若炎症累及全层角膜，应行穿透性角膜移植术。

【预防调摄和预后转归】

预防眼外伤；避免接触被阿米巴污染的水源、被阿米巴污染的角膜接触镜及清洗镜片的药液。本病早期治疗得当，愈后尚可，晚期愈后较差，总体愈后不良。

第二节　免疫性角膜炎

一、角膜基质炎

角膜基质炎是角膜基质非化脓性炎症。发病年龄一般在 5~20 岁，女性发病多于男性，病程长。由于角膜基质瘢痕形成，不同程度影响视力，甚至失明。属中医学"混睛障"，见于《审视瑶函》。

【中医病因病机】

本病系肝经风热，侵袭黑睛；肝胆热毒，气血瘀滞；湿热内蕴，上损黑睛；阴津耗损，虚火上炎，发为本病。

【西医病因及发病机制】

先天性梅毒为最常见的病因，其他病原体亦可引起本病。血液循环抗体与抗原在角膜基质内发生的剧烈免疫反应导致本病的发生与发展。

【临床表现】

1. 症状：早期即可有眼痛、畏光、流泪等刺激症状，视物模糊。

2. 体征：早期在角膜实质层可见扇形角膜炎症浸润，角膜后 KP，角膜基质深层新生血管；中期可见角膜混浊水肿；晚期可见幻影血管。

3. 并发症：易伴发前葡萄膜炎。

【诊断及鉴别诊断】

1. 诊断依据：

（1）多见于青年患者，双眼患病，易复发。

（2）先天性梅毒的其他体征，如鞍鼻、赫金森氏齿等，血康 - 华氏反应多呈阳性。

（3）角膜基质混浊水肿，深层有血管侵入。

2. 鉴别诊断：结核性角膜基质炎的病因诊断取决于眼部所见，梅毒血清学检查结果阴性，结核菌素试验阳性以及全身性结核感染的病史。

【辨证论治】

1. 肝经风热证。

证候：角膜深层混浊，睫状充血，眼痛，羞明流泪；鼻塞流涕；舌质红，苔薄黄，脉浮数。

治法：疏风清热。

方药：羌活胜风汤加减。

2. 肝胆热毒证。

证候：角膜深层肿胀混浊，混合充血，患眼刺痛流泪，白睛混赤；口苦咽干，便秘溲黄；舌质红，苔黄，脉弦数。

治法：清肝解毒，凉血化瘀。

方药：银花解毒汤加减。

3. 湿热内蕴证。

证候：角膜深层混浊，肿胀增厚，睫状充血或混合充血，患眼胀痛，流泪羞明；头重胸闷，纳少便溏；舌质红，苔黄腻，脉濡数。

治法：清热化湿。

方药：甘露消毒丹加减。

4. 阴虚火旺证。

证候：日久不愈，病情迁延，或反复发作，角膜肿胀不显，深层混浊轻重不一，患眼干涩隐痛，轻度睫状充血；口燥咽干；舌红少津，脉细数。

治法：滋阴降火。

方药：滋阴降火汤加减。

【西医治疗】

1. 局部治疗。

（1）皮质类固醇激素：如0.1%地塞米松、1%泼尼松龙滴眼液等，每日4~6次。

（2）扩瞳剂：复方托吡卡胺（托品酰胺）滴眼液，每日3次。合并葡萄膜炎者应用1%阿托品滴眼液或眼膏，白天点滴眼液3次，睡前涂眼膏。

(3) 球结膜下注射：曲安耐德 0.3~0.5ml，每 2 周 1 次。

2. 全身治疗。

(1) 梅毒首选药物为苄星青霉素，成人每次 60 万~120 万 U，儿童每次 30 万~60 万 U，每 2 周或 1 个月注射 1 次。

(2) 结核所致者全身抗结核治疗。开始 3 个月为强化治疗阶段，链霉素 0.5g，肌注，每日 1 次；异烟肼，每次 0.1g，每日 3 次，饭后服；联合对氨基水杨酸口服，每日 8~12g，分 3~4 次饭后服。

3. 手术治疗。角膜瘢痕形成造成视力严重障碍者可行角膜移植术。

【预防调摄和预后转归】

饮食清淡，积极预防原发病；坚持治疗，定期随诊；避免光线刺激。本病经积极治疗，预后尚可。多次发作愈后较差。

二、蚕食性角膜溃疡

蚕食性角膜溃疡是一种慢性、进行性、边缘性、疼痛性角膜溃疡，主要见于年轻或老年患者。多单眼发病，严重者可影响视力。属中医学"花翳白陷"，首见于《秘传眼科龙木论》。

【中医病因病机】

多因风热毒邪侵袭于目或素体阳虚，肝经受

损,黑睛溃陷所致。

【西医病因及发病机制】

目前本病确切病因不清,研究发现该病可能是体液免疫为主,细胞免疫为辅的自身免疫性疾病。

【临床表现】

1. 症状:剧烈眼痛,畏光流泪,视力下降。

2. 体征:病变初期,角膜上皮缺损,溃疡形成并向深层发展可引起角膜穿孔,在溃疡进行的同时,先前的基质溃疡面形成浓密的纤维血管膜。

【诊断】

1. 诊断:根据患者剧烈眼痛症状、具有穿凿样进行性边缘的周边角膜溃疡来诊断,同时必须排除全身结缔组织/胶原血管性疾病的可能。

2. 鉴别诊断:

(1) 金黄色葡萄球菌性边缘性角膜炎:患者眼部刺激症状轻度,无剧烈眼痛,角膜周边的斑点状浸润与角膜缘之间有1~2mm透明区,平行于角膜缘扩展,不向角膜中央发展。

(2) Terrien边缘性角膜变性:无眼痛等眼部刺激症状,角膜边缘部基质变薄,上皮完整,无溃疡形成。

(3) 合并有全身结缔组织/胶原血管性疾病的周边性溃疡性角膜炎:患者合并有类风湿关节炎、Wegener肉芽肿、复发性多软骨炎或结节性多动脉炎等，周边角膜溃疡表现类似于蚕食性角膜溃疡，但病变侵犯巩膜。

【辨证论治】

1. 肺肝风热证。

证候：角膜边缘骤生翳障，睫状充血；畏光流泪，碜涩疼痛；舌红，苔薄黄，脉浮数。

治法：疏风清热。

方药：加味修肝散加减。

2. 热炽腑实证。

证候：角膜生翳溃陷，遮掩瞳神，混合充血；视物模糊，碜涩畏光，热泪频流，头目疼痛；多伴发热口渴，溲黄便结；舌红苔黄，脉数有力。

治法：通腑泄热。

方药：泻肝汤加减。

3. 阳虚寒凝证。

证候：角膜生翳溃陷，状如蚕食，病久迁延，结膜充血；视物模糊，头眼疼痛；全身兼见四肢不温；脉沉细，舌淡无苔和白滑苔。

治法：温经通络。

方药：当归四逆汤加减。

【中医特色治疗】

1. 清热解毒类中药：鱼腥草、千里光、黄芩苷滴眼液，每日4~6次。

2. 熏眼及湿热敷：可用金银花、蒲公英、黄连、当归尾、防风、杏仁、龙胆等水煎，过滤药汁，待温度适宜时熏眼，或作湿热敷，每日3~

4次。

【西医治疗】

1. 局部治疗。

(1) 皮质类固醇:1%醋酸泼尼松龙滴眼液,每1h1次。

(2) 胶原酶抑制剂:2%硫乙胺(半胱胺)酸滴眼液,每日4~6次。

(3) 免疫抑制剂:1%~2%环孢霉素油制剂或FK506滴眼液,每日3~4次。

(4) 抗生素:主张白天用滴眼液,睡前涂四环素眼膏。

(5) 散瞳药:复方托吡卡胺(托品酰胺)滴眼液,每日3次。

2. 全身治疗。

(1) 皮质类固醇:每日口服泼尼松60~100mg,共5~7d。如果溃疡开始愈合,皮质类固醇逐渐减量,每周减10mg,直至停药。

(2) 免疫抑制剂:环磷酰胺$2mg/(kg \cdot d)$,每日2次。其他尚可用甲氨蝶呤、环孢霉素等。

(3) 维生素A:成人每日1000~25000U,分3次服用,连服数周及数月;维生素B_2每次10mg,口服,每日3次;维生素C每次0.2g,口服,每日3次。

3. 手术治疗。药物疗效不好,应根据病情采用不同的手术治疗。目前有角结膜切除术、新鲜羊膜移植、板层角膜移植、全层角膜移植。

【预防调摄和预后转归】

坚持治疗,注意眼压及角膜变薄情况,防止外力及角膜穿孔。忌食辛辣刺激之品。该病多与免疫反应有关,治疗效果欠佳。

三、匐行性角膜溃疡

匐行性角膜炎是一种常见的急性化脓性角膜溃疡,因病变向中央匐行扩展而得名。又称前房积脓性角膜溃疡,属眼科"凝脂翳"和"黄液上冲"。

【中医病因病机】

毒邪外侵,肝胆内热,内热壅盛,上攻于目。或因肺阴不足,津液短少,内有郁热,外受风邪,风热毒邪交攻。或因肝胃实热,火毒炽盛,上攻于目所致。

【西医病因及发病机制】

本病由毒力较强的细菌引起。肺炎双球菌、金黄色葡萄球菌、溶血性或绿色链球菌、淋球菌、枯草杆菌等均可致病。外伤史亦是引起本病的重要原因。

【临床表现】

异物感、刺痛感甚或烧灼感。球结膜混合性充血,严重时伴有水肿。

【诊断】

1. 多以外伤史为诱因,有典型的临床表现及体征。

2. 从溃疡边缘刮取材料作涂片或培养，常能找到致病菌。

【辨证论治】

1. 内热挟风型。

证候：多见有羞明，流泪，眼磨疼痛，角膜溃疡前房积脓；胃纳尚可，口干不欲饮，大便润，小便黄，舌质润，苔薄，脉浮数或弦细数。

治法：内清郁热，外解风邪。

方药：双解汤。

2. 阴虚内热型。

证候：多见有羞明，流泪，眼磨疼痛。结膜充血，角膜溃疡，前房积脓；口渴欲饮，或口干唇裂，咽喉疼痛，鼻内生疮，纳可；舌质红，苔薄黄，脉弦细数。

治法：养阴清热，散风除邪。

方药：养阴清热汤。

3. 肝胃实热型。

证候：多见有眼部疼痛较为剧烈，流泪，畏光、生眵，头痛，结膜充血，角膜溃疡，前房积脓；口干，大便秘结，小便黄赤；舌苔黄厚，脉弦数。

治法：清热解毒，通腑泻火。

方药：银花复明汤。

【西医治疗】

1. 局部治疗。

（1）抗生素类药物：急性期用高浓度抗生素

滴眼液频繁滴眼,每15~30min 滴眼1次。

(2) 球结膜下注射:适用于病情严重或不适合滴眼的患者,每日或隔日1次。

(3) 非甾体消炎药:0.1%双氯芬酸钠眼药水、普南扑灵眼药水。

(4) 降低眼内压:碳酸酐酶抑制剂、β受体阻滞剂。

(5) 局部清创:溃疡面清创,碘酊烧灼。

2. 手术治疗:病情严重有角膜穿孔的危险,可行板层角膜移植或穿透性角膜移植术。

【预防调摄和预后转归】

清淡饮食,及时、坚持治疗。预后良好。

四、绿脓杆菌性角膜溃疡

绿脓杆菌性角膜溃疡由绿脓杆菌感染引起,是一种严重的化脓性角膜炎。

【西医病因及发病机制】

本病系绿脓杆菌直接侵入角膜引起感染所致。

【临床表现】

潜伏期眼部红肿、疼痛、流泪、视力障碍,发病1~2d剧烈眼痛、睫状充血显著,发病2~3d溃疡迅速向中央部扩大。

【诊断及鉴别诊断】

1. 诊断:

(1) 发病急,发展快,自觉疼痛剧烈和视力障碍。

（2）眼睑痉挛，充血，球结膜高度水肿，混合性充血，多伴前房积脓，角膜溃疡常以环形开始，1~2d内即可使整个角膜化脓、坏死、穿孔，溃疡面上附有大量淡黄绿色黏液脓性分泌物。

（3）观察角膜病变的外观、分泌物颜色。角膜刮片可见革兰阴性杆菌，细菌培养可见有绿脓杆菌生长，可以确诊。

2. 鉴别诊断。匐行性角膜溃疡：致病菌为肺炎球菌、金黄色葡萄球菌和溶血性链球菌等革兰阳性球菌。多发生于患慢性泪囊炎的老年患者。角膜溃疡呈匐行性进展，常伴有前房积脓。角膜刮片和细菌培养的结果可以明确诊断。

【西医治疗】

一旦怀疑为绿脓杆菌感染，不必等待细菌培养结果，应分秒必争按本病治疗。开始治疗越早，角膜组织破坏越少，视力恢复的希望就越大。

1. 严格实行床边隔离。

2. 选择有效广谱抗生素，如妥布霉素等、球结膜下注射或碘酊烧灼。

【预防调摄和预后转归】

预后差，如能早期诊断并及时采取有效治疗，则视力影响不大显著。

五、金黄色葡萄球菌性边缘性角膜炎

金黄色葡萄球菌性边缘性角膜炎也称为边缘

性卡他性角膜炎或卡他性角膜溃疡。中医对本病暂无相关论述。

【西医病因及发病机制】

金黄色葡萄球菌性角膜炎的病因是金黄色葡萄球菌感染，通常由慢性睑结膜炎引起。

【临床表现】

1. 症状：眼痛、畏光、异物感、结膜充血等。症状无特异性。

2. 体征：以周边角膜浸润起病，浸润部位的角膜上皮脱落，形成角膜溃疡。患者常伴有葡萄球菌性睑缘炎的体征，睫毛根部红疹，睑缘不规则，睑板腺分泌物黏稠，睫毛脱落等。

【诊断】

主要根据临床表现，角膜周边浸润并与角膜缘之间有1~2mm透明区，同时常合并有溃疡性睑缘炎。本病主要与其他角膜缘免疫性疾病鉴别。

【辨证论治】

1. 肺肝风热证。

证候：角膜边缘骤生翳障，睫状充血；畏光流泪，碜涩疼痛；舌红苔薄黄，脉浮数。

治法：疏风清热。

方药：加味修肝散加减。

2. 热炽腑实证。

证候：角膜生翳溃陷，遮掩瞳神，混合充血，视物模糊，碜涩畏光，热泪频流，头目疼痛;多伴发热口渴,溲黄便结;舌红苔黄,脉数有力。

治法:通腑泄热。

方药:泻肝汤加减。

3. 阳虚寒凝证。

证候:角膜生翳溃陷,状如蚕食,病久迁延,结膜充血;视物模糊,头眼疼痛;全身兼见四肢不温;脉沉细,舌淡无苔和白滑苔。

治法:温经通络。

方药:当归四逆汤加减。

【中医特色治疗】

1. 清热解毒类中药:鱼腥草、千里光、黄芩苷滴眼液,每日 4~6 次。

2. 中药熏洗:金银花、蒲公英、防风、黄连、当归尾,煎水过滤洗眼,或湿热敷眼睑清洁,冲洗结膜囊。

【西医治疗】

1. 局部治疗:皮质类固醇眼药水滴眼是主要的治疗方法。

(1) 皮质类固醇:1%醋酸泼尼松龙滴眼液,1h1 次。

(2) 胶原酶抑制剂:2%半胱胺酸滴眼液,每日 4~6 次。

(3) 免疫抑制剂:1%~2%环孢霉素油制剂或 FK506 滴眼液,每日 3~4 次。

(4) 抗生素:白天滴广谱抗生素眼液,睑缘涂抗生素眼膏。

2. 全身治疗。

(1) 皮质类固醇：每日口服泼尼松 60～100mg，共 5～7d。如果溃疡开始愈合，皮质类固醇逐渐减量，每周减 10mg，直至停药。

(2) 免疫抑制剂：环磷酰胺 2mg/（kg·d），每日 2 次，调整药物剂量以控制炎症，同时维持白细胞数 3.5×10^9/L 以上，连用 4～6 周。其他尚可用甲氨蝶呤、环孢霉素等。

(3) 抗生素：对于复发性睑结膜炎患者可口服广谱抗生素，每日 3 次。

【预防调摄和预后转归】

坚持治疗，直至角膜愈合；注意感染性疾病的治疗和预防；忌食辛辣刺激之品。该病早期积极治疗，预后尚可。

六、神经麻痹性角膜炎

神经麻痹性角膜炎为三叉神经损伤，导致角膜的敏感性下降及营养障碍，角膜上皮干燥及易受机械性损伤所致的一类角膜炎。属非感染性角膜炎。

中医对本病暂无相关论述。

【病因病理】

本病由三叉神经损伤所致，引起三叉神经损伤的原因有外伤、手术、炎症或肿瘤。三叉神经的损伤，一定程度上可引起角膜的营养障碍，故极易继发感染。遗传性因素亦可导致本病。

【临床表现】

1. 症状：角膜敏感性下降，角膜知觉减退，主观症状轻微。

2. 体征：角膜干燥，病变多位于中央或旁中央下方的角膜，角膜上皮点状糜烂逐渐融合成大片上皮缺损灶。

3. 并发症：暴露性角膜病变渐严重，或有角膜溃疡病可伴前房积脓。

【诊断及鉴别诊断】

1. 诊断：详细询问病史可发现疱疹病毒感染、手术或外伤引起的三叉神经眼支损伤、糖尿病、引起角膜感觉下降的各种眼药等病因，角膜体征以上皮脱落缺损、特征性溃疡为主，角膜知觉检查发现明显减退或丧失。

2. 鉴别诊断：应主要与感染性角膜病变鉴别。本病眼部刺激症状较轻，角膜体征主要为上皮脱落缺损，而无炎症性角膜浸润。

【治疗】

1. 局部治疗。

（1）不含防腐剂的人工泪液、眼膏：如玻璃酸钠滴眼液，每日4~6次。睡前涂维生素A棕榈酸酯眼用凝胶等。

（2）抗生素滴眼液、眼膏：适用于角膜上皮缺损者，目的为预防感染。白天滴眼液，每日3~6次，睡前涂眼膏。

(3) 配戴软性角膜接触镜。

(4) 角膜上皮缺损早期可行患眼包扎。

(5) 神经生长因子如 bFGF、EGF 等滴眼。

(6) 肉毒毒素 A 行提上睑肌注射，造成暂时性上睑下垂。方法：上睑内外眦部眼轮匝肌内各注射肉毒毒素 A 0.1ml（2.5~5U）。

(7) 如病情已演变成化脓性角膜溃疡，则按角膜溃疡原则处理。

2. 手术治疗。

(1) 药物治疗无效，可行睑缘缝合术减少泪液蒸发，防止眼表干燥以保护角膜。

(2) 羊膜遮盖术：适用于久治不愈的角膜上皮缺损。

(3) 板层角膜移植术：适用于溃疡较深可能穿孔者。

【预防与调护】

1. 加强保护，防止头面部外伤。

2. 积极治疗炎症、肿瘤可能引起三叉神经功能障碍者。

第三节 神经营养性角膜炎和暴露性角膜炎

一、神经营养性角膜炎

神经麻痹性角膜炎为三叉神经损伤，导致角膜的敏感性下降及营养障碍，角膜上皮干燥及易受机械性损伤所致的一类角膜炎。属非感染性角膜炎。中医对本病暂无相关论述。

【西医病因及发病机制】

本病由三叉神经损伤所致，遗传性因素也可导致本病。

【临床表现】

1. 症状：角膜敏感性下降，角膜知觉减退，主观症状轻微。

2. 体征：角膜干燥，病变多位于中央或旁中央下方的角膜，角膜上皮点状糜烂逐渐融合成大片上皮缺损灶。

3. 并发症：暴露性角膜病变渐严重，或有角膜溃疡病可伴前房积脓。

【诊断】

1. 有疱疹病毒感染、三叉神经眼支损伤等病史。

2. 角膜感觉减退，角膜缘充血和水肿，角膜点状上皮缺损，严重者有大面积的角膜上皮缺失和溃疡。

【西医治疗】

1. 局部治疗。

（1）不含防腐剂的人工泪液、眼膏：如玻璃酸钠滴眼液，每日 4~6 次。睡前涂维生素 A 棕榈酸酯眼用凝胶等。

（2）抗生素滴眼液、眼膏：白天滴眼液，每日 3~6 次，睡前涂眼膏。

（3）配戴软性角膜接触镜。

(4) 角膜上皮缺损早期可行患眼包扎。

(5) 神经生长因子如 bFGF、EGF 等滴眼。

(6) 肉毒毒素 A 行提上睑肌注射。

2. 手术治疗。药物治疗无效可行睑缘缝合术减少泪液蒸发，久治不愈的角膜上皮缺损可行羊膜遮盖术，溃疡较深可能穿孔者行板层角膜移植术。

【预防调摄和预后转归】

加强保护，防止头面部外伤；积极治疗炎症、肿瘤可能引起三叉神经功能障碍者。

该病常常失治误治，病久可致视力丧失。

二、暴露性角膜炎

暴露性角膜炎是角膜失去眼睑保护而暴露在空气中，导致角膜干燥、上皮脱落，继发感染所致的角膜炎症。中医无相应论述。

【中医病因病机】

1. 因风牵睑出，睥翻粘睑，胞睑瘢痕等致胞睑不能闭合，或睛高突起，致胞睑不能闭合，使黑睛暴露于外，目失所养，干燥生翳。

2. 因黑睛暴露于外，受风热之邪侵袭，使黑睛受损而生翳溃陷。

【西医病因及发病机制】

眼睑缺损，眼球突出，面神经麻痹等导致角膜上皮干燥、上皮脱落，继发感染而致本病。

【临床表现】

1. 症状：畏光，流泪，视物模糊。
2. 体征：病变多位于下 1/3 角膜，检查见暴露部位的角膜、结膜干燥、粗糙，失去光泽，结膜充血、肥厚，角膜上皮点状逐渐成片状缺损，伴新生血管形成，可继发细菌或真菌感染，表现为相应角膜溃疡症状和体征。

【诊断】

根据病史眼睑闭合不全及暴露区上皮干燥粗糙、无炎症浸润等临床表现即可诊断。

【西医治疗】

1. 去除暴露因素，保护和维持角膜的湿润及泪膜的稳定。
2. 根据角膜暴露的原因做眼睑缺损修补术、眼睑植皮术等。
3. 滴人工泪液，睡前涂眼膏保护。
4. 佩戴软性角膜接触镜。

【预防调摄和预后转归】

忌食辛辣刺激之品。本病病程长，应坚持治疗，注意眼压及角膜变薄情况，防止角膜穿孔。该病积极治疗，愈后尚可。

第四节 角膜上皮病变

一、浅层点状角膜炎

浅层点状角膜炎是常见的眼表疾病。多双眼发病，病程较长，为角膜的活动性炎症。

属中医学"白涩症",首见于《审视瑶函·白痛》。

【中医病因病机】

本病系肝肾不足,阴虚夹风或情志内伤所致。

【西医病因及发病机制】

目前病因不明,可能与病毒感染有关。

【临床表现】

1. 症状:部分患者有异物感、畏光、流泪,视力轻度下降。

2. 体征:角膜表层星点翳障,荧光素染色阳性,病变位于角膜中央部或视轴区,附近角膜上皮表现为树枝状或放射状外观,有自愈倾向但可反复发作。病变缓解期,角膜上皮完全修复或遗留轻微的瘢痕。

【诊断】

畏光、刺疼、酸磨、视力模糊或雾视症,根据其病因不同而体征各异等为诊断依据。

【辨证论治】

1. 风热外袭证。

证候:病变初起,角膜表层星点翳障,荧光素着色,结膜轻度充血;眼内干涩灼热,怕光流泪;舌质红,苔薄黄,脉浮数。

治法:疏风清热。

方药:桑白皮汤加减。

2. 肝肾阴虚证。

证候：角膜生翳，结膜充血不显；患眼干涩羞明，频频眨目；伴腰膝酸软，头晕耳鸣；舌红苔薄，脉细。

治法：滋补肝肾。

方药：杞菊地黄丸加减。

3. 阴虚夹风证。

证候：角膜表层细小星点，反复不愈，眼内干涩不爽，羞明流泪；舌红少苔，脉细。

治法：滋阴祛风。

方药：加减地黄汤加减。

【中医特色治疗】

1. 杞菊地黄丸9g，口服，每日2次；明目地黄丸6g，口服，每日2次。

2. 中药熏洗：鱼腥草、金银花、防风、藿香，水煎，先熏后洗患眼，每日2次。

3. 针刺治疗：选睛明、上睛明、攒竹、四白、承泣、太阳、丝竹空、阳白等眼周穴。每次选3~4穴，平补平泻手法，每日1次，每次留针30min，10d为1个疗程。

【西医治疗】

1. 局部治疗。

（1）皮质类固醇：如0.1%倍他米松或0.5%泼尼松龙滴眼液，每日4~5次。

（2）保护和促进角膜上皮修复的药物：生长因子（如bFGF、EGF等）、自家血清、纤维连接蛋白（FN）、透明质酸钠滴眼液，选1~2种滴眼,每日3~5次。

(3) 人工泪液滴眼液,如含有硫酸软骨素、透明质酸钠、甲基纤维素等的滴眼液,可有效缓解症状。

(4) 配戴治疗性软性角膜接触镜。

2. 全身治疗。维生素 A,成人每日 1000~25000U,分 3 次服用;维生素 B_2 每次 10mg,口服,每日 3 次;维生素 C,每次 0.2g,口服,每日 3 次。

【预防调摄和预后转归】

清淡饮食,减少光线刺激;注意眼部卫生,多休息。该病多病程较长,但愈后尚可。

二、丝状角膜炎

丝状角膜炎是指角膜表面产生丝状物,丝状物由变性的上皮、黏液和胶质纤维组成。临床症状较严重,易复发,为一种慢性反复性角膜病变。中医学古籍无相应描述。

【中医病因病机】

风热外袭,肺卫不固,黑睛受损,发为本病;肺肾两虚,目失所养,兼夹风邪。

【西医病因及发病机制】

本病常见的发病原因有持续闭睑,干眼,药物毒性角膜炎,某些病毒感染,角膜接触镜,白内障,角膜移植等。

【临床表现】

1. 症状:异物感,畏光流泪。闭眼时症状减轻,瞬目时症状加重。

2. 体征:角膜上可见色泽较灰、卷曲的丝状物,丝状物及其根部附着处可被荧光素染色。

【诊断及鉴别诊断】

1. 诊断:角膜上可见色泽较暗、卷曲的丝状物,一端附着于角膜上皮层,另一端游离,可被推动。细丝长短不一,能被孟加拉红染色。丝状物可在不同位置反复出现,一旦丝状物脱落,段端附着处下方的角膜上皮缺损,可被荧光素染色。

2. 主要鉴别引起丝状角膜病变的原发病。

【辨证论治】

1. 风热外袭证。

证候:角膜表面附着灰白色丝状物,睫状充血,眼异物感伴畏光流泪;舌质红,苔薄黄,脉浮数。

治法:祛风清热。

方药:桑菊饮加减。

2. 肺肾两虚证。

证候:角膜表面附着灰白色丝状物,结膜轻度充血,眼干涩,视物模糊;可伴干咳少痰,腰膝酸软;舌红少苔,脉细。

治法:滋养肺肾,兼祛风邪。

方药:十珍汤加减。

【中医特色治疗】

中药熏洗:金银花、蒲公英、薄荷、紫草、

防风,水煎,先熏后洗,每日2次。

【西医治疗】

1. 局部治疗。

(1) 拭除丝状物:表面麻醉后拭去角膜丝状物,涂抗生素眼膏包眼12~24h。

(2) 黏液溶解剂:10%半胱胺酸滴眼液,每日滴眼4次。

(3) 营养角膜上皮的药物:bFGF等。

(4) 高渗剂:5%氯化钠滴眼液、眼膏,白天滴眼液3~4次,睡前涂眼膏。

(5) 人工泪液:透明质酸钠滴眼液、卡波姆、羧甲基纤维素滴眼液等,每日4~5次。

(6) 配戴治疗性软性角膜接触镜。

(7) 抗生素滴眼液、眼膏:预防感染。

2. 全身治疗。适当补充维生素类药。

3. 手术治疗:反复发作的患者可采用准分子激光治疗性角膜切削术(PTK)、前基质层角膜穿刺术(ASP)。

【预防调摄和预后转归】

积极治疗眼部疾病,眼睛包扎应注意时间,清淡饮食。该病经积极治疗愈后尚可,多不影响视力,但容易反复。

三、大泡性角膜病变

大泡性角膜病变是由于各种原因导致角膜内皮细胞失代偿,引起角膜基质和上皮下持续性水肿及形成泡状隆起的状态。古代中医眼科对本病无记载。

【中医病因病机】

肝胆湿热，上熏角膜；肝阴不足，目失濡养；水液浸渍，酿成本病。

【西医病因及发病机制】

足够数量的正常内皮细胞是保障内皮细胞功能的重要物质基础，某些疾病或手术史导致内皮细胞损害，使内皮失去液体屏障和主动液泵功能，而引起不同程度水肿。

【临床表现】

1. 症状：视力下降，疼痛，羞明，流泪，难于睁眼。

2. 体征：角膜水肿，上皮有水泡。角膜后层皱褶混浊，模糊不清。

【诊断及鉴别诊断】

1. 诊断：根据角膜外伤或各种内眼手术诱因史，角膜全层弥漫性水肿伴内皮混浊的特征性临床表现即可诊断。

2. 鉴别诊断：主要和感染性角膜疾病鉴别。本病往往有角膜外伤或各种内眼手术史，角膜体征主要为全层弥漫性水肿，无明显的炎症浸润。

【辨证论治】

1. 肝胆湿热证。

证候：角膜水肿，表面水疱较多，睫状充血，眼疼痛；便秘尿赤；舌质红，苔黄腻，脉滑数。

治法：清肝利胆化湿。

方药：龙胆泻肝汤加减。

2. 肝血亏虚证。

证候：角膜水肿，轻度睫状充血，眼干涩疼痛，畏光流泪；面色少华；舌质淡，脉细。

治法：补血养肝。

方药：明目地黄丸加减。

【西医治疗】

1. 局部治疗。

（1）高渗剂：50%高渗葡萄糖、90%甘油或5%~8%氯化钠配成滴眼液，每日6次，睡前涂5%氯化钠眼膏。

（2）角膜上皮及角膜内皮营养剂：贝复舒滴眼液，每日4~6次。

（3）抗生素滴眼液：角膜上皮缺损时预防感染。

（4）非甾体激素抗炎剂：0.1%双氯酚酸钠滴眼液，每日3次。

（5）白内障术后手术损伤所产生的大泡性角膜病变，早期大剂量激素局部及全身使用效果好。

（6）佩戴治疗性角膜接触镜。

2. 全身治疗。泼尼松龙：小剂量20~30mg，晨起顿服。注意全身副作用。

3. 手术治疗。药物疗效不好者，应根据病情采用不同的手术治疗。目前有角膜层间烧灼术、角膜层间晶状体囊膜移植入术、穿透性角膜移植术、深板层角膜内皮移植术。

【预防调摄和预后转归】

本病病程长,应坚持治疗;注意眼压情况,清淡饮食。本病愈后不良,多需角膜移植治疗。

第五节 角膜变性与营养不良

一、角膜老年环

角膜老年环是角膜周边部基质内的类脂质沉着。年龄越大,患病率越高。古代中医眼科对本病无记载。

【西医病因及发病机制】

发病原因与脂代谢紊乱,特别是低密度脂蛋白异常有关。

【临床表现】

双眼发病,病变先出现在角膜上下方,然后才连接成环状。偶见于青壮年,特称"青年环",一般属先天异常。

【诊断】

根据双眼对称的周边部环形混浊即可诊断。

【西医治疗】

本病无须治疗。

二、带状角膜变性

带状角膜变性是一种主要累及前弹力层的表

浅角膜钙化变性，多继发于各种眼部或全身系统性疾病。古代中医眼科对本病无记载。

【西医病因及发病机制】

本病常见原因为慢性炎症性眼部疾病、甲状旁腺功能亢进、长期使用含汞滴眼液、遗传性疾病等。

【临床表现】

1. 症状：可有异物感、畏光、流泪、视物模糊。

2. 体征：早期前弹力层出现灰白色钙质沉着，病变外侧与角膜缘之间融合成带状混浊，由于钙盐沉着逐渐变成白色斑片状。

【诊断】

根据慢性葡萄膜炎等病史，特征性角膜带状混浊即可诊断。

【西医治疗】

1. 积极治疗原发病。

2. 早期病例局部使用依地酸二钠滴眼液，每日 4~6 次。

3. 角膜混浊严重者，滴表面麻醉剂后刮去角膜上皮，用浸有 2.5% 依地酸二钠的棉片浸洗角膜，局部包扎至角膜上皮愈合。

4. 佩戴含依地酸二钠的接触镜或胶原帽。

5. 角膜中央区混浊严重者可行板层角膜移植术，或准分子激光切削。

【预防调摄和预后转归】

本病病程长，忌食辛辣刺激之品。为多种眼

病后期，患者视力多不良。

三、边缘性角膜变性

边缘性角膜变性以双侧周边部角膜扩张膨隆、基质变薄、穿孔、虹膜脱出、新生血管生长和脂质沉着为特征，往往眼球严重受损。表现为慢性及双侧性，病程长。古代中医眼科对本病无记载。

【西医病因及发病机制】

发病原因至今不明确，可能与免疫性、炎症性疾病等有关。

【临床表现】

1. 症状：视力慢性进行性下降，不规则散光且无法矫正，一般无明显疼痛及畏光。

2. 体征：单眼或双眼对称性角膜边缘部变薄膨隆，若干年后形成全周边缘性角膜变薄扩张，伴浅层新生血管，易穿孔。

【诊断】

病变位于上方周边角膜，角膜上皮完整，变薄区缓慢向角膜中央进展，但很少累及中央角膜，没有穿凿样边缘。

【西医治疗】

目前比较公认的治疗方法是角膜移植术和表层角膜镜片术。

【预防调摄和预后转归】

本病病程长，应坚持治疗，同时注意眼压及

角膜变薄情况防止角膜穿孔；多食富含维生素的食物。

四、角膜营养不良

角膜营养不良是一类与遗传有关的双眼性、原发性角膜病变，具有特征性的病理组织改变。一般发病双眼对称，多侵犯角膜中央，表现为家族遗传性。古代中医眼科对本病无记载。

（一）上皮基底膜营养不良

本病又称地图样－点状－指纹状营养不良。

【西医病因及发病机制】

本病可能为常染色体显性遗传。

【临床表现】

1. 症状：视力下降，异物感，畏光，流泪，常反复发作。

2. 体征：角膜中央上皮层及基底膜内可见灰白色点状、斑状、地图样、指纹状混浊，上皮反复性剥脱。

【诊断】

据病史和角膜病变位置、形态可以诊断。

【西医治疗】

1. 早期一般无须特殊治疗。

2. 高渗剂：5%氯化钠滴眼液和眼膏，白天滴眼液，每日4~5次，睡前涂眼膏。

3. 人工泪液，每日3次。

4. 软性角膜接触镜：适用于上皮剥脱者。

5. 上皮刮除术：表面麻醉下行上皮刮除，涂抗生素眼膏后绷带包扎。

6. 准分子激光（PTK）：去除糜烂角膜上皮。

7. 板层角膜移植：适用于严重病例。

（二）颗粒状角膜营养不良

属角膜基质层营养不良的常见类型。

【西医病因及发病机制】

本病属常染色体显性遗传，外显率高，为角膜上皮素基因发生改变所致。

【临床表现】

1. 症状：早期无症状，随病情发展视物模糊。角膜上皮糜烂时可出现眼红与羞明。

2. 体征：角膜中央前弹力层下出现灰白色点状、圆形或不规则团块，形态各异，逐步向角膜实质深层发展，病灶之间角膜完全正常透明。

【诊断】

颗粒状角膜营养不良青春期发病，早期无任何症状，中年以后可出现视力下降。体征为在青春期开始出现双眼对称的角膜中央基质层的点状灰白混浊，呈"面包屑样"，混浊间角膜透明。

【西医治疗】

1. 早期无须治疗。

2. 角膜营养剂：适用于角膜上皮出现糜烂时。

3. 抗生素：可睡前涂抗生素眼膏预防继发感染。

4. 角膜移植术：适用于视力下降明显影响工作与生活时。但术后可复发。

（三）Fuch 角膜内皮营养不良

本病是以角膜内皮的进行性损害，最后发展为角膜内皮失代偿为特征的营养不良性疾病。

【西医病因及发病机制】

可能为常染色体显性遗传。

【临床表现】

1. 症状：早期无自觉症状，基质和上皮水肿时，视力下降，虹视和雾视。

2. 体征：角膜后弹力层出现滴状赘疣，后弹力层广泛增厚。

【诊断】

Fuch 角膜内皮营养不良，早期裂隙灯检查可发现角膜中央内皮面滴状赘疣，并可有细小点状色素沉积。进一步发展，可出现角膜基质水肿、上皮水肿和水疱。晚期出现角膜致密混浊。

【西医治疗】

角膜水肿病例，可用高渗脱水治疗；发生大泡性角膜病变者，可配戴治疗性角膜接触镜；视力严重受损的中晚期病例，可行穿透性角膜移植。

【预防调摄和预后转归】

注意家族遗传，防止眼部外伤，注意均衡营养。该病角膜内皮营养不良预后较差，上皮型相对较好。

五、角膜软化症

角膜软化症是由于维生素 A 严重缺乏,造成以角膜干燥混浊、软化坏死为主要特征的眼病。多见于小儿,双眼同时受累。属中医"疳积上目",见于《秘传眼科龙木论》。

【中医病因病机】

小儿脏腑娇嫩,脾常不足,脾气亏虚,精微失运,肝血不足,目失濡养而致本病。

【西医病因及发病机制】

本病主要是缺乏维生素 A 导致。

【临床表现】

1. 症状:早期发生夜盲,暗适应功能下降。患眼有睑痉挛,结膜充血,畏光等症状。

2. 体征:泪液明显减少,结膜无光泽,睑裂部球结膜内外侧可见 Bitot 斑。角膜知觉减退,角膜上皮干燥,混浊,继之发生溶解、坏死、穿孔,虹膜脱出。形成粘连性角膜白斑,角膜葡萄肿,严重者眼球萎缩。

3. 并发症:继发感染,角膜溃疡,且常发生前房积脓。

【诊断】

1. 有发热消耗性疾病,人工喂养不当或慢性腹泻等维生素 A 缺乏的病史。

2. 上述典型的临床表现。

3. 血清维生素 A 含量低下,尿沉渣检查角化上皮细胞阳性。

【辨证论治】

1. 肝血亏虚证。

证候：角膜少光泽，夜盲，眼内干涩，眨目频频；舌质淡红，苔薄白，脉细。

治法：滋补肝血。

方药：猪肝散加减。

2. 脾气不足证。

证候：角膜雾状混浊，白睛干燥，夜盲，眼内干涩；纳呆厌食，大便溏；舌淡苔薄，脉弱。

治法：补脾益气。

方药：参苓白术散加减。

【西医治疗】

1. 局部治疗。

（1）鱼肝油滴剂：每日6次滴眼。

（2）抗生素滴眼液及眼膏：白天滴眼液，每日3～5次，睡前涂眼膏，以预防感染。

2. 全身治疗。补充大量维生素A。口服复合维生素B，每次1片，每日3次。

【预防调摄和预后转归】

注意眼压，避免外伤，防止角膜穿孔；多食富含维生素A的食物。本病经积极治疗，愈后尚可。

第六节 角膜新生血管

正常角膜无血管，如毛细血管进入透明角膜

1~2mm 以上即为病态，称角膜新生血管。新生血管可呈网状、束状、放射状自角膜缘向角膜中央生长，或沿瘢痕延伸，可不同程度影响视力。也是同种异体角膜移植术后发生排斥反应的重要因素。

【病因病理】

引起角膜新生血管的原因很多，主要的原因有：

1. 感染：包括细菌、病毒、衣原体及其他病原微生物。

2. 角膜外伤：包括机械性损伤、热灼伤、酸碱化学伤、手术后缝线刺激。

3. 变态反应性角膜病：如变态反应性角膜炎。

4. 自身免疫性角膜病：如蚕食性角膜溃疡等。

5. 角膜占位性病变：各种肿瘤可伴发新生血管。

6. 其他：包括角膜接触镜、严重干眼、长期高眼压，某些全身疾病如糖尿病、尿毒症等。

【临床表现】

1. 正常角膜无血管区出现了异常血管。

2. 裂隙灯下可见角膜表面、上皮下、基质内新生血管形成，表现为网状、束状、放射状、膜状。基质浅层的新生血管走行弯曲，深层新生血管呈毛刷状直行。如密集大量的血管长入角膜，伴角膜上皮组织隆起则形成胶样粉红色外观。

【诊断】

按侵犯的部位可分为上皮下、基质和基质深层新生血管。一般累及角膜基质的病变引起的新生血管呈放射状或束状，起自角膜缘的血管网，与结膜血管无联系且血管较粗大。角膜周边部伴有纤维结缔组织增生的新生血管，表现为网状或垂帘状，多和结膜的血管有联系。

【辨证论治】

1. 肺肝风热，血热壅滞。

证候：赤膜下垂或从四周向角膜中央生长，沙涩痒痛，视物模糊，流泪羞明；舌质红，苔黄，脉数。

治法：疏风清热，凉血化瘀。

方药：归芍红花散加减。

2. 心肝积热，热瘀互结。

证候：角膜血翳满布，白睛紫赤，畏光羞明，目珠刺痛；口苦咽干；舌红苔黄，脉数。

治法：清心泻肝，凉血化瘀。

方药：破血红花散加减。

【中医特色治疗】

1. 外点犀黄散或涩化丹，每日3～4次，以磨障退翳。

2. 若见星翳丛生，点黄连西瓜霜眼药水、千里光眼药水。

【西医治疗】

1. 局部治疗：

（1）激素类滴眼液，如0.1%氟美龙、1%甲基泼尼松龙点眼，每日3次，可一定程度减轻角膜新生血管的形成和发展。

（2）氩激光：直接光凝新生血管。

（3）光动力学疗法（PDT）：将光敏剂静脉注入组织血液循环或局部用于眼表面，经激光束激活后，选择性地阻断新生血管。

2. 手术治疗：包括角膜缘干细胞移植、羊膜移植重建眼表面。

第七节　角膜瘢痕

角膜瘢痕是指角膜因炎症、外伤、手术等病愈后遗留厚薄不等的不透明体。中医眼科将角膜混浊称为翳，将瘢痕性混浊称为宿翳。

【中医病因病机】

中医认为本病的形成是黑睛损伤恢复期，正气已虚，邪气未尽，血热瘀滞所致。邪热伤阴，阴虚邪恋，黑睛混浊；久病伤气，气虚邪留，而致本病。

【西医病因病机】

角膜因炎症、外伤、手术等损伤前弹力层和基质层，愈合过程中成纤维细胞增生，伤口由纤维结缔组织填充，形成厚薄、大小不同的瘢痕。

【临床表现】

视力无影响或视物模糊、结膜无充血、角膜

云翳、角膜斑翳、角膜白斑、粘连性角膜白斑。

【诊断】

1. 既往有角膜炎或角膜外伤史。

2. 裂隙灯检查有不同程度、范围的非浸润性角膜混浊。

【辨证论治】

宿翳障证。

证候：角膜新翳已退，宿翳形成，翳面光滑，边缘清楚，眼无红痛。

治法：退翳明目。

方药：拨云退翳丸加减。

【治疗】

1. 局部治疗：外用消蒙眼膏、八宝眼膏点眼，每晚睡前1次。

2. 手术治疗：板层角膜移植术、穿透性角膜移植术、准分子激光治疗性角膜切除术。

第八节 角膜缘上皮细胞功能障碍性疾病

角膜缘上皮细胞功能障碍是眼科学中的重要疾病，它将引起一系列的眼表改变，严重者会引起失明。古代中医眼科对本病无记载。

【西医病因及发病机制】

引起本病的原因可为眼表面外伤、角膜缘基质微环境异常、免疫性损伤等。

【临床表现】

1. 症状：眼红、异物感、干燥感、眼不适、畏光和视力下降。

2. 体征：早期表现为结膜充血，新生血管膜；中期表现为角膜上皮反复糜烂、持续性角膜溃疡，结膜充血明显，伴有干眼体征；晚期表现为角膜表面新生血管化，眼表面干燥。

【诊断】

观察有无眼外伤、免疫性损伤等病史和典型的眼部表现可以诊断。

【辨证论治】

1. 肺肝风热，血热壅滞。

证候：赤膜下垂，沙涩痒痛，视物模糊，流泪羞明；舌质红，苔黄，脉数。

治法：疏风清热，凉血化瘀。

方药：归芍红花散加减。

2. 心肝积热，热瘀互结。

证候：角膜血翳满布，白睛紫赤，畏光羞明，目珠刺痛；口苦咽干；舌红苔黄，脉数。

治法：清心泻肝，凉血化瘀。

方药：破血红花散加减。

3. 肝肾阴虚证。

证候：病程日久，宿翳形成，眼部干涩，红痛转轻；口咽干燥，皮肤干燥；舌红，脉细数。

治法：滋阴退翳明目。

方药：滋阴退翳汤加减。

【中西医特色治疗】

1. 外点犀黄散或涩化丹，每日 3~4 次，以磨障退翳。若见星翳丛生，点黄连西瓜霜眼药水、千里光眼药水。外用消蒙眼膏、八宝眼膏点眼，每晚睡前1次。

2. 自体血清点眼。

【西医治疗】

1. 局部治疗。

（1）人工泪液：透明质酸钠滴眼液、卡波姆、羧甲基纤维素滴眼液等，每日4~5次。

（2）营养角膜上皮的药物：bFGF等。

（3）抗生素滴眼液、眼膏预防感染。

（4）低浓度的皮质类固醇激素，氟米龙眼液等。

（5）胶原酶溶解抑制剂：乙酰半胱胺酸滴眼液，每日滴眼4次。

2. 全身治疗。全身的治疗根据不同的病因而不同，如瘢痕性类天疱疮出现严重的皮肤病常用氨苯砜口服治疗。急性期应全身应用糖皮质激素如泼尼松。对于自身免疫反应引起的角膜缘上皮功能障碍患者，可以全身应用免疫抑制剂如环孢霉素A或FK-506，也可选用环磷酰胺治疗。

巩膜病变的治疗：包括全身用非甾体抗炎药、甾体类抗炎药和免疫抑制剂。

3. 手术治疗。根据病情可行角膜缘上皮细胞移植术、羊膜移植或遮盖术、羊膜作载体培养角膜缘上皮细胞移植、全层角膜移植。

【预防调摄和预后转归】

注意治疗原发病，尽量避免长期应用有防腐剂的滴眼剂造成眼表损伤。该病预后欠佳，应积极控制原发病，注意眼表重建。

第九节　角膜先天异常

一、圆锥角膜

圆锥角膜是一种表现为局限性角膜圆锥样突起，伴突起区角膜基质变薄的先天性发育异常。为常染色体显性或隐性遗传。

【西医病因及发病机制】

本病为先天性发育异常。为常染色体显性或隐性遗传。

【临床表现】

症状：一般双眼发病，视力进行性下降。角膜急性水肿时，视力明显下降。

体征：角膜中央锥形扩张，圆锥顶端角膜基质明显变薄。出现典型体征：Munson 征、Fleischer 环、Vogt 线、角膜瘢痕。

【诊断与鉴别诊断】

1. 诊断：根据进行性角膜中央偏颞下前突变薄，Fleischer 环、Vogt 线、Munson 征等体征以及角膜地形图检查特征性改变即可诊断。

2. 鉴别诊断：

（1）透明角膜边缘变性：表现为角膜下方距角膜缘 2mm 的宽 1~2mm 的角膜变薄区，变薄区角膜透明，变薄区内侧的角膜向外扩张。无圆锥角膜的特异性体征。

（2）球形角膜：通常出生即存在，双眼对称发病，表现为整个角膜变薄扩张呈球形。

（3）Terrien边缘性角膜变性：表现为角膜边缘部基质变薄，血管翳伸入基质变薄区，内侧缘呈灰白色线状隆起。

【西医治疗】

1. 戴框架镜或角膜接触镜提高视力。

2. 病情严重者可根据病情选择角膜表层镜片术、深板层角膜移植术、穿透性角膜移植术。

【预防调摄和预后转归】

注意眼部卫生，不可经常揉眼。

二、大角膜

大角膜是一种角膜直径较正常大而眼压、眼底和视功能在正常范围的先天性发育异常。

【西医病因及发病机制】

可能与视杯发育过程中视杯增大受阻、视杯前部边沿闭合障碍有关。

【临床表现】

男性多见，多为双侧性，无进展。角膜横径>13mm、垂直径>12mm，眼前段不成比例扩大。大角膜透明，角膜缘界限清晰。少数患者可合并眼部其他异常如虹膜及瞳孔异常，或全身先天性异常。

【诊断】

根据发病年龄和角膜直径扩大的特征性改变,可以明确诊断。

【西医治疗】

本病无须治疗。

三、小角膜

小角膜是一种角膜直径小于正常,同时常伴有其他眼部异常的先天性发育异常。

【西医病因及发病机制】

发生小角膜的原因不明,可能与婴儿生长停滞有关。另外,也可能与视杯前部过度发育以及由此使角膜发育的空间减少有关。为常染色体显性或隐性遗传,无性别差异。

【临床表现】

单眼或双眼发病,角膜直径较小、角膜扁平、曲率半径增大,眼前段不成比例缩小。常伴有虹膜缺损、脉络膜缺损、先天性白内障等眼部先天异常。此外,小角膜常伴浅前房,易发生闭角型青光眼。

【诊断】

根据家族史、发病年龄和角膜直径小于正常等特征可以确诊。

四、扁平角膜

扁平角膜是一种角膜曲率低于正常,同时常

伴有其他眼部异常的先天性发育异常。

【西医病因及发病机制】

本病为先天性发育异常。

【临床表现】

1. 角膜和相邻巩膜平坦，其曲率半径增大使其屈光力低于43D，导致远视。

2. 可出现各种不同的屈光不正。扁平角膜通常因为前房狭小伴有闭角型青光眼，或由于房角畸形导致开角型青光眼。

【诊断】

根据眼角膜曲率低于正常的水平，小眼球及视网膜发育不良等表现可诊断。

第十节 角膜肿瘤

一、角膜皮样瘤

角膜皮样瘤是一种类似肿瘤的先天性异常，肿物由纤维组织和脂肪组织构成，来自胚胎性皮肤，属典型的迷芽瘤。

【临床表现】

是出生就存在的肿物，随着年龄增长略有增大。肿物多位于角巩膜颞下方，少数侵犯全角膜。外表状似皮肤，边界清楚，可有纤细的毛发存在。较大皮样瘤常可造成角膜散光、视力下降。中央部位的皮样瘤可造成患眼的弱视。

【诊断】

1. 常发生于角膜缘外下侧，为灰白色至黄色半圆形隆起,甚则可侵及整个角膜。瘤体旁有时有一脂类浸润的边,其间有一透明带与瘤相隔。

2. 活检可见肿瘤组织中含有脂肪组织、毛囊、汗腺、皮脂腺等。

【治疗】

1. 以手术切除为主,肿物切除联合板层角巩膜移植术。

2. 手术前后对矫正视力不良者应配合弱视治疗。

二、上皮内上皮癌

上皮内上皮癌又称角膜原位癌,是一种单眼发病、病程缓慢的上皮样肿瘤。

【临床表现】

多见于老年人,单眼发病、病程缓慢。病变多好发于角膜结膜交界处,为缓慢生长的半透明或胶冻样新生物,微隆起呈粉红色或霜白色,表面布满"松针"样新生血管,界限清楚,可局限生长。

【诊断】

根据病史和典型的眼部表现及病理学检查,肿瘤部位上皮细胞呈一致性增生,棘细胞为圆形或卵圆形,大小不一,有明显的极性紊乱和细胞核分裂象。

【治疗】

可行肿瘤切除联合板层角膜移植术。博莱霉

素结膜下注射亦有较好的疗效。

三、角膜鳞状细胞癌

角膜鳞状细胞癌是一种原发性上皮恶性肿瘤。

【临床表现】

多发于中老年男性,通常睑裂区角膜缘为好发部位,尤以颞侧常见。肿瘤呈胶样隆起,基底宽,富有血管,可向球结膜一侧的深部发展,或在角膜面扁平生长蔓延。继发感染时,可有浆液脓性分泌物,淋巴引流区淋巴结肿大、压痛。

【诊断】

根据典型的临床表现,应用单克隆抗体及核酸杂交技术在患者体内检测HPV基因型容易做出诊断。

【治疗】

1. 病变早期可行广泛的结膜和角膜板层切除。

2. 眼内组织或眼眶组织被肿瘤侵犯者,需行眼球摘除或眶内容剜除术。

第十一节 角膜接触镜及相关并发症

一、接触镜本身引起的并发症

1. 镜片的损害、戴用时间延长、多次的清洁、消毒等,可加快镜片老化,从而导致患者的不适。

2. 镜片的脂质沉积物、黏液沉积物除影响镜片透明性外,还可引起配戴不适。

二、接触镜引起的角膜、结膜异常

1. 中毒性结膜炎:用于清洁或浸泡、保存接触镜的溶液中含有的化学物质,可引起结膜充血、点状上皮染色或上皮糜烂。

2. 镜片清洁、保存液中的某些成分(如汞剂)可引起迟发型变态反应,表现为结膜充血、上皮点状角膜炎,甚至可引起上皮下浸润、混浊。

3. 巨乳头性结膜炎可发生于任何类型的接触镜,但主要见于戴软性接触镜的患者。

4. 角膜上皮损害由于戴镜时间过长、上皮缺氧、局部乳酸增多及二氧化碳浓度增高所致。可出现角膜中央上皮水肿,引起视力模糊,可持续数小时甚至可发展为上皮坏死,或上皮糜烂。

5. 角膜基质浸润可为无菌性,多位于角膜周边部,与缺氧、化学物质刺激有关。

6. 角膜内皮变化:任何类型的接触镜均可引起角膜内皮的变化,但日戴型透氧性良好的镜片引起的变化较轻微。表现为内皮细胞大小不均、出现巨大细胞、失去六角形细胞的形态。

7. 角膜新生血管:戴软性角膜接触镜的患者常出现角膜周边部的新生血管,长期戴接触镜还可引起深基质层新生血管。

8. 感染性角膜炎：戴用时间过长、夜间戴用、镜片透氧性差或压迫过紧是导致感染性角膜炎的危险因素。感染性角膜炎是接触镜的严重并发症，应按化脓性角膜炎的治疗原则给予处理。

第六章 晶状体疾病

第一节 白内障概述

晶状体混浊称为白内障（cataract）。许多因素例如老化、遗传、代谢异常、外伤、辐射、中毒、局部营养障碍等，均可引起晶状体囊膜损伤，使其渗透性增加和丧失屏障作用，或导致晶状体代谢紊乱，使晶状体蛋白发生变性、形成混浊。可按病因分为年龄相关性、先天性、外伤性、并发性、代谢性、中毒性、辐射性和后发性等白内障。

第二节 年龄相关性白内障

年龄相关性白内障又称老年性白内障，是指中老年开始发生的晶状体混浊，随着年龄增加，患病率明显增高。属中医学"圆翳内障"。

【中医病因病机】

1. 年老体弱，肝肾不足，精血亏损，不能滋养晶珠而混浊；或阴血不足，虚热内生，上灼晶珠，致晶珠混浊。

2. 年老脾虚气弱，运化失健，精微输布乏力，不能濡养晶珠而混浊；或水湿内生，上泛晶珠而混浊。

3. 肝热上扰目窍,致晶珠逐渐混浊。

【西医病因及发病机制】

较为复杂,可能是环境、营养、代谢和遗传等多种因素对晶状体长期综合作用的结果。

【临床表现】

1. 症状:自觉视物模糊,或视近尚明而视远模糊,或眼前可见固定不动的黑影,或视一为二,或可有虹视等,部分患者会出现畏光和眩光。

2. 体征:视力下降,病程越长视力下降越明显,最终视力可仅为手动或光感。晶珠可见不同程度的混浊。

【诊断要点及鉴别诊断】

1. 年龄在 50 岁以上,在散大瞳孔后,以检眼镜或裂隙灯显微镜检查晶状体,根据晶状体混浊的形态和视力情况可以做出明确诊断。

2. 当视力减退与晶状体混浊情况不相符合时,应当进一步检查,寻找导致视力下降的其他病变,避免因晶状体混浊的诊断而漏诊其他眼病。

本病须与其他原因所致的晶珠混浊引起的内障眼病相鉴别。若晶珠混浊为与生俱来,称为胎患内障;外伤致晶珠混浊,称为惊震内障;还有因其他眼病引起的晶珠混浊,如金花内障等。

【辨证论治】

1. 肝肾不足证。

治法:补益肝肾,清热明目。

方药:杞菊地黄丸加减。用于肝血不滋,阴

精不荣于上，少寐口干者，宜加女贞子、墨旱莲；若阴亏虚火上炎，潮热虚烦，口咽干燥者，可用知柏地黄丸加地骨皮、石斛。

2. 脾气虚弱证。

治法：益气健脾，利水渗湿。

方药：四君子汤加减。若大便稀溏者，宜加薏苡仁、白扁豆、车前子以利水渗湿；纳差食少者，加山药、神曲、鸡内金、薏苡仁等以补脾和胃渗湿。

3. 肝热上扰证。

治法：清热平肝，明目退障。

方药：石决明散加减。因邪热为患而口苦便结者，去方中性味辛温的羌活；肝热不甚，无口苦便结者，可去方中栀子、大黄；肝热夹风而头昏痛者，可酌加黄芩、桑叶、菊花、蔓荆子、钩藤、刺蒺藜，以助清热平肝、明目退障之功；若口苦咽干甚者，加生地黄、玄参以清热生津。

【中医外治法】

1. 中医眼科传统的手术方法是在翳定障老，瞳神不倚不侧，阴看则大、阳看则小、唯见三光时行白内障针拨术。随着白内障手术的发展，现已很少选用此种手术方法。

2. 针灸治疗：本病初、中期可行针刺治疗。主穴：太阳、攒竹、百会、四白、完骨、风池、足三里。配穴：肝热上扰证选蠡沟、太冲，肝肾不足证选肝俞，脾气虚弱证选脾俞、三阴交。根据虚实施以补泻。每日1次，留针30min，30d为1个疗程。虚象明显者可在肢体躯干穴加施灸法。

【西医治疗】

虽然多年来寻找有效药物预防和延缓年龄相关性白内障的发生和发展，但直至目前尚无疗效肯定的药物。当白内障的发展影响到工作和日常生活时，应当考虑手术治疗。通常采用在手术显微镜下施行的白内障囊外摘除术（extracapsular cataract extraction，ECCE）或白内障超声乳化吸除术（phacoemulsification）联合人工晶状体植入术，可以获得满意的效果。在某些情况下也可行白内障囊内摘除术（intracapsular cataract extraction，ICCE），术后给予眼镜、角膜接触镜矫正视力，也可以获得较为满意的结果。

【预防调护与预后转归】

1. 发现本病应积极治疗，以控制或减缓晶珠混浊的发展。

2. 若患有糖尿病、高血压等全身疾病者，积极治疗全身病，对控制或减缓晶珠混浊有一定意义，同时也有利于以后手术治疗。

3. 注意饮食调养，忌食辛燥煎炸食品。

该病经手术治疗后愈后尚可。

第三节 先天性白内障

发育性白内障又称先天性白内障，有内生性和外生性2种。中医病名为胎患内障，又名小儿胎患内障。即今之先天性白内障，属圆翳内障。《世医得效方》卷十六详述其状："初生观物，转睛不快，至四五岁瞳仁洁白，昏蒙不见，延至年高，无药可治，由胎中受热致损也。"

【西医病因及发病机制】

内生性原因与胎儿发育障碍有关，具有遗传性；外生性的原因是指母体或胎儿的全身病变对晶状体所造成的损害，如母亲在妊娠前期6个月内患有病毒感染如风疹、麻疹、水痘、腮腺炎、甲状旁腺机能减退，以及营养不良、维生素缺乏等，均有可能引起。

【临床表现】

1. 症状：婴幼儿白内障主要症状为白瞳症。其中最常见的即是先天性白内障，不完全性白内障则常常以视力低下、斜视、眼球震颤等异常就诊。

2. 体征：视功能检查，不同程度的视力下降，但应具备光照反应。晶体呈各种形态的混浊，有全白内障、核性白内障、绕核性白内障、前极后极白内障、花冠状白内障、缝性白内障、点状白内障等。可继发斜视，眼球震颤。可并发眼部其他先天异常，如小眼球小角膜、无虹膜、永存增生原始玻璃体（PHPV）、视网膜脉络膜病变等。

【诊断要点及鉴别诊断】

1. 主要根据晶状体混浊形态和部位诊断。新生儿晶体混浊常发生于1年以内，为明确诊断，应针对不同情况选择一些实验室检查，例如先天性白内障合并其他系统畸形时，应当完成染色体核型分析和分带检查。糖尿病、新生儿低血糖症者应进行血糖、尿糖和酮体检查，合并肾病者应检查尿常规和尿氨基酸，怀疑合并代谢病者应进行血氨基酸水平测定。此外，还可选做尿苯丙酮酸测定、同型胱氨酸尿的定性检查、半乳糖尿的筛选。

2. 先天性白内障的瞳孔区有白色反射，是白瞳症最常见的一种。其他眼病也可造成这种情况，但临床表现、治疗和预后不同，应注意鉴别。

【辨证论治】

1. 水轮气虚证者晶珠混浊，视物模糊或视物不见，伴纳呆，乏力，面色萎黄，舌淡，脉弱，应补气明目。

2. 水轮阴亏证者晶珠混浊，视物模糊或视物不见，伴发育迟缓，智力较差，舌红少苔，脉细弱，应补肾明目。

【中医治法】

治疗多从脾肾着手。若饮食不节，脾胃功能失调，体质虚羸者，宜健脾益气，用参苓白术散加减。若肾阴不足，宜滋阴补肾，用杞菊地黄丸之类。若脾肾阳虚，宜健脾固肾，用四君子汤合肾气丸随证化裁。至于影响视力比较严重者，可考虑早期手术治疗。

【西医治疗】

西医治疗先天性白内障的目标是恢复视力、减少弱视和盲目的发生。

对视力影响不大者如前极白内障、花冠状白内障和点状白内障，一般不需治疗，宜定期随诊观察。明显影响视力者如全白内障、绕核性白内障应当选择晶状体吸出术、白内障囊外摘除术、超声乳化白内障吸除术，对于膜性白内障可选择膜性切开术等。手术愈早，患儿获得良好视力的机会愈大。对于单、双眼全白内障或位于视轴中心、混浊程度明显的白内障，应在出生后及早手术，最迟不超过 6 个月。双眼白内障者在完成一眼手术后，应在较短的时间间隔后完成另一眼手术。对于因风疹病毒引起的先天性白内障不宜过早手术。

无晶状体眼需进行屈光矫正和视力训练，防治弱视，促进融合功能的发育。

【预防调护与预后转归】

1. 预后常与先天性白内障的种类、程度、有无眼部其他疾患、白内障的手术时间早晚、是否积极地治疗弱视等相关。

2. 术前即存在眼球震颤或斜视被认为是预后较差的体征。尽早手术治疗，正确的光学矫正，积极的弱视训练，对保证良好的手术预后至关重要。

第四节 外伤性白内障

外伤性白内障是指头眼部挫伤或眼部锐器伤，损及晶珠，以致晶珠混浊的眼病，中医称"惊震内障"。

【西医病因及发病机制】

晶体受伤特别是穿孔伤之后，房水由囊膜的破口进入晶体，晶体内水溶性蛋白，特别是γ-晶体蛋白大量丢失，谷胱甘肽显著减少，DNA合成以及细胞分裂减慢。晶体在受伤部位混浊之后，很快水化，形成液泡、水肿。混浊很快波及晶体的周边部，最后导致整个晶体混浊。

【临床表现】

1. 钝挫伤或冲击伤性白内障。有时钝挫伤在数月乃至数年后开始形成典型的白内障改变。钝挫伤性白内障可单独发生，也可合并晶状体半脱位或全脱位。最早期的改变是正对瞳孔区的后囊膜下混浊，进而形成类似于并发性白内障的星形外观或菊花状混浊。在大多数情况下，钝挫伤性白内障可合并外伤性虹膜睫状体炎，瞳孔后粘连，严重病例还可出现虹膜膨隆等继发性青光眼表现。

2. 眼球穿孔伤所致的白内障。如囊膜破裂伤口很小，晶状体保持完整状态，仅出现局部混浊。穿通伤后，晶状体皮质长期处于房水的"浸浴"之中，并持续地被吸收。当最终大部分皮质被吸收，则前后囊壁贴附，便形成所谓眼球穿孔伤所致的白内障。

3. 晶状体铁锈、铜锈沉着症。具有特殊意义的是易产生氧化反应的铜和铁在眼内的长期存留，产生所谓的"晶状体铜锈沉着症"和"晶状体铁锈沉着症"。前者晶状体混浊形态多呈葵花样外观，铜绿色反光；后者作为整个眼组织变性的一部分，晶状体混浊呈黄色。

4. 电击性白内障。有时可以在双眼发生白内障，其形态与钝挫伤性白内障类似。多数病例混浊静止不发展，也有病例发展速度，在数周甚至数天内晶状体全部混浊。

【诊断要点及鉴别诊断】

初起常见灼热疼痛，畏光流泪等症。若晶珠破损，神水侵犯，迅即开始混浊，甚至数日后晶珠全混，影响视力。根据受伤史和晶状体混浊的形态和程度可做出诊断。

【辨证论治】

1. 震击晶珠。

证候：眼胀疼痛，视力下降、胞睑瘀肿，白睛红赤或混赤；瞳神不圆或偏斜，晶珠呈片状混浊或破碎，或见血灌瞳神前部；舌红，苔黄，脉数。

治法：活血行滞，清肝明目。

方药：桃红四物汤合石决明散加减。可选加昆布、海藻、夏枯草、浙贝、红花。若伴血灌瞳神前部,加白茅根、藕节、丹参、丹皮;若眼底水肿,加薏苡仁、茯苓、猪苓、泽泻。

2. 毒邪侵袭。

证候:目珠疼痛难忍,羞明流泪,视力骤降;胞睑红肿,白睛混赤,晶珠混浊或破碎,或见黑睛生翳如凝脂,或黄液上冲;全身兼见口干口苦,小便黄,大便秘;舌红,苔黄,脉数。

治法:清热泻火解毒。

方药:五味消毒饮合黄连解毒汤加减。邪去热清后仅存晶珠混浊,选用石决明散加慈姑粉、白及、夏枯草、浙贝、昆布、海藻,或选用磁朱丸、明目片等中成药。

【中医特色疗法】

治疗初起宜清肝泄热、活血化瘀,服石决明散加减。若证情复杂,当参照眼外伤治疗。若继发绿风内障,宜手术处理。红赤已退,仅留内障者,内治可参照圆翳内障处理。若翳定障老,服药无效,而光感色觉良好者,0.5~1年后可行手术治疗。

【西医治疗】

晶状体局限混浊,对视力影响不大时,可以随诊观察;当晶状体混浊明显而影响视力时,应当施行白内障摘除术。当晶状体破裂,皮质突入前房时,可用糖皮质激素、非甾体抗炎药及降眼压药物治疗,待前节炎症反应消退后,再行手术摘除白内障。如经治疗,炎症反应不减轻或眼压升高不能控制，或晶状体皮质与角膜内皮层接触时，应当及时摘除白内障。由于外伤性白内障多为单眼，白内障摘除术后应尽可能同时植入人工晶状体。

【预防调护与预后转归】

钝性外伤性白内障发生发展比较缓慢，而穿孔性外伤性白内障可在数小时内形成。晶状体外伤后，皮质脱出会继发感染，并发皮质过敏性虹膜睫状体炎。晶状体外伤后会吸收房水肿胀，引起眼压升高，继发青光眼。这些症状如不及时治疗，将会导致完全失明。如果还有金属异物的残留，则会产生眼内金属锈症，使视力减退。因此，外伤性白内障欲获良好预后，及早、正确治疗处理是关键。此类病人如无其他眼部并发症，术后也可达到较好的复明效果。

第五节 代谢性白内障

许多全身病，特别是内分泌障碍性疾病，多合并不同类型的白内障，即代谢性白内障。属中医学"消渴内障"。

【中医病因病机】

消渴内障的病机主要在于阴津亏损，燥热偏盛，而以阴虚为本，燥热为标，两者互为因果，阴愈虚则燥热愈盛，燥热愈盛则阴愈虚。消渴目病病变的脏腑主要在肺、胃、肾，尤其以肾为关键，三脏之中，虽然可有所偏重，但又互相影响。

【西医病因及发病机制】

晶状体的能量来自房水中的葡萄糖。晶状体糖代谢主要通过无氧酵解。在己糖激酶作用下，葡萄糖被转化为6-磷酸葡萄糖；而在醛糖还原酶和辅酶Ⅱ的作用下，葡萄糖被转化为山梨醇。正常时晶状体内葡萄糖不足以产生过多的山梨醇，但糖尿病时血糖增高，晶状体内葡萄糖增多，己糖激酶作用饱和，葡萄糖转化为6-磷酸葡萄糖受阻。此时醛糖还原酶的作用活化，葡萄糖转化为山梨醇。山梨醇不能透过晶状体囊膜，在晶状体内大量积聚，使晶状体内渗透压增加、吸收水分、纤维肿胀变性，导致混浊。

【临床表现】

1. 发生于老年者，与老年性白内障相似，只是发病率较高，发生较早，进展较快，容易成熟。此型多见。

2. 真性糖尿病性白内障，发生在血糖没有很好控制的青少年糖尿病患者中。多为双眼发病，发展迅速，甚至可于数天、数周或数月内发展为混浊，完全混浊；开始时在前后囊下出现典型的白点状或雪片状混浊，迅速扩展为完全性白内障，常伴有屈光变化。血糖升高时，表现为近视；血糖降低时，表现为远视。

【诊断要点及鉴别诊断】

1. 诊断要点：

(1) 糖尿病史。

(2) 视力下降。

(3) 晶状体混浊、雪片状混浊为其特点，有时混浊迅速扩散。

(4) 血糖、尿糖等实验室检查符合糖尿病改变。

2. 鉴别诊断：与其他代谢性白内障如半乳糖性白内障、低钙性白内障的主要鉴别点在于患者的原发病及全身临床表现不同。

【西医治疗】

在糖尿病白内障早期，积极治疗糖尿病，晶状体混浊可能会部分消退，视力有一定程度的改善。当白内障明显影响视力，妨碍患者的工作和生活时，可在血糖控制下进行白内障摘除术。如无糖尿病增殖性视网膜病变时，可植入后房型人工晶状体。术后应注意积极预防感染和出血。

第六节 并发性白内障

并发性白内障是由于眼部的炎症或退行性病变，使晶状体发生营养或代谢障碍而变混浊。属中医学"金花内障"。

【中医病因病机】

本病多由肝经风热上冲于目所致。

【西医病因及发病机制】

并发性白内障是由于眼部的炎症或退行性病变，使晶状体发生营养或代谢障碍而变混浊。多为囊膜下混浊，呈玫瑰花瓣状、网状、点状、条状或弥漫性，常有水疱及水裂，后皮质有彩虹样光泽。常见于葡萄膜炎、视网膜色素变性、视网膜脱离、晚期青光眼、眼内肿瘤、眼压过低、高度近视等。

【临床表现】

患者有原发病的表现，常为单眼发生。由眼前段疾病引起的，多由前皮质开始；由眼后段疾病引起者，则先于晶状体后极部囊膜及囊膜下皮质出现颗粒状灰黄色混浊，并有较多空泡形成，逐渐向晶状体核中心部及周边部扩展，呈放射状，形成玫瑰花样混浊。继之向前皮质蔓延，逐渐使晶状体全混浊。以后水分吸收，囊膜增厚，晶状体皱缩，并有钙化等变化。由青光眼引起者多由前皮质和核开始。高度近视所致者多为核性白内障。

【诊断要点及鉴别诊断】

晶状体混浊的形态和位置有助于诊断。此外，正确诊断原发病在并发性白内障的诊断中也是至关重要的。

【西医治疗】

1. 治疗原发病。

2. 对于已影响工作和生活的并发性白内障，如果患眼光定位准确，红、绿色觉正常，可进行手术摘除白内障。对白内障摘除后是否植入人工晶状体，应根据原发病的状况慎重考虑。

3. 各种炎症引起的并发性白内障对手术的反应不同，有的可引起严重的并发症，应根据原发病的种类，在眼部炎症很好控制以后，再考虑手术。

4. 术后局部或全身应用糖皮质激素的剂量比一般白内障术后大一些，使用的时间长一些。

【预防调护与预后转归】

并发性白内障的预后取决于其病因，与眼局部病变有关的并发性白内障，除青光眼并发的白内障外，一般发展较慢，治疗应针对病因。与全身病变有关或与药物性、中毒性有关的并发性白内障，应进行对全身原发病的治疗及眼局部的对症处理。这样可以减缓或停止白内障的发展。

第七节　药物及中毒性白内障

药物及中毒性白内障指长期接触化学药品或使用某些药物导致不同程度的晶体混浊。

【西医病因及发病机制】

长期应用或接触对晶状体有毒性作用的药物或化学物质可导致晶状体混浊，称为药物及中毒性白内障。容易引起晶状体混浊的有糖皮质激素、氯丙嗪、缩瞳剂等，化学物质有三硝基甲苯、二硝基酚、萘和汞等。

【临床表现】

长期接触化学药品或使用某些药物可导致不同程度的晶体混浊。

1. 皮质类固醇白内障为后囊下皮质性混浊。

2. 氯丙嗪白内障，长期服用氯丙嗪，总量在350g以上可出现晶体前后囊下棕色或灰白色小点沉着并向深部发展。

3. 三硝基甲苯白内障（TNT白内障）多发生在接触TNT 2年以上的人员中，初起时成人核及前后皮质内有点状混浊，逐渐发展成环状、楔形、盘状至完全混浊。

【诊断要点及鉴别诊断】

根据接触药物和化学药品史，及晶状体混浊的形态、位置等，可以做出明确的诊断。

【西医治疗】

1. 注意合理用药，如长期接触一些可能致白内障的药物和化学药品时，应定期检查晶状体。

2. 如果发现有药物和中毒性白内障，应停用药物，脱离与化学药品的接触。

3. 当白内障严重到影响患者工作和生活时，可手术摘除白内障和植入后房型人工晶状体。

第八节 放射性白内障

临床上将有明确证据证明因辐射而引起的白内障称为辐射性白内障。

【西医病因及发病机制】

放射性白内障的产生与X射线、γ射线、β射线和中子辐射的过量吸收有关。发生白内障与放射剂量大小的关系在个体间存在较大差异。单次照射剂量过大可以引起晶状体损伤，而长期间断小剂量照射，亦有积累效应。由于观察方法和判断晶状体混浊的标准不同，以及试验条件的差异，文献报道的晶状体损伤阈值剂量差别也比较大。

【临床表现】

1. 红外线所致白内障：多发生于玻璃厂和炼钢厂的工人中。熔化的高温玻璃和钢铁产生的短波红外线被晶状体吸收后，引起晶状体混浊。初期，晶状体后皮质有空泡、点状和线状混浊，类似蜘蛛网状，有金黄色结晶样光泽。以后逐渐发展为盘状混浊，最后发展为全白内障。有时前囊膜下也有轻微混浊。

2. 电离辐射所致白内障：电离辐射的射线包括中子、X射线、γ射线及高能量的β射线，照射晶状体后会导致白内障。潜伏期长短不等，与放射剂量和年龄有直接关系。剂量大、年龄小者潜伏期短。初期，晶状体后囊膜下有孔泡和灰白色颗粒状混浊，小点状混浊逐渐发展为环状混浊；前囊膜下皮质有点状、线状和羽毛状混浊，从前极向外放射。后期可有盘状及楔形混浊，最后形成全白内障。

3. 微波所致白内障：微波来源于太阳射线、宇宙射线和电视、雷达、微波炉等。大剂量的微波可产生类似于红外线的热作用。晶状体对微波敏感。因微波的剂量不同，可产生晶状体不同的损害，类似于红外线所致的白内障。晶状体出现皮质点状混浊，后囊膜下和前皮质羽状混浊。

【诊断要点及鉴别诊断】

根据长期接触放射线的病史，及晶状体混浊形态、位置等可做出诊断。

【西医治疗】

接触放射线时应配戴防护眼镜。白内障明显影响患者工作和生活时，可手术摘除白内障和植入人工晶体。

第九节 后发性白内障

后发性白内障是指白内障经手术摘除后，或外伤性白内障皮质部分吸收后，在瞳孔区残留晶状体皮质或形成纤维机化膜的一种特殊状态。

【西医病因及发病机制】

白内障术后残留的晶状体上皮细胞的增殖、迁移、纤维化生是形成后发障的主要原因。可能增殖的细胞是立方形前部上皮细胞和赤道弓部具有丝分裂活性的细胞，晶状体囊残留的晶状体上皮细胞在囊袋内表面增生以及从前部晶状体囊切开口边缘向人工晶状体视区前表面扩展。参与后发障的病理变化有：巨噬细胞介导的异物反应，众多巨噬细胞融合形成异物巨细胞；晶状体上皮细胞参与的创伤愈合反应；晶状体上皮细胞在赤道部转化为扁豆状纤维，形成 Soemmering 环；后囊部晶状体上皮延伸，形成纤维原细胞样或者形成 Elschnig 珠样。

【临床表现】

1. 矫正视力差。

2. 后囊混浊并有厚薄不等的白色机化组织，可有虹膜后粘连。

3. 视力障碍程度取决于机化膜的厚度。

【诊断要点及鉴别诊断】

有白内障囊外摘除术或晶状体外伤史，应用裂隙灯检查容易确定晶状体后囊膜是否混浊和混浊程度。

【西医治疗】

当后发性白内障影响视力时，可用 Nd：YAG 激光将瞳孔区的晶状体后囊膜切开。如无条件施行激光治疗时，可进行手术将瞳孔区的晶状体后囊膜刺开或剪开。术后眼部点用糖皮质激素或非甾体消炎药滴眼剂，预防炎症反应，并注意观察眼压的变化。

【预防调护与预后转归】

预后良好。

第十节 晶状体脱位

晶状体脱位或半脱位指出生后因先天性因素、外伤或病变使晶状体位置改变。

【西医病因及发病机制】

1. 先天性晶状体异位或脱位：可作为单独发生的先天异常，或与瞳孔异位和其他眼部异常伴发，或与中胚叶尤其是骨发育异常的全身综合征并发。无论是何种情况，多由于一部分晶体悬韧带薄弱，牵引晶体的力量不对称，使晶体朝发育较差的悬韧带相反方向移位。

2. 外伤性晶体脱位：眼外伤尤其是眼球钝挫伤是晶体脱位的最常见原因。外伤性晶体脱位（traumatic dislocation of the lens）常伴有继发性白内障形成。脱位的晶体可脱入前房或玻璃体腔内；如伴有眼球破裂，晶体可脱至球结膜下。

3. 自发性晶体脱位：自发性晶体脱位由眼内病变引起悬韧带机械性伸长，或由于炎症分解与变性所致。

【临床表现】

根据晶体脱位的程度和形态，可分为晶体不全脱位和完全脱位。

1. 晶体不全脱位：移位的晶体仍在瞳孔区、虹膜后平面的玻璃体腔内，晶体不全脱位产生的症状取决于晶体移位的程度。如果晶体的轴仍在视轴上，则仅出现由于悬韧带松弛、晶体弯曲度增加引起的晶体性近视。如果晶体轴发生水平性、垂直性或斜性倾斜，可导致用眼镜或接触镜难以矫正的严重散光。更常见的不全脱位是晶体纵向移位，可出现单眼复视。眼部裂隙灯检查可见前房变深，虹膜震颤，晶体呈灰色；可见赤道部甚至断裂的悬韧带，玻璃体疝可脱入前房，表面有色素。眼底镜下可见新月形的眼底反光和双眼底像。

2. 晶体全脱位：移位的晶体完全离开了瞳孔区，晶体可移位或产生：①瞳孔嵌顿。②晶体脱入前房。③晶体脱入玻璃体腔，浮在玻璃体上或沉入玻璃体内。④晶体通过视网膜裂孔脱入视网膜下的空间和巩膜下的空间。⑤晶体通过角膜溃疡穿孔、巩膜破裂孔脱入结膜下或眼球筋膜下。

晶体全脱位比晶体不全脱位更严重。晶体可脱入瞳孔区产生瞳孔嵌顿，常发生在外伤后晶体轴旋转90°，晶体的赤道位于瞳孔区甚至晶体180°转位，晶体前表面对向玻璃体。

【诊断要点及鉴别诊断】

1. 专科检查：散瞳后以裂隙灯检查晶状体，特别注意晶状体位置。

2. 辅助检查：必须进行眼部超声检查。

不同原因引起的晶状体脱位：根据体型、有无外伤史、晶状体脱位的状况，可对不同原因引起的晶状体脱位做出鉴别诊断。

【西医治疗】

晶体脱位的治疗是困难的。因为摘除脱位的晶体比一般白内障摘除风险大，盲目手术可能导致视力的损害甚至眼球的丧失，因此应慎重决定治疗方案。晶体脱位的治疗取决于晶体的位置、晶体的硬度、患眼的视力和对侧眼的视力、年龄、有无先天异常、有无出现并发症及手术的条件等。晶体脱位造成视力下降的原因是多方面的，如屈光间质混浊、继发性青光眼、先天性眼底异常等，因此晶体摘除术后并不一定能改善视力。

对于没有并发症的晶体不全脱位，治疗的办法是用眼镜（spectacles）或接触镜（contact lens）矫正有晶体区或无晶体区的屈光不正，恢复适当的视力。由于有晶体区的散光多数是不规则的，往往难以矫正，而无晶体区的光学矫正常可获得较好的效果。如果无晶体区较小，同时前房较深，可用弱的散瞳剂将瞳孔持续散大，或进行激光虹膜切开，增加无晶体区，利于无晶体区的屈光矫正。

【预防调护与预后转归】

治愈标准：手术后伤口愈合，脱位之晶体被摘除，无明显刺激症状，无严重并发症，视力增进。

第七章 青光眼

第一节 原发性青光眼

一、急性闭角型青光眼

急性闭角型青光眼是一种以眼压急剧升高并伴有相应症状和眼前段组织病理改变为特征的眼病,多见于 50 岁以上的老年女性,双眼先后或同时发病,多因情志波动或劳累后诱发。属中医学"绿风内障"之范畴,又名绿风、绿盲、绿水灌目等。该病名首见于《太平圣惠方》。《龙树菩萨眼论》对本病症状及预后记载较为详尽。

【中医病因病机】

邪热内犯,肝胆火热亢盛,热极生风,上攻头目;情志过激,气郁化火,气火上逆于目;脾湿生痰,痰郁化火,上攻于目。

【西医病因及发病机制】

具有遗传倾向的解剖变异包括眼轴较短、角膜较小、前房浅、房角狭窄,随年龄增长晶状体变厚,前房更浅,瞳孔阻滞加重,闭角型青光眼发病率增高。当周边虹膜与小梁网接触时,房角关闭,眼压急剧升高,引起急性发作。

【临床表现】

1. 临床前期：急性闭角型青光眼在急性发作前没有明显临床症状，但具浅前房、窄房角的临床特点，一定诱因条件下可发作，暗室试验阳性或一眼急性发作后另一眼即为本病的临床前期。

2. 先兆期：偶有一过性眼胀痛、虹视、雾视、鼻根部酸胀感，多傍晚发作，休息后消失。

3. 急性发作期：剧烈眼胀、眼痛、畏光、流泪，可伴恶心、呕吐。视力急剧下降，可降至手动。结膜混合充血、角膜雾状水肿、前房极浅。瞳孔竖椭圆形散大，角膜后色素沉着，青光眼斑为青光眼急性发作三联征。眼压常在50mmHg以上。急性发作后可有虹膜萎缩、色素脱失、瞳孔固定散大后粘连、房角广泛粘连等永久性损害。

4. 间歇期：急性大发作或小发作自行缓解后，房角重新开放，小梁网未遭受严重损害，不用药或仅用少量缩瞳药，眼压不再升高。

5. 慢性期：急性大发作或反复小发作后，房角广泛粘连，眼压中度升高，眼底杯盘比增大，视野有相应缺损。

6. 绝对期：持续高眼压，视神经严重受损，视力降至无光感且无法挽救。

【诊断要点及鉴别诊断】

先兆发作期一般持续时间短。医生难以发现，大多依靠一过性的发作典型病史、特征性浅房角、窄房角等表现做出诊断。先兆期可被误诊为偏头痛，对可疑患者可进行暗室试验检查。

大发作时症状典型，诊断无多大困难，房角镜检查房角是否关闭是最重要的诊断依据。急性虹膜睫状体炎虽然也有眼痛症状，但是一般无角膜上皮水肿，眼压也常常偏低，瞳孔缩小，前房可见房水闪烁，有时可见纤维素样渗出，以此鉴别。

由于急性闭角型青光眼大发作期常伴有恶心、呕吐和剧烈头痛，这些症状甚至可以掩盖眼痛及视力下降，临床上应注意鉴别，以免误诊断为胃肠道疾病、颅脑疾病。

【辨证论治】

1. 风火攻目证。

证候：头痛如劈，目珠胀硬，视力锐减，眼压升高，胞睑红肿，白睛红赤，黑睛雾状水肿，前房极浅，黄仁晦暗，瞳神中等散大，舒缩不灵，房角关闭甚或粘连；多伴有恶心、呕吐；舌红苔黄，脉弦数。

治法：祛风清热。

方药：绿风羚羊饮加减。

2. 气火上逆证。

证候：头眼剧烈胀痛，视力锐减，眼压升高，胞睑红肿，白睛红赤，黑睛雾状水肿，前房极浅，黄仁晦暗，瞳神中等散大，舒缩不灵，房角关闭甚或粘连；多伴有胸闷嗳气、恶心、呕吐；舌红苔黄，脉弦数。

治法：疏肝解郁，泻火降逆。

方药：丹栀逍遥散合左金丸加减。

3. 痰火郁结证。

证候：头眼剧烈胀痛，视力锐减，眼压升高，胞睑红肿，白睛红赤，黑睛雾状水肿，前房极浅，黄仁晦暗，瞳神中等散大，舒缩不灵，房角关闭甚或粘连；动辄眩晕、呕吐痰涎；舌红苔黄，脉弦滑。

治法：降火逐痰。

方药：将军定痛丸加减。

【中医特色治疗】

1. 食疗法：羚羊角 3g，菊花 20g，石决明 25g，五味子 15g 等。水煎，频频代茶饮。

2. 点眼疗法：萤火虫 27 枚，鲤鱼胆 2 枚。将虫纳入鱼胆中，阴干百日，取胆捣罗为散。每用少许点患眼，日 3 次。

3. 熏洗及湿热敷：可用黑豆、菊花、栀子仁、防风、玉竹、雄黄（研）、炉甘石（煅用）等水煎熏眼；或过滤药汁，待微温时冲洗眼部，每日 1~3 次。

4. 针刺治疗。主穴：取睛明、上睛明、风池、四白、太阳、合谷、百会、神门。配穴：风火攻目选曲池、外关，气火上逆选行间、太冲，痰火郁结选丰隆、足三里。恶心呕吐加内关、胃俞、足三里，行手法至明显针感，留针 20~30min，每日捻转提插均取泻法。

5. 耳针治疗：选神门、内分泌、肝、肾、胃、耳尖、交感、眼、目 1、目 2 贴王不留行子，每日按压3~5次。

6. 上述中医治疗方案需在西医治疗的基础上同时进行，中西医结合治疗，积极控制眼压，促进视功能恢复。必要时手术治疗。

【西医治疗】

1. 急性发作的治疗。

（1）急性发作时联合用药：①20%甘露醇250~500ml，快速静脉滴注。②局部用2%毛果芸香碱（匹罗卡品）每10min1次，共1h；后改为每日4次。③口服乙酰唑胺，首次计量50mg。④碳酸酐酶抑制剂（布林佐胺）、β-肾上腺能受体激动剂联合运用。

（2）若眼压下降至正常，可逐渐减少毛果芸香碱和乙酰唑胺用量和次数，至停药或仅低浓度药物眼压维持正常，再根据房角情况选择激光或手术治疗。

（3）若眼压不能控制，应立即行青光眼滤过手术（高眼压增加手术难度）。

2. 慢性期治疗：药物控制眼压不理想尽早行青光眼滤过手术。

3. 绝对期若疼痛难忍主要采取睫状体破坏手术。

4. 闭角型青光眼为双眼发病，一眼发病、另一眼即为临床前期，应行预防性治疗如YAG虹膜激光或氩激光小梁成形术或周边虹膜切除术。

【预防调摄和预后转归】

1. 预防情志过激或抑郁，减少诱发因素。
2. 保守无效应立即手术。
3. 术后坚持复查随访，根据辨证论治，服用中药保护视功能。

二、慢性闭角型青光眼

慢性闭角型青光眼同样由周边虹膜与小梁网粘连，房角粘连由点到面逐渐发展，眼压水平亦由房角粘连程度逐渐发展，患者多无自觉症状。发作时可出现虹视、眼痛、头痛。属中医"黑风内障""黑风"范畴。《秘传眼科龙木论》对本病有详细记载。

【中医病因病机】

忧思郁怒，肝气郁结，化热生风，风火升扰；肝郁气滞，痰湿内生，目络受阻；肝肾阴虚，虚火上炎。

【西医病因及发病机制】

由于虹膜结构异常（周边虹膜肥厚、虹膜根部前移）及睫状体位置异常，周边虹膜挤压小梁网堵塞房角或使房角粘连，导致眼压升高。

【临床表现】

1. 症状：由于房角粘连及眼压升高是逐渐进展的，没有眼压急剧升高的相应症状，不易引起患者察觉。

2. 体征：视盘在高眼压作用下渐进性萎缩，视野渐进性损害。本病往往在做常规眼科检查时,或于病程晚期患者感觉有视野缺损时才被发现。

【诊断要点及鉴别诊断】

慢性闭角型青光眼诊断要点:①周边前房深度略浅或接近正常,虹膜膨隆不明显。②房角为中等狭窄,有程度不同的虹膜周边前粘连。③如双眼不是同时发病,对侧的"健眼"尽管眼压、眼底、视野正常,但有房角狭窄,或可有局限性周边虹膜前粘连。④眼压中等程度升高。⑤眼底有典型青光眼性视盘凹陷。⑥伴有不同程度的视野缺损。

本病当与开角型青光眼进行鉴别。

【辨证论治】

1. 肝郁气滞证。

证候:肝气郁滞,日久化火,气火上逆,目中脉络不畅故头目胀痛、心烦口苦;舌红,苔黄,脉弦数。

治法:疏肝理气。

方药:柴胡疏肝散或逍遥散加减。

2. 痰湿困目证。

证候:先天禀赋不足或久病耗气伤阳,脾阳失于温养,水湿运化无力,痰湿泛目,故眼胀时作,目珠变硬或伴恶心欲吐,舌脉表现痰湿之证候。

治法:健脾化痰。

方药:参苓白术散和五苓散。

3. 肝肾阴虚证。

证候：患病日久，肝肾精血亏虚，目窍失养，神光衰微，视盘苍白；头晕失眠，腰膝酸软；舌淡苔薄，脉沉细无力。

治法：滋补肝肾。

方药：六味地黄丸加减。

【中医特色治疗】

1. 点眼疗法：水蛭 3~5 只，蜂蜜 50g。水蛭浸入蜂蜜中 6h，将蜜水装入消毒瓶，点眼，每日 3 次。

2. 针刺治疗：主穴取睛明、风池、太冲、外关、内关、阳白、四白、太阳、行间、攒竹、合谷、百会、瞳子髎。远端、近端各取 2~3 穴，留针 20~30min，每日捻转提插均取泻法。

3. 耳针治疗：选神门、内分泌、肝、肾、胃、耳尖、交感、眼、目1、目2 贴王不留行子，每日按压 3~5 次。

4. 上述中医治疗方案需在西医治疗的基础上同时进行，中西医结合治疗，积极控制眼压，促进视功能恢复。必要时手术治疗。

【西医治疗】

1. 早期可行 YAG 虹膜激光或行周边虹膜成形术，也可同时药物控制眼压，如缩瞳剂、布林佐胺、卡替洛尔控制眼压。

2. 进展期及晚期尽早做青光眼滤过手术。

3. 急性发作时参照急性闭角型青光眼。

4. 对测眼的处理应行 YAG 激光或虹膜周边切除术。

【预防调摄和预后转归】

1. 保持心情舒畅，心胸开阔。
2. 积极参加青光眼普查，一旦发现眼压偏高、视野改变尽量行相关检查。
3. 已确诊者需积极配合治疗。
4. 注意休息，不宜熬夜。

三、开角型青光眼

原发性开角型青光眼是指房角开放、眼压升高、视野进行性受损的一类原发性青光眼。早期多无明显临床表现，多于体检中发现。中心能力一直保持到晚期，晚期双眼视野严重受损。中医属"青风内障"，又名青风、青风障症等。出自《太平圣惠方·治眼内障诸方》。

【中医病因病机】

肝郁化火，气火上逆，目中脉络不利；禀赋不足，脾阳失运，水谷不化，痰湿流窜目中脉络；久病肝肾亏虚，精血不足，目窍失养，神水滞涩。

【西医病因及发病机制】

原因尚不完全明了，可能与遗传有关，其特点是眼压虽然升高房角始终开放，组织学检查提示小梁网胶原纤维和弹性纤维变性，内皮细胞脱落或增生，小梁网增厚，网眼变窄或闭塞，房水流出受阻。

【临床表现】

1. 症状：早期无明显不适，偶有视物昏蒙，目珠发胀，视灯光如彩虹，至晚期常视物不清。

2. 体征：

（1）视力：早期多无明显改变，后期逐渐下降。

（2）眼前节：白睛无红赤，轻度抱轮红赤，黑睛透明，前房深浅多正常，前房角开放。

（3）视盘：典型患者视盘生理凹陷加深扩大，杯盘比加大加深。

（4）眼压：早期眼压不稳定，时有升高，随病情变化逐渐升高，但多为中度升高（20～40mmHg），检测24h眼压波动大于8mmHg。

视野。①中心视野改变：早期见典型孤立的旁中心暗点和鼻侧阶梯；中期见旁中心暗点渐渐扩大，多个暗点融合为弓形暗点，逐渐发展形成较大的鼻侧阶梯，若上方和下方弓形暗点相接即成环形暗点。②周边视野改变：视野通常在旁中心暗点后就有改变，视野缩小常开始于鼻上方，渐次为鼻下方，颞侧，进行性向心性缩小，最后视野仅存中央部5°～10°管状视野。

【诊断要点及鉴别诊断】

本病一般无自觉症状，早期易漏诊，主要诊断要点是：①眼压升高。早期，眼压不是持续升高，应多次测量。②视盘损害。视盘凹陷扩大，特别是上下方变窄或局部变薄。③视野损害。可重复性旁中心暗点或鼻侧阶梯,常系青光眼早期视野损害。以上3大指标,有其中2项为阳性,房角属开角,则诊断成立。

本病与闭角型青光眼、急性虹膜炎、结膜炎等病进行鉴别。

【辨证论治】

1. 气郁化火证。

证候:情志不舒,抑郁愤懑引发本病;头目胀痛,眼压稍高,胸胁胀满,喜长叹息,食少神疲;口苦咽干,舌红苔黄,脉弦数。

治法:清热疏肝。

方药:丹栀逍遥散加减。

2. 痰火上扰证。

证候:痰火上扰,流窜经络,上蒙清窍,则头晕目痛;眼压偏高,痰火内扰,则心烦而悸,食少痰多;舌红苔黄腻,脉滑数。

治法:清热化痰,和胃降逆。

方药:黄连温胆汤合五苓散加减。

3. 肝肾亏虚证。

证候:患病时久,视物不清,瞳神稍大,视野缺损或管状,实盘苍白;可伴头晕失眠、腰膝酸软;舌淡苔薄,脉沉细无力。

治法:补益肝肾。

方药:加减驻景丸加减。

4. 阴虚风动证。

证候：久病阴亏，水不涵目，肝风内动，上扰于目；头晕眼胀，瞳神略大，视物昏蒙，五心烦热，口燥咽干；舌绛红少苔，脉细数。

治法：滋阴养血，柔肝息风。

方药：养肝息风汤加减。

【中医特色治疗】

1. 食疗方法：葶苈子 15~30g，每日 1 剂，开水泡茶饮。

2. 点眼疗法：1%葛根素滴眼液，于晨起 8 时点眼，日 1 次。

3. 针刺治疗：主穴同"绿风内障"。配穴：痰湿泛目选脾俞、肺俞、三阴交、丰隆，肝郁气滞选三阴交、丰隆、内关、太冲，肝肾亏虚选肝俞、肾俞、太溪、三阴交。根据虚实选取补泻手法。

4. 耳针治疗：选神门、内分泌、肝、肾、胃、耳尖、交感、眼、目1、目2 贴王不留行子，每日按压 3~5 次。

5. 上述中医治疗方案需在西医治疗的基础上同时进行，中西医结合治疗，积极控制眼压，促进视功能恢复。必要时手术治疗。

【西医治疗】

1. 眼局部用药：用前列腺衍生物类，如拉坦前列腺素、曲伏前列腺素、贝美前列腺素、他氟前列腺素等滴眼液滴眼，增加葡萄膜巩膜途径的房水排出以降低眼压。

2. 视神经保护剂：钙离子阻滞剂、谷氨酸拮抗剂、神经营养因子、抗氧化剂等，可以从不同环节起到一定的视网膜保护作用。

3. 手术治疗：根据病情选择小梁切除术、复合式小梁切除术等。

【预防调摄和预后转归】

1. 积极参加青光眼普查，一旦发现眼压偏高、视野改变尽量行相关检查。

2. 已确诊者需积极配合治疗。

3. 注意休息，不宜熬夜。

第二节 继发性青光眼

一、新生血管性青光眼

新生血管性青光眼是一组以虹膜和房角新生血管为特征的难治性青光眼，指虹膜和小梁表面有新生的纤维血管膜，使虹膜与小梁和房角后壁粘连，以致眼压升高的严重眼病。本病病情顽固，预后不良，常导致失明。属中医"乌风内障"范畴，见于《秘传眼科龙木论》。

【中医病因病机】

中医认为多因肝火上炎，肝风上扰，风火攻目，蒸灼目络；或风痰上壅，阻闭目络；或气滞血瘀，脉络瘀阻，玄府闭塞，神水瘀滞，发为本病。

【西医病因与发病机制】

在原发性眼病基础上虹膜出现新生血管，疾

病前期由于纤维血管膜封闭了房水外流通道，后期纤维血管膜收缩牵拉，使房角关闭，引起眼压升高和剧烈疼痛。

【临床表现】

1. 症状：除少数患者眼压升高时出现雾视、眼胀外，多数患者可无任何自觉症状，直到晚期严重视功能损害时发现。

2. 体征：Ⅰ期：瞳孔缘或（和）小梁网出现非放射状、走行杂乱的异常血管，无青光眼体征。Ⅱ期：在Ⅰ期表现的基础上出现眼压升高，为继发性开角型青光眼期。Ⅲ期：由于小梁网纤维血管膜的收缩引起部分或全部前房角关闭，为继发性闭角型青光眼期，常见周边虹膜前粘连和虹膜红变。

【诊断要点及鉴别诊断】

本病是一种继发于广泛性视网膜缺血的难治性青光眼，其诊断要点是在原发眼病的基础上虹膜出现新生血管，疾病前期由于纤维血管膜封闭了房水外流通道，后期纤维血管膜收缩牵拉，使房角关闭，引起眼压升高和剧烈疼痛。

本病当与急性虹膜炎、急性虹膜睫状体炎、急性闭角型青光眼进行鉴别。

【辨证论治】

1. 风火攻目证。

证候：肝胆火炽，热盛动风，上攻头目，导致目睛内神水循环排出受阻，积于眼内，目珠胀硬，眼压升高，头痛如劈，眼珠胀痛欲脱；伴恶心呕吐，大便干结；舌红苔黄，脉弦数。

治法：清肝泻火。

方剂：回光汤（《张怀安眼科临床经验集》）加减。

2. 风痰上扰证。

证候：肝风挟痰上扰于头，阻闭脉络，神水不能外流，目珠胀硬，眼压升高；伴头部胀痛，或阵发剧痛，头晕目眩，面赤口苦；舌红苔黄腻，脉弦滑。

治法：祛风除痰。

方剂：白附子汤（《审视瑶函》）加减。

3. 气滞血瘀证。

证候：气机郁滞，不能行血，脉络瘀阻，玄府闭塞，神水瘀滞，故眼胀头痛，视力骤降；或伴胸胁胀闷、刺痛；舌质紫暗，舌下有瘀斑，脉弦数。

治法：活血化瘀法。

方剂：清上瘀血汤（《证治准绳》）。

4. 阴虚风动证。

证候：邪热灼伤真阴；肝为风木之脏，阴液大亏，水不涵木，虚风内动，则手足蠕动；真阴欲绝，故见神疲乏力，舌绛少苔，脉虚弱。

辨证：阴虚风动证。

治法：滋阴息风法。

方剂：三甲复脉汤（《温病条辨》）加减。

【中医特色治疗】

1. 针刺：选用攒竹、睛明、承泣、球后、太阳、风池、合谷、内关、三阴交、阳陵泉等穴。每次选局部穴2个、远道穴3个，交替使用，每日1次。

2. 耳穴治疗：选耳尖、目1、眼、肝、内分泌、交感等穴。

【西医治疗】

1. 药物治疗。

（1）局部β受体阻滞剂（噻吗洛尔、卡替洛尔、倍他洛尔等）、肾上腺素能受体激动剂（阿法根）、前列腺素衍生物等。

（2）口服乙酰唑胺，首次计量50mg。

（3）20%甘露醇250~500ml快速静脉滴注。

2. 玻璃体腔内抗VEGF药物治疗及全视网膜光凝治疗。

3. 眼压仍不能控制者，可在玻璃体内注射抗VEGF药物及全视网膜光凝待新生血管消退后行青光眼滤过术。

4. 经上述治疗后眼压仍不能控制者，可考虑行睫状体冷凝或睫状体光凝治疗。

【预防调摄和预后转归】

1. 调情志，避风寒，忌食辛辣炙煿之品。
2. 已确诊者需积极配合治疗。

二、外伤性青光眼

眼钝挫伤后前房玻璃体积血，血细胞或炎性

物质直接堵塞小梁网，或吞噬红细胞的血红蛋白、巨噬细胞或退变的红细胞直接堵塞小梁网。外伤致晶体破裂、脱位、虹膜前后粘连或外伤直接损伤小梁网，至小梁网水肿或房角后退、结构紊乱，房水流出受阻。

【病因病机】

外力撞击眼部致眼部阻滞结构受损，房水流出受阻或血络受损，血溢络外，血灌瞳神，瘀阻脉络，玄府闭塞，神水淤滞。

【临床表现】

外伤后眼内出血或眼内组织结构破坏，出现眼胀、眼痛，眼压不同程度升高。

【诊断要点及鉴别诊断】

本病诊断要点是多在眼球钝挫伤后短期出现，可见急性眼压升高，眼内出血，特别是玻璃体积血有时会发生溶血性青光眼或血影细胞性青光眼，同时在受伤数月或数年后还可发生房角后退性青光眼，其临床表现与原发性开角型青光眼相似。

【辨证论治】

1. 络伤出血证。

证候：钝物撞击伤目，血络受损，血溢络外或血灌瞳神。

治法：凉血止血为先，后以活血祛瘀为法。

方剂：凉血止血用十灰散加减，活血祛瘀以祛瘀汤加减。

2. 气滞血瘀证。

证候：目珠被外物撞击受损，组织损伤，气血失和，气血凝滞，瘀则不通，神水循环瘀滞，故眼胀头痛，视力骤降。

治法：活血化瘀。

方剂：血府逐瘀汤加减。

【中医特色治疗】

在西医治疗的基础上，初期凉血止血，后期活血化瘀，气滞血瘀，瘀而化火者行气活血、泻火降逆。

【西医治疗】

1. 局部抗眼压、抗炎对症治疗：β受体阻滞剂噻吗洛尔、布林佐胺滴眼液滴眼，前房反应时加用皮质类固醇滴眼液，眼压超过30mmHg，可甘露醇静脉滴注。

2. 经保守治疗眼压控制不良或眼内结构及房角结构受损时，根据情况选择相应手术治疗。

【预防调摄和预后转归】

1. 眼外伤时应及时就医，以免贻误病情。饮食以清淡为宜，忌食辛辣油腻之品，保持大便通畅。

2. 加强学校及体力劳动者安全教育工作，体力劳动者工作中注意防护措施。

三、青光眼睫状体炎综合征

青光眼睫状体炎综合征指反复发作眼压升高

伴角膜后羊脂状沉着物的继发性青光眼。常好发于中年男性，单眼发病。房角开放，无房水混浊，无瞳孔粘连，可自行缓解或消退，预后较好。

【中医病因病机】

肝主疏泄，性喜条达，肝郁气滞，气滞血瘀，神水淤积；木郁克脾，脾失健运，水湿不化，湿聚为痰，痰瘀化热，玄府不通，神水滞留而成本病。

【西医病因与发病机制】

目前病因尚不明确。近年来研究证明，本病是房水生成增多和房水流畅指数下降所致。与劳累有关，尤其是与脑力疲劳和精神紧张有关，发生机制为前列腺素介导的炎症反应。

【临床表现】

1. 症状：发作时眼部轻微疼痛或无明显自觉症状。

2. 体征：眼压升高，多在 30~60mmHg 之间，睫状充血，角膜后羊脂状 KP，前房反应轻微，房角开放。

【诊断要点及鉴别诊断】

本病好发于男性。其诊断要点是：呈发作性眼压升高，可达 50mmHg 以上；在眼压升高的同时或前后，见羊脂状角膜后沉着物；前房深，房角开放，房水无明显混浊，不引起瞳孔后粘连，可在数天内自行缓解。

本病当与急性闭角型青光眼、Fuch 综合征、特发性前葡萄膜炎进行鉴别。

【辨证论治】

1. 气滞血瘀证。

证候：情志不舒，疏泄失职，气机瘀滞，气滞血瘀，脉络阻遏而不畅，精血同源，血行不利，津液停滞珠内故眼胀不适。全身见胸胁胀满，烦躁易怒，舌质紫暗，苔薄白，脉弦涩。

治法：行气活血利水。

方剂：逍遥散加减。

2. 痰火上泛证。

证候：脾失健运，水湿不化，气机不利，胸闷纳少。痰湿上泛，蒙蔽清窍，故目胀头重，视物不清。痰湿停滞珠内，故见黑睛内沉着物。苔黄腻，脉滑。

治法：清热化痰。

方剂：黄连温胆汤加减。

【中医特色治疗】

针刺：选用攒竹、睛明、承泣、太阳、风池、合谷、内关、三阴交、阳陵泉等穴。每次选局部穴2个，远端穴3个，交替使用，每日1次。

【西医治疗】

本病为自限性疾病，滴用β受体阻滞剂、糖皮质激素及口服碳酸酐酶抑制剂可缩短病程。

【预防调摄和预后转归】

少用眼，勿过劳，饮食清淡，少食辛辣肥甘厚味，以免化火生痰。

第八章 玻璃体疾病

第一节 概述

玻璃体是透明的凝胶体,主要由纤细的胶原结构和亲水的透明质酸组成,是眼内屈光间质的主要组成部分,对视网膜具有支持、缓冲外力及抗振动作用,其容积约为4ml。连接视网膜的玻璃体厚100~200pm,称皮层玻璃体。晶状体后、玻璃体前面的膝状凹,又称"环形膈"。玻璃体与视网膜附着最紧的部位是侧面的玻璃体基底部,其次是后面的视盘周围、中心凹部和视网膜的主干血管。Cloquet管是原始玻璃体的残余,Cloquet管宽1~2mm,容易受损。玻璃体视网膜的连接由玻璃体皮层和视网膜的内界膜组成。玻璃体构成血-玻璃体屏障。正常玻璃体能抑制多种细胞的增生,并维持玻璃体内环境的稳定。

第二节 玻璃体变性

玻璃体是眼内屈光介质的重要组成部分,可随着年龄改变出现病理状态。人出生时玻璃体呈凝胶状;4岁时玻璃体内开始出现液化迹象;14~18岁时,20%的玻璃体腔为液体;45~50岁时,玻璃体内水的成分明显增多,同时胶状成分减少；80～90岁时，50%以上的玻璃体液化。玻璃体变性属中医"云雾移睛"范畴，首见于《证治准绳》。

【中医病因病机】

肝肾亏损，气血亏虚，目窍失养；痰湿内蕴，郁久化热，湿浊上泛，目中清纯之气被扰；气滞血瘀，血溢脉外，置于神膏。

【西医病因及发病机制】

玻璃体可受多种因素影响发生变性。常见于老年人、高度近视眼、玻璃体积血、眼外伤、葡萄膜炎、眼内手术后等。

【临床表现】

1. 症状：患者自觉眼前漂浮物、闪光感，在明亮白色背景下更明显，视力正常或不同程度障碍。

2. 体征：眼部检查，眼外观正常，玻璃体可见细尘状、絮状、团块状混浊等。

【诊断要点及鉴别诊断】

玻璃体变性临床表现多是患者眼前有漂浮物、闪光感，一般可行眼B超进行检查。玻璃体变性最多见的类型有淀粉样变性，常表现为玻璃体混浊。另外还有其他类型变性：玻璃体老年性变性、玻璃体近视性变性、玻璃体后脱离、原发性家族性淀粉样变性、玻璃体星状变性、闪光样玻璃体液化，临床上需注意鉴别诊断。

【中医辨证论治】

1. 肝肾亏损证。

证候:眼前黑影飘动,如蚊翅,如环状、半环状,或伴闪光感,可伴近视,视物昏蒙,干涩,易疲劳;兼有头晕耳鸣,腰酸遗泄;舌红,苔薄,脉细。

治法:补益肝肾。

方药:明目地黄汤加减。

2. 气血亏虚证。

证候:自觉视物昏花,眼前黑影飘动,时隐时现,不耐久视,目珠涩痛;兼有面白无华、头晕心悸,少气懒言等症状;舌淡嫩,脉细。

治法:益气补血。

方药:八珍汤或芎归补血汤加减。

3. 湿热蕴蒸证。

证候:眼前黑影飘动,多呈尘状、絮状混浊,视物昏蒙;兼有胸闷纳呆、头重、神疲等症状;苔黄腻,脉滑。

治法:宣化畅中,清热除湿。

方药:三仁汤加减。

4. 气滞血瘀证。

证候:自觉眼前黑花,呈絮状、块状红色混浊,视力下降;可兼有情志不舒、胸胁胀痛等症状;舌有瘀斑,脉弦涩。

治法:行气活血。

方药:血府逐瘀汤加减。

【中医特色治法】

1. 穴位注射:双侧太阳穴注射氨碘肽注射

液,每穴位1ml,每日1次;双侧外关穴、曲池穴、足三里穴注射红花注射液,每穴位0.5ml,每日1次。若呈絮状、块状红色混浊,视力下降,可在以上8穴位每穴位注射红花注射液0.5ml,每日1次,并加用球后注射曲克芦丁注射液1ml。

2. 中成药治疗:根据证型可选用香砂六君丸、石斛夜光丸、明目地黄丸、茵陈五苓丸、复方血栓通胶囊等。

3. 超声波离子导入治疗:选用香丹注射液或丹参注射液离子导入治疗,每日1次(对于新出血患者慎用)。

4. 静脉滴注:以活血化瘀类药物为主。

【西医治法】

1. 氨碘肽滴眼液,点眼,每次1滴,每日3次。

2. 口服卵磷脂络合碘片,口服,成人每次1~3片,每日2~3次。

【预后及转归】

1. 调畅情志,避免急躁、沮丧。

2. 高度近视患者避免过用目力和头部震动。

3. 有出血患者,宜清淡饮食,忌辛辣厚腻之品。

4. 眼前黑影短期内增加,或"闪光"频发时,详查眼底。

附:玻璃体后脱离

当发生PVD时,患者会注意到眼前有漂浮

物，如点状物、飞蝇、环形物等，这是浓缩凝胶体漂浮到视野内造成的。如果脱离的玻璃体对视网膜构成牵引，患者视觉会有"闪电"感。牵引导致血管的破裂，产生玻璃体积血，患者会出现"红色的烟雾"。过强的牵引导致视网膜裂孔形成和视网膜脱离时，视物有遮挡。

并发症：视网膜血管的破裂导致玻璃体积血；视网膜马蹄孔形成，可导致视网膜脱离；不完全的玻璃体后脱离可导致老年特发性黄斑裂孔的形成；视网膜内界膜的缺损，可刺激产生黄斑前膜。

治疗：出现 PVD 症状时要详细检查眼底，存在玻璃体积血时，要进行眼超声波检查并随诊到看清楚眼底，警惕视网膜裂孔的形成。其他治疗同玻璃体混浊。

第三节 玻璃体积血

玻璃体本身无血管，不发生出血。玻璃体积血多因内眼血管性疾患和损伤引起，也可由全身性疾患引起。本病在中医上属于"血溢神膏"，又叫血灌瞳神、血灌瞳仁，《证治准绳》对其临床特点做了详尽描述。

【中医病因病机】

肝胆火炽，火灼目络，迫血妄行，血溢神膏；肝肾阴虚，虚火上炎，虚火灼络，迫血妄行，血溢神膏；心脾亏虚，气不摄血，血不循经，血溢神膏；眼部外伤，损及目络，血溢络外。

【西医病因及发病机制】

视网膜裂孔和视网膜脱离、眼外伤、视网膜血管性疾患伴缺血性改变（常见的有增生性糖尿病视网膜病变、视网膜中央/分支静脉阻塞、视网膜静脉周围炎等），炎性疾患伴可能的缺血性改变，老年黄斑变性合并脉络膜新生血管膜。

【临床表现】

1. 症状：自觉眼前骤见红色或黑花，或烟云渐升，视力急剧下降，甚者仅见光感。

2. 体征：眼外观如常，出血量少者，玻璃体内可见细尘状、条絮状或团块样混浊；出血量多者，大量血液渗积于玻璃体内，眼底窥不进。

3. 检查：眼部 B 超检查，可见玻璃体内有均匀点状回声，或者斑块状回声。

【诊断要点及鉴别诊断】

根据症状和眼底检查进行诊断。应对患者行双眼眼底检查，以寻找病因。眼底不能窥见时应行超声波检查，排除视网膜脱离和眼内肿瘤等。

【辨证论治】

1. 热伤血络证。

证候：眼前黑影遮挡，视力骤降，血溢神膏；全身伴急躁易怒，口苦咽干，胸胁胀痛；舌红，苔薄黄，脉弦数。

治法：清肝泻火，凉血止血。

方药：宁血汤加减。

2. 虚火灼络证。

证候：眼前骤见红光满目或黑影飘动，血溢神膏；全身伴头晕耳鸣，腰膝酸软，五心烦热，口苦咽燥；舌红少苔，脉细数。

治法：滋阴降火，止血散瘀。

方药：知柏地黄汤加减。

3. 心脾亏虚证。

证候：眼前黑影遮挡，视物昏蒙，血溢神膏；全身症状伴见神疲乏力，心悸健忘；舌淡苔白，脉细无力。

治法：健脾养心，益气摄血。

方药：归脾汤加减。

4. 气滞血瘀证。

证候：眼有外伤病史，自觉视物不见，血溢神膏；或瘀血内停，久不消散；舌质紫暗，或有瘀斑，脉弦涩。

治法：行气活血，祛瘀通络。

方药：血府逐瘀汤加减。

5. 血水互结证。

证候：玻璃体积血日久不吸收，眼内干涩，口干；舌暗或见瘀点，脉细涩。

治法：养阴增液，活血利水。

方药：猪苓散合生蒲黄汤加减。

【中医特色治疗】

1. 根据病情，辨证选用中药注射液。
2. 眼部离子导入治疗：发病后可局部用丹参

注射液行电离子导入,促进瘀血消散。

3. 针灸治疗:根据患者病情辨证施治,主穴:睛明、承泣、太阳、丝竹空、攒竹、四白。根据证候辨证选择配穴。

【西医治疗】

1. 有明确原发病的患者,给予对症治疗。

2. 出血量少的不需特殊处理,可等待其自行吸收。

3. 怀疑存在视网膜裂孔时,令患者卧床休息,待血下沉后及时给予激光封孔或视网膜冷冻封孔。大量出血者吸收困难,未合并视网膜脱离和纤维血管膜的患者可以等候1个月,如玻璃体积血仍不吸收时可进行玻璃体切割术;合并视网膜脱离或牵拉性视网膜脱离时,应及时进行玻璃体切割术。

【预后及转归】

1. 嘱患者半卧位休息,避免剧烈咳嗽、运动、突然用力等活动,避免强光刺激,定期检测眼压,规律用眼。

2. 饮食均衡,避免食用辛辣刺激、肥甘厚腻之品。

3. 调畅情志,配合治疗。

第四节 其他玻璃体疾病

一、遗传性视网膜劈裂症

遗传性视网膜劈裂症又名青年性视网膜劈裂

症，多发生在男性，为性连锁隐性遗传。表现为玻璃体视网膜的变性，常为双眼发病。自然病程进展缓慢，部分病例可自行退化。

中医对本病无相关论述。

【病因病机】

病因尚不明确。

【临床表现】

1. 症状：患者可无症状或仅有视力减退。

2. 体征。眼底检查：①遗传性视网膜劈裂症的视网膜内层隆起，通常在颞下象限，劈裂视网膜前界很少达锯齿缘，而后界可蔓延到视乳头。常合并内层裂孔，如果视网膜内层和外层都出现裂孔，将会发生视网膜脱离。②黄斑部出现典型的"辐轮样结构"或称"射线样结构"。③部分病例发生反复的玻璃体积血。

电生理检查视网膜电图显示 a 波振幅正，遗传性视网膜劈裂症患者的眼底改变常见 b 波振幅下降。

【诊断要点及鉴别诊断】

本病先天发病，可在 10 岁左右因单眼或双眼视力不良，斜视，玻璃体积血。仅见于男性儿童，女性罕见。多为双眼。劈裂部位对称。

【治疗及预后】

该病不合并视网膜脱离时，无手术指征。合并玻璃体积血时，最好采取保守治疗。当合并视网膜脱离时，应及时进行手术治疗。

二、家族性渗出性玻璃体视网膜病变

家族性渗出性玻璃体视网膜病变是常染色体显性遗传病。

中医对本病无相关论述。

【病因病机】

本病是一种遗传性玻璃体视网膜疾病，主要的病理机制为视网膜发育不完全。

【临床表现】

1. 症状：患者常无症状。

2. 体征：颞侧周边部视网膜存在无血管区和增殖病变，新生儿期可看到牵拉性渗出性视网膜脱离，以后可发生晶状体后纤维增殖，视网膜毛细血管扩张，该病变双眼改变对称，患者常无症状。FEVR 的眼底改变与早产儿视网膜病变的改变相似。

【诊断要点及鉴别诊断】

早产儿视网膜病变发生于低体重的早产儿，常有大量吸氧史。本病常发生于无大量吸氧史的足月产儿。

【治疗及预后】

如本病有任何活动性证据，可用激光或者冷冻治疗周边视网膜无血管灌注区；玻璃体腔注射血管内皮生长因子药物治疗，可抑制视网膜新生血管；如并发视网膜脱离，需及时手术治疗。

三、玻璃体感染性炎症

玻璃体是微生物良好的培养基，细菌等微生物进入玻璃体可导致玻璃体炎症，常伴有严重的前房炎症，被称为眼内炎。视网膜炎、视网膜血管炎、中间葡萄膜炎也常伴有明显的玻璃体炎症。本节主要介绍感染性炎症，非感染性炎症见葡萄膜病等有关章节。

中医对本病无相关论述。

【病因病机】

1. 内源性：病原微生物由血流或淋巴液进入眼内，或由于免疫功能低下而感染。如细菌性心内膜炎、肾盂肾炎等可引起玻璃体的细菌性感染；器官移植或肿瘤患者化疗后、大量使用广谱抗生素后常发生真菌性感染，常见的致病菌为白色念珠菌。

2. 外源性：①手术后眼内炎：可发生在任何内眼手术以后，如白内障、青光眼、角膜移植、玻璃体切除和眼球穿通伤修复等。最常见的致病菌为葡萄球菌。病原菌可存在于眼睑、睫毛、泪道内，手术缝线、人工晶状体等也可以成为感染源。②眼球破裂伤和眼内异物。

【临床表现】

1. 症状：内源性眼内炎症状为视力模糊；手术后细菌性眼内炎通常发生在术后 1~7d，突然眼痛和视力丧失；真菌性感染常发生在手术后 3

周；术后 30d 发生的急性眼内炎常由于伤口缝线感染，伤口滤过泡破裂引起。慢性眼内炎发生在术后几个月甚至 1 年，常见于 IOL 术后，临床症状较急性者轻，表现为轻微的眼痛、视力下降和葡萄膜反应、玻璃体浸润、有红光反射、黄斑水肿。

2. 体征：①内源性感染通常从眼后部开始，可同时存在视网膜炎症性疾患。病灶发白、边界清楚，开始是分散的，以后变大，蔓延到视网膜前产生玻璃体混浊，也可发生前房积脓。②手术后细菌感染常有眼睑红肿、球结膜混合充血、伤口有脓性渗出、前房积脓或玻璃体积脓。不治疗视力会很快丧失。③手术后真菌感染常侵犯前部玻璃体，前部玻璃体表面积脓或形成膜。治疗不及时，感染可向后部玻璃体腔和前房蔓延。

【诊断要点及鉴别诊断】

感染性玻璃体炎症可合并不同程度的眼前节的炎症，玻璃体内可见浮游的炎症细胞及渗出物，玻璃体可见液化和浓缩相间的不均匀状态。严重感染性玻璃体炎症可出现玻璃体内积脓，视网膜乳头充血、水肿等改变。

【治疗及预后】

1. 药物治疗：抗生素或抗真菌药取决于细菌培养和药物敏感测定的结果，最初给药可基于房水和玻璃体革兰染色结果。给药途径：①眼内注药；②结膜下注射；③点眼；④静脉给药。

2. 玻璃体切割术：玻璃体切除能排除玻璃体腔脓肿、清除致病菌、迅速恢复透明度，并且有利于前房内感染物质的排出，目前广泛用于眼内炎的治疗。手术开始时可先抽取玻璃体液进行染色和细菌培养，染色包括 Gram 染色、Giemsa 染色和特殊真菌染色，以便确定致病菌。

四、玻璃体寄生虫

玻璃体猪囊尾蚴病，在我国北方地区比较常见。绦虫的卵和头节穿过小肠黏膜，经血液进入眼内；猪囊尾蚴首先停留在脉络膜，然后进入视网膜下腔，再穿透视网膜进入玻璃体。

古代中医眼科对本病无相关论述。

【病因病机】

食用含有寄生虫虫卵的食物后，虫卵在体内孵化成幼虫，然后经血液、淋巴或组织间隙到达眼内。

【临床表现】

1. 症状：当虫体活着时，尽管有炎性反应，但患者主观症状轻，有时自己可看到虫体变形和蠕动的阴影；当虫体死亡后炎性反应迅速增强，合并眼内炎时视力下降。

2. 体征。眼底检查：可见视网膜下或玻璃体内有黄白色、半透明、圆形玻璃体猪囊尾蚴，1.5~6PD，强光照射可引起猪囊尾蚴的头部产生伸缩动作，头缩入囊内时可见有致密的黄白色圆点。位于视网膜下的虫体可以引起周围视网膜水肿和炎症，甚至造成继发性视网膜脱离。虫体进入玻璃体后引起玻璃体混浊，原虫体所在视网膜下的部位可以形成瘢痕。虫体死亡后眼内炎加重。

【诊断要点及鉴别诊断】

根据眼内虫体的存在或 ELISA 绦虫抗体检查结果进行诊断。

【治疗及预后】

存在于视网膜下的猪囊尾蚴可首先选择药物治疗，如吡喹酮；较大的视网膜下猪囊尾蚴可以从巩膜侧取出；进入玻璃体腔的猪囊尾蚴可用玻璃体切割术取出虫体，合并视网膜脱离时修复视网膜。

第五节 玻璃体手术

一、眼前段玻璃体切割术

【适应证】

1. 晶状体脱位或半脱位：常见于外伤和某些全身疾病如 Marfan 综合征、Marchesani 综合征等。脱位的晶状体常引起晶状体溶解性青光眼。与常规白内障摘除手术方法相比，联合眼前段玻璃体切割术，可避免玻璃体脱出时眼压骤降导致的暴发性脉络膜出血，而且无后发性白内障问题。

2. 葡萄膜炎并发白内障：晶状体完整切除后可以避免皮质残留激发葡萄膜炎的发作，不会再有虹膜后粘连。慢性前葡萄膜炎是黄斑囊样变性的原因之一。葡萄膜炎并发白内障合并有显著玻璃体混浊者，可根据情况进行晶状体摘除联合后囊中央部切除和玻璃体部分或全部切除，以及人工晶状体植入术。

3. 外伤性白内障：严重晶状体损伤常合并晶状体囊膜破损，玻璃体与虹膜或晶状体皮质粘连。常规手术易导致玻璃体脱出或晶状体皮质残留，有时破碎的晶状体碎片进入玻璃体腔。玻璃体切割术可以容易地清除这些破碎的晶状体。

4. 先天性白内障：在用常规方法清除晶状体皮质和前囊膜后，应切除后囊和前部玻璃体。先天性白内障术后，后发障的发生一般不能幸免。YAG 激光囊膜切开术存在远期发生视网膜脱离的可能。

二、眼前段修复性玻璃体切割术

【适应证】

1. 白内障术中玻璃体脱出（vitreous loss）：是术后视网膜脱离的高发因素。发生后应关闭角巩膜切口，立刻行眼前段玻璃体切割术。

2. 玻璃体角巩膜伤口嵌顿：发生在白内障术中玻璃体脱出，未行玻璃体切割术的患眼。Irvine 报告白内障囊内摘除术后 40% 的患者发生黄斑囊样水肿，这些患者均有玻璃体角巩膜伤口嵌顿。应考虑做眼前段玻璃体切割术。

3. 玻璃体角膜接触和无晶状体眼瞳孔阻滞性青光眼：发生在白内障术后或脱位的晶状体经角膜缘娩出术后，玻璃体向前涌出，引起角膜水肿和继发性青光眼。应尽快安排玻璃体切割术。

4. 后发性白内障：白内障摘除术后，因残留皮质及皮质纤维化或残留囊膜的增殖，造成晶状体后囊和后囊下混浊及后囊上青蛙卵小体积聚。对较薄的后囊混浊，YAG 激光后囊切开术可以有效地恢复视轴的清晰度；对于囊膜较厚者或存在引起视网膜脱离高危因素的患眼，如高度近视、视网膜广泛格子样变性、先天性脉络膜缺损、先天性小眼球、遗传性玻璃体视网膜变性、对侧眼曾发生视网膜脱离、Wagner Stickler – Jansen 综合征和 Marfan 综合征等，建议采用眼前段玻璃体切除联合晶状体囊膜切除手术。

5. 瞳孔膜闭和瞳孔移位：由于在前玻璃体切割术中易于进行囊膜清除术，因此两者联合应用可有效清除囊膜、重建光学通道，并可使瞳孔恢复正常位置。

6. 眼前段玻璃体异物：玻璃体内磁性异物应从扁平部切口取出。选择取出途径最短的象限做扁平部切口，切口距角膜缘 3～4mm，用磁头吸出异物。当玻璃体积血，不能辨别异物与视网膜的关系时，要进行 X 线或 CT 检查，确定异物位置后再行手术。磁性异物不要进行 MRI 检查。异物取出后行玻璃体切割术,以避免玻璃体脱出或玻璃体巩膜伤口嵌顿。

7. 玻璃体内非磁性异物、脱位 IOL 和周围机化的磁性异物要用玻璃体手术方法取出。大的异物或 IOL 可用异物镊夹住后经角巩膜缘取出。

8. 恶性青光眼:同时摘除晶状体和切除前部玻璃体,可有效解除睫状环阻滞,恢复房水的前后房交通,手术并发症远低于常规晶状体摘除术。

三、眼后段玻璃体切割术

【适应证】

(一) 玻璃体积血

1. 外伤性玻璃体积血:闭合性眼外伤不合并视网膜脱离时可等候 2~3 个月,不吸收时再行玻璃体切割术;合并视网膜脱离时要尽早手术。后巩膜破裂伤合并玻璃体脱出的患者如发生玻璃体积血要尽早手术,此时常合并玻璃体视网膜嵌顿。眼内异物取出术后合并玻璃体积血的患者,要高度警惕视网膜脱离的可能。怀疑视网膜脱离时应进行玻璃体切割术;术中发现视网膜脱离时,要进行视网膜脱离复位手术。

2. 糖尿病视网膜病变合并玻璃体积血:手术目的是切除混浊的玻璃体,切断玻璃体内前后方向对脱离视网膜的牵引,剥除视网膜表面与视网膜粘连的纤维血管膜片。未行全视网膜光凝者，在玻璃体积血6～8周未吸收时可行玻璃体切割术和全视网膜光凝术；已行光凝术者可等候时间长些。超声波发现牵拉视网膜脱离存在时应尽快手术。1型糖尿病患者的玻璃体积血后牵拉性视网膜脱离形成快，应尽快手术。玻璃体切割术联合全视网膜光凝手术，可使增殖期糖尿病视网膜病变患者发生严重视力丧失的风险从60%降低到2%以下。

其他血管性疾患合并玻璃体积血如视网膜静脉周围炎、静脉阻塞等，治疗原则同糖尿病性玻璃体积血。出血量少时可自发吸收，积血吸收后要抓紧时间行视网膜激光光凝术。术后要定期随诊，直至新生血管或异常血管全部消退，否则会发生玻璃体再出血。双眼玻璃体积血患者，一眼手术时机可以提前。

(二) 复杂性视网膜脱离

1. 视网膜脱离合并黄斑裂孔：常见于高度近视眼的女性患者。脱离范围小时可以单纯玻璃体腔内推注膨胀气体如SF6、C3F8或C2F6，也可以直接进行玻璃体切除手术。单纯玻璃体腔注气具有一定的成功率，但是复发性视网膜脱离的发生率高于直接进行玻璃体切除手术。脱离范围广且伴有明显玻璃体牵引或视网膜固定皱褶者，行玻璃体切割术联合膨胀气体或硅油注入。

2. 视网膜脱离合并玻璃体积血：当玻璃体积

血掩盖视网膜裂孔，或裂孔位置在眼球较后面，不能从外路封闭裂孔时，应进行玻璃体切割手术。

3. 视网膜脱离合并巨大裂孔：当裂孔范围较大、裂孔瓣反转固定或合并视网膜固定皱褶时，应首先考虑用玻璃体切割术的方法治疗。

4. 视网膜脱离合并视网膜嵌顿：见于眼穿通伤、巩膜破裂伤、视网膜脱离手术中放液穿通等，玻璃体脱出导致玻璃体和视网膜的嵌塞。较少的玻璃体嵌顿可使用巩膜外加压方法，但发生视网膜嵌顿时，要经眼内切除玻璃体后再行视网膜切开。

5. 视网膜脱离合并严重增殖性玻璃体视网膜病变：表现为视网膜出现广泛的固定皱褶，单纯行巩膜扣带术不能使视网膜复位。严重增殖性玻璃体视网膜病变是指 C 级以上的病变。

6. 渗出性视网膜脱离：常发生在 Coats 病、视网膜血管瘤、葡萄膜炎、葡萄膜渗漏综合征等病变，累及黄斑时可考虑玻璃体切除联合凝固术和膨胀气体或硅油填充。

7. 牵拉性视网膜脱离：发生在外伤性玻璃体积血和视网膜血管性疾病引起的玻璃体积血后，玻璃体切割术切断垂直向牵引视网膜的玻璃体条带，剥除平行向牵引视网膜的纤维血管膜，视网膜可逐渐复位。

（三）眼外伤的玻璃体切割术

手术适应证有眼内炎，眼内铜、铁异物和非

磁性异物，严重眼外伤的眼球再建，严重的玻璃体积血、视网膜脱离等。异物毒性强的应尽快手术取出。有些眼内异物可以留在眼内，如石头、沙子、玻璃、瓷器、塑料等异物的组织耐受性较好，如果几天后异物的位置不发生变化，视力不受影响，允许将异物留在眼内。多数严重眼外伤的二期玻璃体切除手术在伤后2～3周进行。玻璃体切除手术可以清除混浊的玻璃体，取出眼内异物，清除玻璃体内的炎性反应细胞和因子，对发生的视网膜脱离进行复位。玻璃体手术在眼后段外伤的应用不仅使得过去不得不摘除的眼球得以保留，而且挽救了一定程度的视力。

（四）黄斑疾病

1. 黄斑前膜：可以是特发性，也可以是继发性。特发性黄斑前膜无确切眼病史，继发性黄斑前膜发生在眼病后或眼手术后。黄斑前膜常常导致患者视物变形和视力下降，视力下降是缓慢的。通过玻璃体手术剥除黄斑前膜可以缓解因前膜牵引黄斑导致的视力下降，一定程度改善视物变形。手术适应证选择视力的标准一般为视力下降到0.3～0.4，但是要根据患者的视力障碍程度、工作性质对视力的要求以及术者的经验决定。

2. 特发性老年黄斑裂孔：主要发生在60岁以上屈光正常的老人，女性多见。大多认为在玻璃体发生液化、后脱离的年龄性改变过程中，后部玻璃体皮层与视盘和黄斑的粘连比较紧密，中心凹部玻璃体对视网膜产生垂直向的牵引导致最初像马蹄孔样的裂孔形成，由于孔周围视网膜内界膜对孔的平行向牵引力致使裂孔继续扩大。按病变发展过程分为 4 期（Gass 分期），手术适应证选择 2~4 期的黄斑裂孔。视力标准尽可能选择低于 0.5 的患者，但也要根据术者的经验和患者的要求确定。

3. 黄斑部视网膜下出血和中心凹下的脉络膜新生血管膜黄斑部视网膜下出血：黄斑部视网膜下较厚的出血可切除玻璃体，切开视网膜，将血块取出。位于中心凹或中心凹周围的视网膜下脉络膜新生血管可用玻璃体手术、视网膜切开取膜，以及视网膜转位或色素上皮片转位等方法；中心凹外的视网膜脉络膜新生血管膜可行激光治疗。

4. 玻璃体黄斑牵引综合征：包括一组由于玻璃体不完全后脱离，部分玻璃体与黄斑区和视盘附着紧密，产生对黄斑垂直向牵引的病症，病因不清。这种牵引导致中心凹变平，甚至出现囊腔、黄斑易位，使患者视力下降、视物变形和复视。病程长的患者黄斑产生囊性改变。玻璃体切割术能够缓解对黄斑的牵引，可不同程度地提高视力或稳定视力。

5. 黄斑水肿：①牵引性糖尿病性黄斑水肿：由黄斑附近存在的纤维血管膜牵引黄斑，导致黄斑水肿和易位，手术清除血管膜后视力可以获得不同程度改善。②糖尿病视网膜病变黄斑水肿：在已有玻璃体后脱离的眼发生率低，并观察到一些患者在自发产生玻璃体后脱离之后，黄斑水肿减轻、视力改善。③黄斑囊样水肿：推测黄斑区容易产生囊样水肿的原因与黄斑区内界膜较薄、玻璃体视网膜粘连较紧有关。玻璃体切除手术对无晶状体眼和人工晶状体眼有较好的疗效，很多研究报告可平均改善3~5行以上的视力。

第九章 视网膜疾病

第一节 视网膜动脉阻塞

视网膜动脉阻塞是一种严重的急性视网膜缺血性病变,是导致目盲的急症之一。本病多见于老年人,常为单眼发病。属中医学"络阻暴盲",首见于《证治准绳·杂病·七窍门》。

【中医病因病机】

忿怒暴悖,气机逆乱,气血上壅,血络瘀阻;饮食不节,痰热内生,血脉闭塞;肝肾不足,气血并逆,瘀滞脉络;心气亏虚,血动乏力,血行滞缓,脉道瘀塞。

【西医病因及发病机制】

1. 动脉粥样硬化:小动脉硬化是常见原因。

2. 栓子:胆固醇栓子、钙化栓子、血小板纤维蛋白栓子。

3. 凝血障碍:口服避孕药,红细胞增多症等。

4. 其他因素:如血管痉挛,动脉炎症,血管受到压迫等。

【临床表现】

1. 症状:发病前可有一时性视物模糊、头痛头晕等,突然视力急剧下降,甚至失明。

2. 体征：患眼瞳孔中等散大，直接对光反应迟钝或消失，间接对光反应存在，眼底典型表现为：视盘颜色变淡，边界模糊；视网膜动脉显著变细；静脉亦变细，血柱呈节段状或念珠状；视网膜后极部灰白色混浊水肿，黄斑区呈圆形或椭圆形鲜红色，称"樱桃红斑"。

3. 并发症：视神经萎缩，新生血管性青光眼。

【诊断要点及鉴别诊断】

本病可采用眼底荧光素血管造影（FFA）以及光学相干层扫描（OCT）进行诊断。FFA 表现为视网膜动脉充盈时间明显延迟，或可见视网膜动脉充盈前锋；OCT 可见视网膜内层水肿增厚，呈高反射信号。

眼动脉阻塞常被误诊为视网膜动脉阻塞，需仔细鉴别。

【辨证论治】

1. 气血瘀阻证。

证候：外眼端好，骤然盲无所见，眼底表现同眼部检查；兼情志抑郁，胸胁胀满，头痛眼胀，或病发于暴怒之后；舌有瘀点，脉弦或涩。

治法：行气活血，通窍明目。

方药：通窍活血汤加减。

2. 痰热上壅证。

证候：眼部症状及检查同前，视力骤降；形体多较胖，头眩而重，胸闷烦躁，食少恶心，口苦痰稠；舌苔黄腻，脉弦滑。

治法：涤痰通络，活血开窍。

方药：涤痰汤加减。

3. 肝阳上亢证。

证候：眼部症状及眼底检查同前，目干涩；头痛眼胀或眩晕时作，急躁易怒，面赤烘热，口苦咽干；脉弦细或数。

治法：滋阴潜阳，活血通络。

方药：镇肝息风汤加减。

4. 气虚血瘀证。

证候：发病日久，视物昏蒙，眼底见视盘色淡白，动脉细而色淡红或呈白色线条状，视网膜水肿；或伴短气乏力，面色萎黄，倦怠懒言；舌淡有瘀斑，脉涩或结代。

治法：补气养血，化瘀通络。

方药：补阳还五汤加减。

【中医特色治疗】

1. 复方丹参滴丸口服，舌下含服，每次10粒，每日3~4次。

2. 葛根素注射液，肌内注射，每日2次，每次100mg；或每次以300~400mg加入5%葡萄糖注射液或0.9%生理盐水250ml中静脉滴注，每日1次，20d为1个疗程。

3. 醒脑静注射液，每日1次，每次10~20ml，加入0.9%生理盐水250ml中，10d为1个疗程；或川芎嗪注射液，适于气血瘀阻证。每次

160mg，加入 5%～10% 葡萄糖注射液或 0.9% 氯化钠注射液 250ml 中，静脉滴注，每日 1 次，10～15d 为 1 个疗程。

4. 针灸治疗：可选用睛明、球后、承泣、瞳子髎、合谷、攒竹、太阳、风池、内关、太冲、命门、肾俞、肝俞等穴。每次选 2～4 穴，每日 1 次，强刺，10d 为 1 个疗程。

【西医治疗】

1. 亚硝酸异戊酯 0.2ml 吸入，1 次/(1～2h)。舌下含化亚硝酸甘油酯片，每次 0.3～0.6mg，每日 2～3 次。

2. 球后注射妥拉苏林 12.5mg 或阿托品 1mg。

3. 发病数小时内就诊者，可行前房穿刺术，迅速降低眼压，将栓子冲向远端血管，亦可间歇性按摩眼球，以降低眼压。

4. 吸氧治疗：吸入 95% 氧及 5% 二氧化碳混合气体，每次 10～15min。白天可每小时吸 1 次，晚上每 4h 吸 1 次。

【预防调摄和预后转归】

饮食清淡，保持心情愉快，避免恼怒、紧张及烦躁暴怒。有高血压等心血管疾病者应及时治疗。

第二节 视网膜静脉阻塞

视网膜静脉阻塞是指视网膜中央静脉或分支静脉内的急性血流梗阻，是临床最常见的视网膜血管性疾患之一。多为单眼，男性稍多于女性。属中医学"络损暴盲"。

【中医病因病机】

阴血暗耗，心血不足，血溢脉外；肝肾阴亏，血不循经而外溢；情志内伤，气滞血瘀，迫血妄行；过食肥甘厚味，痰湿内生，瘀滞脉内，久瘀伤络而出血。

【西医病因及发病机制】

1. 全身因素：心血管疾病，如高血压、高血脂等，使血流受阻；青光眼；血管炎症，如梅毒、系统性红斑狼疮等。

2. 药物因素：如口服避孕药、利尿剂等。

3. 血小板功能异常。

4. 球后压迫：甲状腺相关性眼病、眼眶肿瘤。

【临床表现】

1. 症状：视力突然减退，或有眼前黑影飘动，严重者可骤降至眼前手动。

2. 体征。缺血型：静脉粗大迂曲，火焰状出血及水肿和大量棉絮状斑；非缺血型：视力轻中度下降，眼底散在出血、静脉扩张。

3. 并发症：黄斑囊样水肿、玻璃体积血、新生血管性青光眼、牵拉性视网膜脱离。

【诊断要点及鉴别诊断】

视网膜静脉阻塞诊断要点。①视力下降：视功能损害程度和是否累及黄斑有关。②眼底检查：视乳头水肿，边界不清，视网膜有不同程度线装或火焰状出血。③阻塞以颞上支或颞下支常见。④眼底血管造影：视网膜循环时间延长，毛细血管扩张渗漏，静脉血管渗漏，视乳头周围毛细血管扩张，黄斑区出现渗漏或水肿。

视网膜静脉阻塞可以和糖尿病视网膜病变、低灌注视网膜病变、高血压视网膜病变进行鉴别。

【辨证论治】

1. 气滞血瘀证。

证候：眼外观端好，视力骤降，眼底见视网膜静脉迂曲扩张，视网膜火焰状出血、水肿；有眼胀头痛，或情志抑郁，或忿怒暴悖，或月经不调；舌红有瘀斑，苔薄白，脉弦。

治法：理气解郁，化瘀止血。

方药：血府逐瘀汤加减。

2. 阴虚阳亢证。

证候：眼症同前；兼见头晕耳鸣，面热潮红，头重脚轻，失眠多梦，烦躁易怒，腰膝酸软；舌红少苔，脉弦细。

治法：滋阴潜阳。

方药：天麻钩藤饮加减。

3. 痰瘀互结证。

证候：眼症同前；形体肥胖，兼见头重眩晕，胸闷脘胀；或是病程较长，眼底水肿渗出明显，或有黄斑囊样水肿；舌苔腻或舌有瘀点，脉弦或滑。

治法：清热除痰，化瘀通络。

方药：桃红四物汤合温胆汤加减。

4. 心脾两虚证。

证候：病程较久，视网膜静脉反复出血，其色较淡；常伴有面色萎黄或㿠白，心悸健忘，肢体倦怠，少气懒言，月经量少或淋漓不断，纳差便溏；舌淡胖，脉弱。

治法：养心健脾，益气摄血。

方药：归脾汤加减。

5. 胃火炽盛证。

证候：眼前突见黑影，继则视物昏蒙，黑影飘动，甚则不见人物，眼内出血多则不见眼底；或伴口臭、齿衄，口干喜冷饮，嘈杂易饥；舌红，苔黄，脉数。

治法：清胃泻火，凉血止血。

方药：玉女煎合泻心汤加减。

【中医特色治疗】

1. 云南白药：用于本病早期，每日 3~4 次，每次 0.25g。

2. 复方血栓通胶囊：口服，每日 3 次，每次 2~4 粒。

3. 注射及静脉点滴：可用血栓通注射液，每次 2~4ml，每日 1~2 次；或用 2~6ml 加 10% 葡萄糖注射液或生理盐水 250~500ml，静脉滴注，每日 1 次。亦可选用葛根素注射液，静脉滴注，每日1次，每次用200～400mg加10%葡萄糖注射液或生理盐水250ml。

4. 针灸治疗：选穴球后、睛明、承泣、太阳、曲池、太冲等。每次取2～3穴，平补平泻。

【西医治疗】

1. 局部治疗：治疗原发病，有炎症者可使用糖皮质激素；直流电离子导入：选用丹参或血栓通注射液作眼局部电离子导入，每日1次，10次为1个疗程；视网膜激光光凝术：视网膜激光光凝可减少视网膜水肿，促进出血吸收。

2. 手术治疗：可根据病情选择动静脉外膜切开术、放射状视神经切开术或玻璃体切割术。

【预防调摄和预后转归】

1. 适当休息，有新鲜玻璃体积血者，应半坐卧位。

2. 饮食宜清淡，并戒烟慎酒。

3. 本病易反复，应坚持治疗。

第三节 视网膜静脉周围炎

视网膜静脉周围炎又名Eales病，是导致青年人视力丧失的重要视网膜血管病。

【病因】

病因不明。

【临床表现】

早期表现为视物模糊和眼前漂浮物，无灌注区形成和新生血管形成，极易突发玻璃体积血。

患眼表现为无痛性急剧视力下降,仅有光感或指数。眼底检查可见:视网膜小静脉迂曲扩张,管周白鞘,伴视网膜浅层出血。反复出血者,可见机化膜或条索,严重者有牵拉性视网膜脱离。FFA见受累小静脉管壁着色,毛细血管扩张,染料渗漏,周边有大片毛细血管无灌注区和新生血管膜。

【诊断要点及鉴别诊断】

本病诊断要点是多发生于青年男性,双眼反复发生视网膜及玻璃体积血,最初病变在视网膜周边,出血量少时常无症状,量多时血液进入玻璃体,患者仅感到眼前有黑影飘动。病情严重时视力急剧下降。

本病当与视网膜中央静脉阻塞、糖尿病视网膜病变、视网膜血管炎进行鉴别。

【治疗】

查找病因,伴有其他炎症疾病时应予以治疗。

药物治疗可给予糖皮质激素口服或球后注射。新鲜出血时,对症治疗。玻璃体积血基本吸收后,在FFA指导下,对病变区光凝治疗,以消除无灌注区、促进新生血管消退、减少出血。

对严重玻璃体积血,观察3个月无吸收好转,或发生牵拉性视网膜脱离,应行玻璃体切割术。

第四节 节段状视网膜动脉周围炎

节段状视网膜动脉周围炎是一种主要发生于视网膜动脉管壁外层及其周围组织的炎症性病变。多发于青年人。通常伴有活动性葡萄膜炎，尤其是后葡萄膜炎。

【病因】

病因不明，可能与结核等引起的变态反应有关。

【临床表现】

1. 症状：患者主诉视物模糊，眼前黑点飘动，有时视物变形。

2. 体征：本病为全身结缔组织病，眼部表现为视网膜动脉的非化脓性炎症，视网膜动脉均可受累，受累动脉呈节段、串珠样，可出现小动脉阻塞、视网膜动脉瘤和视网膜水肿。相邻视网膜静脉受累出现炎症性改变。病变可累及黄斑，出现黄斑水肿，玻璃体混浊。

【诊断要点及鉴别诊断】

本病多发于青年男性，通常伴有活动性葡萄膜炎。在临床上多与视网膜动脉硬化、Behcet综合征、视网膜分支静脉阻塞相鉴别。

【治疗】

1. 免疫抑制剂如环磷酰胺静脉注射。
2. 糖皮质激素如泼尼松。
3. 结核菌素试验阳性高度怀疑结核者，应正规抗结核治疗,疗程需维持1年以上。

4. 改善视网膜微循环的药物,如羟苯磺酸钙等。

第五节 眼缺血综合征

眼缺血综合征是由慢性严重的颈动脉阻塞或狭窄所致脑和眼的供血不足而产生一系列脑和眼的临床综合征,由慢性、严重的颈动脉阻塞或眼动脉阻塞引起。患者多为老年人。

【病因】

常见病因由慢性、严重的颈动脉阻塞或眼动脉阻塞引起。

【临床表现】

视力逐渐丧失,眶区疼痛。检查视网膜动脉变窄,静脉扩张,视网膜出血及微动脉瘤,视盘或视网膜新生血管形成。荧光血管造影显示脉络膜充盈延迟,动静脉期延长,血管着色。

【诊断要点及鉴别诊断】

本病多发生在老年人中,多数患者在发病前会有一过性黑蒙的情况,典型表现为眼睛看不见,1~2min后可自行恢复。本病通常要排除是否存在由颈动脉及眼动脉阻塞的情况。

【治疗】

颈动脉内膜切除术,但完全阻塞者无效。视力预后差。虹膜新生血管伴眼压升高者,可行广泛视网膜光凝。

第六节 视网膜血管炎

视网膜血管炎为非特异性的视网膜血管周围浸润、血管壁增厚形成白鞘的疾病。多见于20～35岁男性，多双眼发病。属中医学"络损暴盲"。

【中医病因病机】

多与情志、饮食及脏腑功能失调相关。

【西医病因及发病机制】

病因尚未明确。可能与免疫复合物引起的血管病变，以及结核性变态反应所引起的血管炎有关，是一种特发性自身免疫反应性疾病。

【临床表现】

1. 症状：中心视力明显下降。眼前可有黑影或红色影飘动。

2. 体征：视网膜周边部小静脉扩张、纡曲、片状出血、渗出及白鞘。

3. 并发症：增生性玻璃体视网膜病变、视网膜脱离、新生血管性青光眼等。

【诊断要点及鉴别诊断】

本病诊断主要根据患者病史，眼部表现，血管造影进行诊断，同时应注意和急性视网膜坏死综合征相鉴别。

【辨证论治】

1. 肝郁血瘀证。

证候：视网膜静脉扩张、纡曲，或玻璃体多

量积血；伴头痛眼胀，眩晕耳鸣，烦躁易怒，胸胁胀痛，口苦咽干；舌质红，舌苔黄，脉弦数。

治法：疏肝解郁，活血祛瘀。

方药：血府逐瘀汤加减。

2. 胃火炽盛证。

证候：视物昏蒙或眼前黑影，或视白如赤，眼内出血量多，颜色鲜红；可伴齿衄口臭，口渴喜饮，嘈杂易饥，大便秘结；舌质红，舌苔黄厚，脉数。

治法：清胃泻火，活血祛瘀。

方药：玉女煎合泻心汤加减。

3. 肝肾阴虚证。

证候：视网膜反复出血，或有新生血管；素体阴虚，五心烦热，颧红唇赤，虚烦梦遗，口干咽燥；舌红少苔，脉细数。

治法：滋阴降火，活血祛瘀。

方药：知柏地黄丸加减。

4. 脾虚气弱证。

证候：视网膜反复出血，出血斑颜色淡；伴有面色萎黄，心悸健忘，肢体倦怠，少气懒言，月经量少或淋漓不断，纳差便溏；舌质淡胖，有齿印，舌苔薄白，脉细或细弱。

治法：健脾益气，摄血祛瘀。

方药：归脾汤加减。

【中医特色治疗】

1. 常用中成药：川芎嗪注射液，每次80mg，或香丹注射液，每次20ml，加入0.9%氯化钠注射液250ml，静脉滴注，每日1次，用于兼血瘀者；黄芪注射液，每次20ml，加入0.9%氯化钠注射液250ml，静脉滴注，每日1次，用于兼气虚者。

2. 针灸治疗：可选用太冲、风池、阳白、丝竹空、攒竹、合谷、肾俞、肝俞等穴。每次选取2穴，交替使用，根据病症虚实，用平补或平泻法。

【西医治疗】

1. 局部治疗：治疗原发病，有炎症者可使用糖皮质激素；眼部直流电药物离子导入：导入药物选用川芎嗪、丹参、红花、普罗碘胺（安妥碘）等，每次15min，14次为1个疗程；视网膜激光光凝：适用于有视网膜毛细血管无灌注区，微血管瘤或新生血管形成者。

2. 手术治疗：玻璃体手术、视网膜复位手术。

【预防调摄和预后转归】

1. 出血期间，宜卧床休息。
2. 不宜劳累，饮食清淡，保持心情舒畅。

第七节　Coats病

Coats病又称视网膜毛细血管扩张症，是以视网膜出现大量黄白色渗出和血管异常为临床特征的眼底疾病。多为单眼发病。病程缓慢，呈进行发展。《中医眼科学》将其归入"络损暴盲"范畴。

【中医病因病机】

多因先天禀赋不足,或肾精亏乏,心火上扰,灼伤络脉;或饮食不节,脾失健运,水湿内停等,导致目内渗出、出血及络脉异常。

【西医病因及发病机制】

病因尚未明确。

【临床表现】

1. 症状:早期病变未累及黄斑部而不影响视力,后渐现视物模糊,眼前可有黑影飘动。

2. 体征:眼底检查见视网膜大量形态各异黄白色渗出物,以颞侧多见;渗出灶附近常有点状发亮的胆固醇结晶,以及点状、片状出血灶;病变区血管扩张纡曲。

3. 并发症:视网膜脱离、虹膜睫状体炎、并发性白内障和继发性青光眼等。

【诊断要点及鉴别诊断】

本病在结合患者临床表现后做血管造影可见病变区小动脉和小静脉扩张迂曲,以小动脉为甚,管壁呈囊样扩张,或呈串珠状动脉瘤,表现为圆点状强荧光。

本病儿童患者需与视网膜母细胞瘤相鉴别,成年人需与 Eales 病相鉴别。

【辨证论治】

1. 脾虚气弱证。

证候：视网膜扩张纡曲，或有渗出、出血灶；伴神疲乏力，胃纳欠佳；舌质淡，舌苔白，脉无力。

治法：健脾益气，活血祛瘀。

方药：益气聪明汤加减。

2. 痰瘀滞结证。

证候：病程较长或反复出现视网膜黄白色渗出物、出血，视网膜血管扩张纡曲，或有新生血管形成；伴眼胀不舒；舌有瘀点或瘀斑，脉滑或涩。

治法：化痰散结，活血祛瘀。

方药：温胆汤合桃红四物汤加减。

3. 肾精亏虚证。

证候：视物昏蒙，眼内干涩，视网膜反复渗出物、出血；兼见头晕耳鸣，腰膝酸软，夜卧多梦；舌红苔少，脉沉细。

治法：滋补肝肾，益精明目。

方药：驻景丸加减。

【中医特色治疗】

1. 川芎嗪注射液，每次 80mg，或香丹注射液，每次 20ml，加入 0.9% 氯化钠注射液 250ml，静脉滴注，每日 1 次。

2. 黄芪注射液，每次 20ml，加入 0.9% 氯化钠注射液 250ml，静脉滴注，每日 1 次。

3. 温胆丸，每次 6g，每日 3 次，温开水送服。适用于痰瘀滞结证。

4. 杞菊地黄丸，每次6g，每日3次，温开水送服。适用于肝肾亏虚证。

【西医治疗】

1. 早期可用糖皮质激素，局部可选择眼部直流电药物离子导入、视网膜激光光凝治疗、冷冻治疗、透热凝固术。

2. 若继发性白内障或青光眼者，按相应疾病手术治疗。

【预防与调护】

忌食辛辣炙煿，以及烟酒、咖啡等易化火生痰之食品。

第八节 牵牛花综合征

牵牛花综合征为视乳头的先天性发育异常，可能与胚裂上端闭合不全、中胚层的异常有关。

【临床表现】

儿童期即有视力减退或斜视，视力多在数指与0.02之间，并伴有一些其他的眼部先天异常，有时这些先天异常系在对侧眼发生，如视乳头缺损、永存玻璃体动脉、前房分裂综合征、小眼球、瞳孔残膜等。眼底表现酷似一朵盛开的牵牛花，视盘比正常的扩大3~5倍，呈漏斗状，周边粉红色，底部白色绒样组织填充。血管呈放射状，动、静脉分不清。视盘周围有色及萎缩区。可伴有其他眼部先天性异常。

【诊断要点及鉴别诊断】

本病是一种先天发育异常疾病，由于视盘缺损导致；需与眼后极部巩膜葡萄肿、视乳头凹陷、伴囊肿的小眼畸形相鉴别。

【治疗】

1. 可选药物对症治疗。

2. 光凝治疗。

3. 冷凝治疗或玻璃体内注射血管内皮生长因子拮抗剂。

4. 必要时手术治疗。

第九节 糖尿病视网膜病变

糖尿病视网膜病变是由糖尿病引起的严重并发症，是以视网膜血管闭塞性循环障碍为主要病理改变特征的致盲眼病。属中医学"消渴目病"。

【中医病因病机】

素体阴亏，虚火内生，灼伤血络；气血亏虚，目失所养；饮食不节，或情志伤肝，脾虚失运，痰湿内生，致视物昏蒙；禀赋不足，脾肾两虚，目失濡养。

【西医病因及发病机制】

糖尿病所致的微血管并发症。

【临床表现】

1. 症状：眼部有闪光感、飞蚊症及视力减退，严重的玻璃体积血可致视力突然丧失。

2. 体征：眼部检查单纯期可见微动脉瘤、斑点状出血、硬性渗出、棉絮斑、毛细血管闭锁及视网膜血管病变、黄斑水肿；增殖期还可见玻璃体混浊、视网膜新生血管及纤维组织增殖，视网膜出血量多可引起玻璃体积血、增殖及牵引性视网膜脱离。

3. 并发症玻璃体积血、新生血管性青光眼。

【诊断要点及鉴别诊断】

本病诊断要点：①糖尿病，一般在 5 年以上，或者血糖不稳定。②出现不同程度的视力下降。③眼底可见视网膜微动脉瘤、出血点、硬性渗出。④严重者出现视乳头新生血管、玻璃体积血、增生性玻璃体视网膜病变或视网膜脱离。

本病需与高血压性视网膜病变、视网膜静脉阻塞、视网膜静脉周围炎以及糖尿病黄斑水肿相鉴别。

【辨证论治】

1. 阴虚燥热证。

证候：眼底查见微血管瘤、出血、渗出；兼见口渴多饮，消谷善饥，或口干舌燥，腰膝酸软，心烦失眠；舌红苔薄白，脉细数。

治法：滋阴降火，润燥化瘀。

方药：玉泉丸合人参白虎汤加减。

2. 气阴两虚证。

证候：视力下降或眼前黑影飘动，眼底见视网膜水肿，渗出、出血；面色少华，神疲乏力，少气懒言，咽干，自汗，五心烦热；舌淡，脉虚无力。

治法：益气养阴，利水化瘀。

方药：六味地黄丸合生脉散加减。

3. 脾肾两虚证。

证候：视力下降，眼前黑影飘动，眼底视网膜水肿、棉絮斑白斑，出血；头晕耳鸣，形寒肢冷，面色苍白或浮肿，阳痿，夜尿频；舌淡胖，脉沉弱。

治法：温阳益气，利水消肿。

方药：加减驻景丸或肾气丸加减。

4. 瘀血内阻证。

证候：视力下降，眼前黑影飘动，眼底脉络充盈而粗细不均；或见视网膜新生血管，出血反复发生；兼见胸闷头晕目眩，肢体麻木；舌质暗有瘀斑，脉弦或细涩。

治法：化瘀通络。

方药：血府逐瘀汤加减。

5. 痰瘀阻滞证。

证候：视力下降，眼底以视网膜水肿、渗出为主；或见视网膜新生血管、出血、增殖膜；形盛体胖，头身沉重，口唇紫暗；舌紫有瘀斑，苔厚腻，脉弦滑。

治法：健脾燥湿，化痰祛瘀。

方药：温胆汤加减。

【中医特色治疗】

1. 复方血栓通胶囊口服，每次 2 粒，每日 2 次。

2. 针灸治疗。

(1) 选取脾俞、精明、膈俞、足三里、球后等穴为主，兼辨证按经取穴，如多饮取肺俞、三阴交，多食易饥加胃俞、丰隆等穴位。针刺得气后留针15min。

(2) 取精明、球后、四白、攒竹、丝竹空、风池、合谷、内关、足三里、三阴交、足光明等穴，分2组轮流使用。每次取眼区穴1~2个，远端穴1~2个，中等刺激，留针30min，每日1次，10次为1个疗程。

(3) 耳针取眼、目1、目2、肝、胆、脾、肾、心、脑干、皮质下等穴，针刺或压丸，针刺每日1次，压丸每周2次。

【西医治疗】

1. 药物治疗：肠溶阿司匹林50mg，每晚1次；多贝斯500mg，每日3次，3个月为1个疗程。

2. 局部可用激光光凝治疗，病情严重者应考虑玻璃体切割手术。

【预防调摄和预后转归】

1. 严格而合理控制血糖、血压、血脂。
2. 定期复查，不适随诊。
3. 适当运动，注意休息。

第十节　高血压视网膜病变

高血压视网膜病变是指高血压引起的视网膜

病变。本病在中医文献中尚无相关直接的病名记载。

【中医病因病机】

多与情志郁结、年老体弱、房劳过度、饮食不节等有关。主要的病机是脉络瘀阻，血溢脉外而遮蔽神光。

【西医病因及发病机制】

长期持续的血压升高或急性血压升高是本病的发病基础。

【临床表现】

1. 症状：视物模糊。可有头痛眩晕，视物模糊，或闪光幻觉、黑影飘动、复视。

2. 体征：视网膜动脉普遍缩窄、管径粗细不匀，出现"铜丝状动脉"及"银丝状动脉"。动静脉交叉处可见压迫现象，硬化的动脉在静脉上面，静脉两端被压呈梭形，或被压静脉远端扩张呈瘤状。急进型患者，视网膜水肿，以视盘附近明显。

3. 并发症：视网膜动脉或静脉阻塞，视网膜血管瘤、黄斑囊样水肿、视网膜前膜等。

【诊断要点及鉴别诊断】

本病多与患者高血压病有关，还可与视网膜静脉阻塞、缺血性视神经病变、视神经麻痹、视网膜动脉阻塞、渗出性视网膜脱离相鉴别。

【辨证论治】

1. 肝阳上亢证。

证候：眼底出现视网膜动脉血管狭窄，动静脉交叉处有压迹，或不同程度的动脉硬化；兼有头痛、头胀、眩晕、烦躁易怒，口苦咽干；舌红，苔薄黄，脉弦数。

治法：平肝潜阳。

方药：天麻钩藤饮加减。

2. 阴虚火旺证。

证候：眼底表现同前；兼见头晕耳鸣，腰酸腿软，五心烦热；舌质红，苔薄或少苔，脉弦细数。

治法：滋阴降火。

方药：知柏地黄丸加减。

3. 痰浊阻络证。

证候：眼底表现同前；兼见眩晕，头痛眼胀，胸闷呕恶，纳少口苦；舌红，苔黄腻，脉弦滑。

治法：祛痰化浊。

方药：半夏白术天麻汤加减。

4. 肝肾亏虚证。

证候：眼底表现同前；兼见腰膝酸软，阳痿遗精，失眠多梦；舌淡少苔或无苔，脉弦细或沉细。

治法：滋补肝肾。

方药：左归饮加减。

【中医特色治疗】

1. **体针**：取睛明、球后、丝竹空、四白、光明、风池、合谷、太冲等穴。分为2组,交替使用,一般得气出针,不留针,每日1次,10次为1个疗程。

2. 耳针:取眼、目1、目2、肝、胆、肾、膀胱、心、小肠、脑干、神门等穴,多用泻法,留针阵动,30min后出针。或取上述耳穴压丸,每周2次,每日用手按压丸处3~6次。

【西医治疗】

1. 病因治疗:明确高血压原因,属原发性或继发性,继发性者多为肾性或内分泌性,针对病因治疗,血压下降后症状可缓解。

2. 对症治疗:有视网膜出血者可注射普罗碘胺(安妥碘)以促进渗出和出血吸收。口服镇静剂,维生素C、维生素E、路丁等。

【预防调摄和预后转归】

注意劳逸结合,严格控制血压,注意饮食。

第十一节 视网膜裂孔

视网膜裂孔是视网膜感觉层的一片全层缺损。根据视网膜神经层缺损的形态,可以分为多种类型。单纯视网膜裂孔不会导致视力下降,若合并玻璃体积血或视网膜脱离,则可导致严重的视力损害。好发于中老年人,尤其是高度近视的患者。

【病因】

玻璃体与视网膜紧密粘连处的牵拉是大多数

视网膜裂孔形成的原因。

【临床症状】

飞蚊症，视力突然下降，眼前闪光感，眼前漂浮物感，随眼球转动而改变位置的"蜘蛛网"或"斑点"，视物模糊等。

并发症：视网膜脱离、玻璃体积血。

【诊断要点及鉴别诊断】

本病多根据患者临床症状如眼前闪光感、漂浮物，视物模糊等症状以及眼底检查、眼部超声进行诊断。

本病需与青光眼、视网膜脱离进行鉴别。

【治疗】

有症状裂孔一般要求 24～72h 内进行激光治疗、冷凝或巩膜扣带手术治疗，无症状裂孔亦需要激光封闭裂孔治疗。

第十二节 视网膜劈裂症

视网膜劈裂症，是视网膜的神经上皮层劈裂为内外 2 层。根据劈裂的部位及临床特点，分为 2 个类型。

【病因】

1. 遗传性视网膜劈裂与遗传因素有关。

2. 变性性视网膜劈裂是由视网膜的血管网局限在视网膜内层，而视网膜外层缺乏血管组织而仅由细胞组成。视网膜的层间分裂，一般发生在内、外层之间。

【临床表现】

1. 症状：遗传性者因黄斑有病变，视力常受影响，一般在 0.1～0.5 之间。有的因玻璃体积血而视力骤减。变性性者早期常无症状，视力亦不受影响。当病变进展至后极部时，患者可有闪光感。视野缺损常见于鼻上方。

2. 眼底表现：遗传性劈裂视网膜纱膜可直至眼底周边部，越至周边隆起越高。纱膜上有血管与视网膜血管相连，透过裂孔可见劈裂外层视网膜呈颗粒状或色素紊乱的外观。在中周部及周边部视网膜上，可见银灰色闪光的斑状区域。最具特征的是黄斑部视网膜劈裂，几乎 100% 见于遗传性劈裂。黄斑部劈裂表现为典型的由内界膜形成的放射状皱襞，其周围绕着许多小囊肿，外观有如花瓣。后期皱襞消失，遗有色素紊乱，中心凹光反射消失。变性性者在眼底颞侧或颞下侧周边部可见表面光滑、薄而半透明的囊样隆起，为劈裂的内层视网膜，在眼球运动时无波动感，囊肿可缓慢增大并融合，沿周边视网膜或后极部扩展，最终发展为较大的半球状隆起，其上血管可闭塞成白线。其囊内积液不随体位而移动。劈裂囊壁的内、外层均可单独发生裂孔，当内、外层同时发生裂孔时会引起真性视网膜脱离。

【诊断要点及鉴别诊断】

本病诊断要点可见视力下降、视野缺损、眼球震颤、飞蚊症以及闪光感。眼科检查根据

OCT、眼底血管造影、眼底视野检查可进行诊断。遗传性视网膜劈裂症主要根据花瓣状外观及颞下方伸向玻璃体内薄如纱膜的劈裂内层可以诊断，劈裂的内层上有较大的裂孔；变性性视网膜劈裂根据病变形态特点和其他临床表现，常能做出诊断。

糖尿病黄斑水肿、视网膜脱离与本病症状相似，需仔细鉴别。

【治疗】

一般不必治疗，但因本病有发生视网膜脱离的可能，因此必须定期随诊观察。若病变有发展，可在劈裂缘附近正常视网膜上做光凝治疗。若已发生视网膜脱离，即按视网膜脱离治疗原则进行手术治疗。

第十三节 其他视网膜血管病

一、视网膜大动脉瘤

视网膜大动脉瘤以视网膜动脉第三级分叉部的视网膜小动脉血管扩张或突出形成囊袋为临床特征。常单眼发病。

【病因病理】

多数患者有系统性高血压，发病机制尚不明确。

【临床表现】

1. 症状：病变累及黄斑或玻璃体积血时，可有视力下降,严重者视力丧失。

2. 体征:动脉瘤大者,可占据视网膜全层,常为多个。可并发小动脉栓子、毛细血管扩张症或血管闭塞。如大动脉瘤破裂,可出现视网膜出血。部分患者可出现视网膜水肿。

【诊断要点及鉴别诊断】

本病中老年人中伴有高血压、糖尿病、动脉硬化的患者发病较多,以视力下降、视网膜出血为诊断要点。

本病与视神经视网膜炎综合征、年龄性黄斑变性、眼底肿瘤视网膜分支静脉阻塞相鉴别。

【治疗】

无症状的大动脉瘤不作处理。若发生黄斑水肿,可用激光光凝治疗。

二、母斑病

(一) 视网膜血管瘤

若单独发生在视网膜,称为 von Hippel 病,属遗传性疾病。伴有中枢神经系统血管瘤,称 von Hippel-Lindau 病,或合并内脏病变。

【病因病理】

本病为常染色体显性遗传,病因可能与中胚叶发育异常有关。

【临床表现】

1. 症状:部分患者因黄斑渗出或视网膜脱离而视力下降。

2. 体征：发生在视网膜或视盘，视网膜血管瘤呈红色或粉红色球形，有一对扩张纡曲的滋养血管与其相连，早期病变较小，易被忽视；晚期瘤体呈橘红色球形，由粗大弯曲的动脉滋养，引流的静脉充盈。随时间推移，血管瘤多会增大，渗出增加。

3. 并发症：视网膜脱离、继发性青光眼。

【诊断要点及鉴别诊断】

本病发病初期多与蔓状血管瘤、脉络膜血管瘤进行鉴别。

【治疗】

主要的治疗方法有激光光凝，或巩膜外冷凝，部分患者可用放射治疗、电凝固术治疗。若发生牵拉性视网膜脱离等严重并发症，可行玻璃体视网膜联合手术。

（二）先天性视网膜动静脉畸形

较少见，多为单侧发病。属非遗传性疾病。

【病因】

可能与发育性异常有关。

【临床表现】

1. 症状：多无症状。

2. 体征：视网膜或视盘内见单个的动静脉交通，可伴有同侧脑、面、眶异常。

【诊断要点及鉴别诊断】

本病发病患者年龄较小，多无明显症状，结合遗传特点以及眼底检查、视野检查可明确诊断。

【治疗】

无特殊治疗。

（三）视网膜海绵状血管瘤

【病因病理】

可有家族性，但多为散发，可伴有颅内或皮肤血管瘤。

【临床表现】

1. 症状：通常无症状，若出现玻璃体积血，可影响视力。

2. 体征：视网膜内层或视盘上成串的葡萄状、囊状、薄壁的血管瘤样病变，血流来自视网膜循环，在荧光造影中可见缓慢充盈、无渗漏。

【诊断要点及鉴别诊断】

本病多与 Coast 病、Lerber 多发性粟粒状动脉瘤、视网膜毛细血管瘤进行鉴别。

【治疗】

无须治疗，若反复玻璃体积血，需用光凝或冷凝。

第十四节 原发性视网膜色素变性

原发性视网膜色素变性是一组以进行性视网膜感光细胞及色素上皮功能丧失为共同表现的遗传性眼病。属中医学"高风内障"。

【中医病因病机】

本病与禀赋不足、素体真阴不足、脾胃虚弱等有关。

【西医病因及发病机制】

原发性视网膜色素变性为遗传性疾病,有多种遗传方式,可为常染色体显性遗传、常染色体隐性遗传、性连锁隐性遗传,约 1/3 为散发病例。

【临床表现】

1. 症状:夜盲、视野向心性缩窄、色觉异常、中心视力可接近正常,随病变发展而逐渐下降,最终失明。

2. 体征:视乳头萎缩、色素沉着、视网膜动脉变细,走形尚可。

3. 并发症:并发性白内障、屈光不正、并发青光眼。

【诊断要点及鉴别诊断】

本病诊断要点。①夜盲:最早出现的症状。②视野检查:视野向心性缩窄。③眼底血管造影:眼底弥漫性斑驳状强荧光。④视觉电生理:b 波消失。

本病需与先天性、后天性脉络膜视网膜炎后激发性视网膜色素变性相鉴别。

【辨证论治】

1. 肾阳不足证。

证候:夜盲,视野进行性缩窄,眼底表现同眼部检查;伴腰膝酸软,形寒肢冷,夜尿频繁,小便清长;舌质淡,脉沉弱。

治法:温补肾阳。

方药：右归丸加减。

2. 肝肾阴虚证。

证候：眼部症状同前；伴目中干涩不适，头晕耳鸣，腰膝酸楚无力，或有五心烦热，失眠多梦等症；舌质红少苔，脉沉细或细数。

治法：滋补肝肾。

方药：明目地黄丸加减。

3. 脾气虚弱证。

证候：眼症同前；伴见面色无华，神疲乏力，食少纳呆；舌质淡，苔白，脉弱。

治法：健脾益气。

方药：参苓白术散加减。

【中医特色治疗】

1. 常用中成药。

（1）金匮肾气丸。口服，每次2丸，每日2次。

（2）明目地黄丸，适用于肝肾亏虚，精血不足证。口服，每次2丸，每日2次。

（3）复方丹参注射液，用于改善眼底微循环。静脉点滴，20～40ml加入氯化钠注射液250ml中，每日1次，10次为1个疗程。

2. 针灸治疗。

（1）常用穴位有攒竹、睛明、球后、瞳子髎、丝竹空、风池、百会、肝俞、肾俞、脾俞、足三里、光明、三阴交等。每次眼部取1～2穴，肢体取2穴，隔日针1次，10次为1个疗程。

（2）穴位注射：用复方丹参注射液或维生素

B_1或灵芝注射液等做双肝俞、双肾俞交替注射,每穴注射0.5ml,每日或隔日1次,10d为1个疗程。

(3) 梅花针:采用眼周及头部穴位,梅花针叩打,每次30min,隔日1次。

3. 其他疗法:视神经按摩兼埋线、组织疗法。

【西医治疗】

至今尚无确切、有效的治疗方法。

【预防调摄和预后转归】

1. 选用遮光眼镜。
2. 避免精神与体力的过度紧张。
3. 禁止近亲结婚。
4. 定期复查,不适随诊。

第十五节 视网膜脱离

视网膜脱离是视网膜神经上皮层与色素上皮层间的分离。属中医学"视衣脱离"。

【中医病因病机】

与禀赋不足、脾胃气虚、情志内伤及头眼部外伤有关。

【西医病因及发病机制】

孔源性视网膜脱离是玻璃体变性与视网膜变性2个因素综合作用的结果。

【临床表现】

1. 症状:发病前常有眼前飞蚊,黑影飘动,云雾移睛或神光自现(闪光感);视物可有变形、弯曲、不同程度视力下降，或有幕状黑影逐渐扩大向中央延伸，甚者视力突然下降。

2. 体征：可见玻璃体混浊或液化，或有机化条索等增殖性改变，脱离的视网膜呈灰白色隆起。血管暗红色，呈弯曲爬行状。严重脱离可见数个半球形隆起，或呈宽窄不等的漏斗形，甚则漏斗闭合不见视盘。裂孔大小不一，呈圆形或马蹄形，以颞侧上、下多见。

【诊断要点及鉴别诊断】

本病诊断要点：①眼前漂浮物、闪光感、视力减退。②眼底检查：可见视网膜脱离。③眼部超声：可大致判断视网膜脱离可能性。④一般裂孔多见于颞上象限，其次为颞下、鼻侧。裂孔在脱离视网膜灰白色背景下呈红色。

本病通常与视网膜劈裂症以及中心性浆液性脉络膜视网膜病变相鉴别。

【辨证论治】

1. 脾虚湿泛证。

证候：视物昏蒙，云雾移睛，玻璃体混浊，视网膜脱离，或术后视网膜下仍有积液，伴倦怠乏力，面色少华，或有食少便溏；舌淡胖有齿痕，苔白滑，脉细或濡。

治法：健脾益气，利水化浊。

方药：补中益气汤合四苓散加减。

2. 脉络瘀滞证。

证候：头眼外伤或术后脉络受损，视网膜水

肿或残留视网膜下积液，结膜充血、肿胀；伴眼痛头痛；舌质暗红或有瘀斑，脉弦涩。

治法：养血活血，祛风止痛。

方药：除风益损汤加减。

3. 肝肾阴虚证。

证候：久病失养或手术后视力不升，眼见黑花、闪光；伴有头晕、耳鸣，失眠健忘，腰酸腿软；舌红少苔，脉细。

治法：滋补肝肾。

方药：驻景丸加减方或四物五子丸加减。

4. 肝郁气滞证。

证候：眼前闪光，有黑影飞舞，眼底视网膜脱离；兼见两胁胀疼，胸闷不舒，心烦易怒；舌尖边红，苔薄黄或白，脉弦。

治法：舒肝解郁，健脾渗湿。

方药：逍遥散加减。

【西医治疗】

根据视网膜脱离的具体情况，选择不同的手术方法，使视网膜尽快复位。

1. 选用激光光凝、冷凝，或透热电凝等，使裂孔周围的视网膜产生炎症粘连，从而封闭裂孔。

2. 采用巩膜外扣带术，直视下行定位、冷凝或光凝封闭全部裂孔。必要时需玻璃体腔内充填惰性气体或硅油，已形成增生性玻璃体视网膜病变者需行玻璃体切割术等以使视网膜复位。

【预防调摄和预后转归】

1. 预防性激光治疗：适用于周边部视衣格子样变性、囊样变性或干性裂孔。

2. 术后患者应戒烟慎酒，少吃刺激性食物，保持大便通畅；对使用玻璃体内注气的患者，应根据气体作用位置选择体位。

第十六节　急性视网膜坏死

急性视网膜坏死综合征（acute retinal necrosis syndrome，ARN）是由疱疹病毒感染引起的一种眼部疾病，最常见的病毒为水痘-带状疱疹病毒或单纯疱疹病毒，主要表现为视网膜坏死、以视网膜动脉炎为主的视网膜血管炎、玻璃体炎和后期发生的视网膜脱离。中医学将其归属为"瞳神紧小""瞳神干缺""暴盲""云雾移睛""视瞻昏渺""青盲"等范畴。

【中医病因病机】

外感风热或热邪，外邪引动内火，肝胆火炽，木火刑金，抱轮红赤，热伤黄仁致神水、神膏混浊；邪热入里，损伤营血，脉络瘀阻，津血运行不畅，痰湿、瘀血积聚，后期邪热伤阴，虚火灼络，血溢络外，精血亏虚不能滋养目系，视网膜萎缩、坏死、裂孔形成。本病关键在于外感风热之邪和体内火、痰、瘀相互蕴结，形成虚实夹杂之证。

【西医病因病机】

急性视网膜坏死综合征的确切病因尚不完全清楚,可能由疱疹病毒感染引起。

【临床表现】

1. 症状:主要有视物模糊,眼前黑影飘动,可伴有轻度眼红、眼痛、眶周痛、异物感,眼压升高时出现剧烈眼痛。早期一般无严重的中心视力下降,严重病例黄斑区受累者中心视力严重下降。晚期因视网膜脱离,中心视力丧失致盲。

2. 体征:眼前段病变可出现轻度睫状充血、尘状或羊脂状 KP 轻度至中度前房闪烁、前房炎症细胞、散在虹膜后粘连,偶尔引起前房积脓。通常因病毒侵犯小梁网而眼压升高。此外,伴有免疫缺陷的患者,可出现病毒性角膜炎、巩膜炎、眼眶炎症等。眼后段病变眼后段改变主要有玻璃体炎症反应、视网膜动脉炎为主的视网膜血管炎、视网膜坏死。

【诊断要点及鉴别诊断】

本病诊断要点:①周边视网膜出现 1 个或多个坏死病灶,病灶边界清晰。②如果不适用抗病毒药物治疗,则病变迅速。③疾病呈环状进展。④闭塞性视网膜血管病变伴有动脉受累。⑤玻璃体及前房显著的炎症反应。

本病应与前葡萄膜炎、玻璃体炎症以及其他视网膜疾病进行鉴别。

【临床分期】

1. 前驱期:主要表现为眼前段炎症反应。患者多有明显的眼红、痛、视力下降、睫状充血，多为细小 KP，少数为羊脂状 KP，瞳孔缘有时有灰白结节，后节玻璃体尘埃样混浊。

2. 极性期：出现视网膜血管炎，动脉变细，伴白鞘，严重者仅见动脉主干，小分支闭塞、消失，尤其是周边部。静脉扩张，继而周边散在灰白或白色渗出，逐渐融合成灰白渗出。1~2周后，从周边部呈伪足样向后极部扩展，出现视网膜坏死，视网膜脱离。若病变累及视神经血管，出现视盘水肿，视力严重受损甚至坏死。

3. 缓解期：发病 20~30d，眼前段炎症减轻，视网膜坏死灶开始吸收，玻璃体混浊。

4. 晚期：发病 1.5~3 个月后，前段炎症消退，玻璃体增殖、机化，增殖性玻璃体混浊加重，视盘颜色变浅视网膜病变形成。周边视网膜萎缩变薄，视网膜出现多发性全层裂孔，视网膜脱离。

【辨证论治】

1. 肝经风热证。

证候：目珠微红，疼痛、畏光、流泪，头额痛，视物模糊，角膜后少量点状沉着物，房水混浊，瞳孔不圆，玻璃体混浊，周边视网膜黄白色渗出；发热恶风，头痛身痛；舌红，苔薄白或微黄，脉浮数或弦数。

治法：清肝经风热。

方药：新制柴连汤加减。

2. 热毒炽盛证。

证候：眼红、痛甚，畏光、流泪，视物模糊，眼前黑点漂浮；房水混浊，瞳孔不圆，虹膜后粘连，玻璃体中重度混浊，视网膜动脉呈白线，周边视网膜呈多片黄白色渗出，后极部视网膜尚正常；口渴欲饮，舌红，苔薄黄，脉滑数。

治法：泻火解毒。

方药：清瘟败毒饮加减。

3. 肝胆湿热证。

证候：眼红、眼痛，眶周疼痛，视物模糊；房水混浊，眼前黑点漂浮，玻璃体混浊，视网膜水肿，黄白色渗出或视网膜出血；口苦心烦，舌红苔黄腻，脉弦数。

治法：清肝解毒，化湿凉血。

方药：龙胆泻肝汤加减。

4. 肝肾阴虚证。

证候：眼前节及眼底炎症基本消退，视盘色淡或白，视网膜坏死灶大部分吸收，色素乱，可伴有轻、重度玻璃体混浊、视力下降；多伴有头晕目眩，五心热，失眠多梦；口苦咽干，舌红少苔，脉沉细。

治法：滋阴降火，活血化瘀。

方药：知柏地黄汤加减。

【西医治疗】

急性视网膜坏死进展快、预后差，86%患眼发生孔源性或牵拉性视网膜脱离。一眼发病后1~6周内对侧眼受累发病率为64.9%，经抗病毒治疗后对侧眼发病率为12.9%,所以早诊断、早治疗,及时进行抗病毒治疗,辅以中医中药、糖皮质激素可控制炎症发展,预防对侧眼发病,减少并发症,提高视力预后。根据病程中临床治疗的需要,应用激光光凝和玻璃体切除手术可以减少或治疗视网膜脱离,围手术期应用中药有助于患眼的恢复。

【预防和调护】

1. 由于该病病势凶险,进展迅速,起病部位在不易发现的周边视网膜,应散瞳详细检查眼底,一旦确诊,及时干预治疗。

2. 对于一眼确诊者,积极散瞳检查对侧眼。应注意病史的询问,由于ARN的相关辅助检查缺乏特异性,实验室检查敏感性低,因此,对近期有疱疹病毒感染史或玻璃体急性炎性混浊者应充分散瞳,详查眼底,对屈光介质允许者积极行FFA检查。

3. 患者的视力预后可有很大不同。早期诊断并及时治疗者,视力可有明显改善。

4. 在未全身应用抗病毒药物治疗,未行预防性激光光凝、玻璃体切割手术前,患者的视力预后较差。

5. 未出现影响黄斑区的视网膜脱离和视神经炎的患者,中心视力可恢复至正常水平。视力预后很大程度上取决于是否出现视网膜脱离、视神经萎缩和视网膜血管闭塞的程度。

第十章 葡萄膜疾病

第一节 前葡萄膜炎

前葡萄膜炎又称为虹膜睫状体炎,为虹膜炎和睫状体炎的总称,是葡萄膜炎中最为常见的一种类型,多合并风湿类疾病,如类风湿关节炎、强直性脊柱炎等。本病相当于中医之瞳神紧小范畴。瞳神紧小是黄仁受邪,以瞳神持续缩小、展缩不灵,伴有目赤疼痛、畏光流泪、黑睛内壁沉着物、神水混浊、视力下降为主要临床症状的眼病,又名瞳神焦小、瞳神缩小、瞳神细小及肝决等。本病名首见于《证治准绳·杂病·七窍门》。

本病失治、误治,或因病情迁延,可致黄仁与其后晶珠黏着。瞳仁边缘参差不齐,失去正圆,黄仁干枯不荣,称为瞳神干缺,又名瞳神缺陷。瞳神干缺病名首载于《秘传眼科龙木论·瞳仁干缺外障》。瞳神紧小相当于西医学的急性前葡萄膜炎,瞳神干缺相当于慢性前葡萄膜炎。西医学认为其发病机制主要为自身免疫反应。

瞳神紧小及瞳神干缺两病见症虽然有别,实则均为黄仁病变,且在病因病机和临床表现等方面大致相似,故一并阐述。

【中医病因病机】

外感风热,内侵于肝,或肝郁化火致肝胆火

旺，循经上犯黄仁，黄仁受灼，展而不缩，发为本病；外感风湿，内蕴热邪，或风湿郁而化热，熏蒸黄仁所致；肝肾阴亏或久病伤阴，虚火上炎，黄仁失养；更因虚火煎灼黄仁，或展而不缩为瞳神紧小，或展缩失灵、与晶珠黏着而成瞳神干缺；邪毒内侵波及黄仁或外伤损及黄仁，亦可引起本病。

【西医病因及发病机制】

虹膜睫状体炎病因很多，除眼外伤使细菌、病毒、异物、化学物品等直接进入眼内导致炎症外，全身性疾病如结核、麻风、风湿病、构端螺旋体病等更是引起虹膜睫状体炎的重要原因。邻近虹膜、睫状体的其他眼组织，如角膜炎、巩膜炎等也可导致本病。

【临床症状】

该病有急性和慢性之分，一般慢性者各证候较急性者轻，多有并发症出现。

1. 症状：起病可感眼珠疼痛拒按，痛连眉骨颞部，入夜尤甚，伴畏光、流泪、视物模糊，或伴关节酸楚疼痛等。

2. 体征：视力不同程度下降，胞睑红肿或重或轻，抱轮红赤或白睛混赤，黑睛后壁可见粉尘状或小点状、羊脂状沉着物，多呈三角形排列，神水混浊（丁道尔现象阳性）。严重者可见黄液上冲或血灌瞳神，黄仁肿胀，纹理不清，瞳神缩小，展缩不灵；黄仁1处或多处与晶珠黏着，瞳神失却正圆,呈梅花状、锯齿状或梨状等;晶珠上可有黄仁色素附着,或有灰白膜样物覆盖瞳神,出现晶珠混浊或神膏混浊等。

【诊断要点及鉴别诊断】

本病根据患者临床表现可作出诊断。由于全身疾病都可引起或伴发本病,确定病因和伴随的疾病对诊疗、判断预后有重要价值,因此对本病应详细询问病史。

本病应与急性结膜炎、急性闭角型青光眼,以及能引起前葡萄膜炎的全葡萄膜炎相鉴别。

【辨证论治】

1. 肝经风热证。

证候:发病急骤,眼珠疼痛,畏光,流泪,视物稍模糊;轻度抱轮红赤,黑睛后壁可见少许粉尘状物附着,神水轻度混浊,瞳神稍有缩小,展缩欠灵;舌苔薄黄,脉浮数。

治法:祛风清热。

方药:新制柴连汤加减。

2. 肝胆火炽证。

证候:眼珠疼痛,痛连眉骨颞颥,畏光流泪,视力下降;胞睑红肿,白睛混赤,黑睛后壁可见点状或羊脂状沉着物,神水混浊,甚或黄液上冲,血灌瞳神;黄仁肿胀,纹理不清,展缩失灵,瞳神紧小或瞳神干缺,或见神膏内细尘状混浊;或伴口舌生疮,阴部溃疡,口苦咽干,大便秘结;舌红苔黄,脉弦数。

治法：清泻肝胆实火。

方药：龙胆泻肝汤加减。

3. 风湿夹热证。

证候：眼珠坠胀疼痛，眉棱骨胀痛，畏光流泪，视力缓降，抱轮红赤或白睛混赤，病情较缓，病势缠绵，反复发作；黑睛后壁有点状或羊脂状物沉着，神水混浊，黄仁肿胀，纹理不清；瞳神缩小或瞳神干缺，或瞳神区有灰白色膜样物覆盖，或见神膏内有细尘状、絮状混浊；常伴肢节肿胀，酸楚疼痛；舌红苔黄腻，脉濡数或弦数。

治法：祛风清热除湿。

方药：抑阳酒连散加减。

4. 虚火上炎证。

证候：病势较轻或病至后期，目痛时轻时重，眼干不适，视物昏花；或见抱轮红赤，黑睛后壁沉着物小而量少，神水混浊不显，黄仁干枯不荣，瞳神干缺，晶珠混浊；可兼烦热不眠，口干咽燥；舌红少苔，脉细数。

治法：滋阴降火。

方药：知柏地黄丸加减。

【中医特色治法】

1. 中药离子导入。

2. 中药熏药：症见眼珠疼痛，痛连眉骨颞颥，畏光流泪，视力下降；胞睑红肿，白睛混赤，可使用清热解毒类药物雾化熏眼，如清开灵、柴胡注射液等。

3. 针刺治疗：①肝经风热者，针用泻法，选睛明、申脉、太冲、曲泉、合谷。②肝胆火炽者，针用泻法，选太冲、风池、睛明、太阳、印堂。③风湿夹热者，针用泻法，选合谷、曲池、承泣、攒竹、风池。④虚火上炎者，针用补法，选睛明、四白、三阴交、行间、肝俞、太溪等。均每日1次，留针30min，10d为1个疗程。

【西医治疗】

1. 滴滴眼液。

（1）散瞳：散瞳是治疗本病重要而必不可少的措施，发病之初即应快速、充分应用。重症者可滴用1%~2%硫酸阿托品滴眼液，每日2~3次，以防止和拉开瞳孔与晶状体粘连。若不能拉开粘连，即采用散瞳合剂（1%硫酸阿托品注射液0.3ml、1%可卡因注射液0.3ml、0.1%肾上腺素注射液0.3ml的混合液）0.1~0.3ml作结膜下注射。对有严重心血管疾患者忌用。症状轻或对硫酸阿托品过敏者可用2%后马托品滴眼液。恢复期可用0.5%~1%托品卡胺滴眼液散瞳，每日1~2次。

（2）糖皮质激素滴眼液：如0.5%醋酸可的松滴眼液或0.1%地塞米松滴眼液，每日4~6次；病情重者每30min1次，好转后每小时1次。

（3）抗生素滴眼液：如妥布霉素滴眼液等。

2. 涂眼药膏：睡前涂四环素可的松眼药膏。

3. 药物熨敷：将内服方之药渣用布包好，在温度适宜时进行眼部药物熨敷,以利退赤止痛。

4. 结膜下注射:地塞米松注射液作结膜下注射,每日1次或视病情而定。

5. 其他必要时可全身应用糖皮质激素及非甾体消炎药治疗。如有结核可行抗结核治疗,有梅毒行驱梅治疗等。

【预防调护与预后转归】

1. 本病早期应及时散瞳,防止瞳神后粘连,减少或减轻并发症的发生。

2. 注意应用糖皮质激素药物的不良反应,避免并发症的发生。

3. 节制房事,安心调养。调节情志,保持乐观心态。

4. 积极治疗原发病,定期复查。

5. 避免辛辣炙煿之品,戒烟酒,饮食宜清淡,以防助湿生热。

6. 外出可戴有色眼镜,避免光线刺激。

第二节 中间葡萄膜炎

中间葡萄膜炎是指睫状体平坦部、玻璃体基底部、周边视网膜和脉络膜的炎症性和增殖性疾病,又称周边葡萄膜炎、睫状体平坦部葡萄膜炎。本病青少年多见,一般为双眼发病,病程较长,典型表现为睫状体平坦部雪堤样病变。中医无本病相关论述。

【西医病因及发病机制】

中间葡萄膜炎的病因尚不完全清楚,已发现一些感染因素和疾病与其发生有关,但在多数患者中找不到病因。

【临床表现】

1. 症状:中间葡萄膜炎多数发病隐匿,一些患者可无任何临床症状,在眼科体检时始发现患有中间葡萄膜炎,但更多的患者诉有眼前黑影、视物模糊、暂时性近视。患者视力多在0.5以上,但在出现黄斑囊样水肿和其他并发症时可出现显著的视力下降;在出现急性玻璃体积血、视网膜脱离时,可出现突然的严重视力下降。

2. 体征。

(1) 眼前段炎症:多数患者出现轻度至中度眼前段炎症反应。在初次发病的患者中偶尔可看到较为严重的眼前段反应,出现睫状充血、大量KP、明显的前房闪辉和大量的前房炎症细胞。

(2) 玻璃体和睫状体平坦部病变:玻璃体改变是中间葡萄膜炎常见而又重要的表现之一,主要表现为玻璃体炎症细胞、细胞凝集而成的雪球状混浊,睫状体平坦部和玻璃体基底部伸向玻璃体腔的雪堤样病变、玻璃体变性、后脱离、积血以及后期出现的增殖性玻璃体视网膜病变等。

(3) 视网膜改变:中间葡萄膜炎可以引起多种视网膜病变,如黄斑囊样水肿、弥漫性视网膜水肿、视网膜血管炎和血管周围炎、视网膜渗出、出血、新生血管、增殖性视网膜病变、视网膜脱离等。

(4) 视盘改变：视盘水肿和炎症是活动性中间葡萄膜炎的一种常见改变，但如无明显的黄斑囊样水肿，视盘水肿和炎症一般很少引起严重的视力下降。

3. 中间葡萄膜炎的常见并发症有黄斑病变、并发性白内障、视网膜新生血管膜、玻璃体积血、视盘水肿、增殖性玻璃体视网膜病变等。

【诊断要点及鉴别诊断】

根据典型玻璃体雪球样混浊、雪堤样改变以及下方视网膜血管炎等改变，可作出诊断。

【西医治疗】

由于病因不明，只能按一般葡萄膜炎做对症处理，但不宜用强扩瞳药，以免引起虹膜周边前粘连。对血管闭塞型、严重型患者，药物治疗无效或不能控制其反复发作，可考虑下列手术治疗。

1. 冷凝术：冷凝能清除诱发抗原抗体反应的血管病灶；破坏周边视网膜炎和玻璃体炎的血管成分，阻止其向眼内释放炎症介质，达到消除炎症的目的。

2. 激光光凝：适用于大面积雪堤样渗出与存在大量新生血管的病例。因病灶位置使激光不能满意射击者，可联合冷凝术。

3. 玻璃体切割术：存在玻璃体条索或宽阔的机化膜，有导致视网膜及（或）脉络膜脱离趋势者，行玻璃体切割术以解除牵引。

4. 白内障摘除及人工晶状体植入术：中间葡萄膜炎最易发生并发性白内障，炎症完全安静6个月后可做白内障摘除术。

【预防和调护】

中间葡萄膜炎良性型有自限性，多数病例可保持0.5以上视力。血管闭塞型及严重型出现并发症后，视力损害显著，特别是在囊样黄斑水肿形成囊样变性后，视力障碍更是无法逆转。

第三节 后葡萄膜炎

后葡萄膜炎又称脉络膜炎，是炎症波及脉络膜、视网膜和玻璃体的总称。因脉络膜血管源于睫状后短动脉，临床上可单独发病。但它和视网膜紧贴，并供应视网膜外层的营养，二者关系密切，常相互波及。因此，后葡萄膜炎应包括脉络膜炎（choroiditis）、脉络膜视网膜炎（choroidoretinitis）、视网膜脉络膜炎（retinochoroiditis）、视神经脉络膜视网膜炎（neurochorioretinitis）等。后葡萄膜炎的特点是无眼部疼痛，但有视力下降及明显眼前黑影。后葡萄膜炎由于其眼外观端好，无异于常人，但自觉视力渐降，昏渺蒙昧不清，甚至引起失明，属"视瞻昏渺"和"云雾移睛"的范畴。

【中医病因病机】

本病的中医病因，多由肾阴亏虚，阴弱不能

配阳，并由此发生他变，治宜滋阴补肾。也有人认为是由于玄府闭塞，脉道不通。强调活血通络，勿拘泥于"内障多虚"之见。

【西医病因及发病机制】

根据病因和相关疾病，后葡萄膜炎可以分为2大类，一类为感染性，另一类为非感染性。前者又可分为病毒感染、细菌和螺旋体感染、真菌感染和寄生虫感染，后者则可分为与全身性疾病相关的后葡萄膜炎、单纯后葡萄膜炎和伪装综合征3类。

【临床表现】

1. 症状：取决于炎症的类型及受损害部位。早期病变未波及黄斑时，多无症状或仅有眼前闪光感。当炎症渗出造成玻璃体混浊时则出现眼前黑影飘动，严重者出现雾视。波及黄斑时视力会锐减，并出现中心视野实性暗点。当炎症渗出引起视网膜水肿或视网膜脱离时，视力会出现严重下降并有视野缺损、视物变形等症状。

2. 体征：多表现有玻璃体混浊，眼底出现视盘及视网膜水肿，可有局灶性或散在性大小不等的浸润病灶，或有出血，视网膜血管变细，并有白鞘形成，多数黄斑部损害，有水肿及渗出，或形成视网膜脱离。病灶晚期多有视网膜及脉络膜萎缩，广泛的渗出病变会形成增生性玻璃体视网膜病变引起牵拉性视网膜脱离。

【诊断要点及鉴别诊断】

根据典型临床表现，可作出诊断。血管造影对判断视网膜及其血管炎、脉络膜色素上皮病变有很大帮助。B超、OCT都对诊断有帮助。同时可根据患者的临床表现，选择相应的实验室检查。

【中医辨证论治】

1. 脾肾阳虚证。

证候：病程迁延，白睛不红或红赤不甚，视物昏花，黑睛内壁沉着物或灰白色，黄仁晦暗，瞳神紧小或干缺；四肢不温，形寒气怯，腰酸膝冷，下利精谷，小便不利；舌质淡胖，脉沉迟细弱。

治法：健脾益肾。

方药：参苓白术散合金匮肾气丸。

2. 肝肾阴虚证。

证候：神膏混浊，眼见黑影，视物昏花，黑睛内壁沉着物或灰白色，黄仁晦暗，瞳神紧小或干缺；头晕耳鸣，腰膝酸软，口燥咽干；舌质红，苔少，脉弦细。

治法：滋补肝肾。

方药：六味地黄汤加减。

3. 肝郁气滞证。

证候：时有视物昏蒙，头目微胀，瞳神紧小或干缺；头晕耳鸣，心烦口苦，情志不舒；舌红苔黄，脉弦细。

治法：疏肝解郁。

方药:丹栀逍遥散加减。

4. 痰湿壅盛证。

证候:神膏混浊,眼见黑影;瞳神紧小或干缺,痰浊上蒸,则头晕胸闷;舌质红,苔黄腻,脉弦滑。

治法:清热利湿。

方药:温胆汤加减。

【中医特色治法】

1. 中药离子导入:用药选用香丹注射液、丹参注射液等改善循环,清开灵等清热解毒。

2. 针刺:针刺治疗主穴选睛明、球后、承泣、瞳子髎、攒竹、风池,配穴选完骨、百会、合谷、肝俞、肾俞、脾俞、足三里、三阴交、光明、丰隆等。每次选主穴2个,配穴2~4个,根据辨证补泻,每日1次,留针30min,10d为1个疗程。

3. 穴位注射:选穴足三里、丰隆、曲池、外关等,用改善循环及营养视神经药物。

【西医治疗】

1. 查找病因:对原发病治疗,去除病因。

2. 皮质类固醇:地塞米松0.75~1.5mg,口服,每6~8h1次;ACTH25~50mg或地塞米松10mg加入5%葡萄糖液500ml中,每日1次,静脉滴注。若要加强局部药物浓度,可并用地塞米松2.0mg和妥拉苏林12.5mg球后注射,每周1次。

3. 免疫抑制剂和非激素类抗炎药物及抗生素，参照虹膜睫状体炎治疗方法。

4. 全身用药：血管扩张剂、能量合剂、维生素类药物等。

【预防调护与转归】

1. 注意气候的影响，避免感冒，免外邪诱发本病。

2. 饮食宜清淡，忌肥甘厚味辛辣之品，戒烟酒。

3. 避免过度疲劳及精神刺激。

第四节　白塞综合征

白塞综合征（Behcet syndrome）是以葡萄膜炎、口腔溃疡、阴部溃疡、皮肤改变为主，并伴有全身各系统受累损害的疾病，亦称白塞病、眼-口-生殖器综合征。本病多见于20~40岁的青壮年，男性多于女性。眼部受累的发生率居各种损害之首，以眼部病变为主要表现者称为眼型白塞综合征，预后差，最终导致眼盲或死亡。因《金匮要略》记有"狐惑之为病……蚀于喉为惑，蚀于阴为狐"的论述，后世根据其发病部位和症状，认为白塞综合征属中医"狐惑"范畴。

【中医病因病机】

本病多因阴液亏虚、肝胆火旺，或因外感湿热毒邪，引动内火而起。邪热循肝经上攻头目，致葡萄膜炎；累及肌肤，致皮肤红斑、结节及关节疼痛；下注二阴致阴部溃疡。传变由肝及脾，致口腔及消化道溃疡。若虚风内动，则引起头晕、头痛、步履不稳、肢体活动障碍、眼球震颤等症状。

【西医病因及发病机制】

可能与细菌、疱疹病毒感染有关，自身免疫应答导致白介素-23/白介素-17、白介素-12/IFN-γ通路激活和固有免疫应答异常引发疾病，遗传因素在其发病中起到一定作用。

【临床表现】

1. 眼部损害：多表现为反复性发作的全葡萄膜炎，呈非肉芽肿，约25%的患者出现前房积脓。典型的眼底改变为视网膜炎、视网膜血管炎，后期易出现视网膜血管闭塞。常见并发症为并发性白内障、继发性青光眼、增生性玻璃体视网膜病变、视网膜萎缩和视神经萎缩等。

2. 口腔溃疡：为多发性反复发作，疼痛明显，一般持续7~14d。

3. 皮肤损害：呈多形性改变，主要表现为结节性红斑、痤疮样皮疹、溃疡性皮炎、脓肿。

【诊断要点及鉴别诊断】

国际白塞病研究组诊断标准（1990年）：

（1）复发性口腔溃疡（1年内至少复发3次）。

（2）下列4项中出现2项即可确诊：①复发性生殖器溃疡或生殖器瘢痕；②眼部损害（前葡

萄膜炎、后葡萄膜炎、玻璃体内细胞或视网膜血管炎）；③皮肤损害（结节性红斑、假毛囊炎或脓丘疹或发育期后的痤疮样结节）；④皮肤过敏反应阳性。

【特殊检查】

皮肤刺激试验：针刺反应阳性是本病的特有体征。

【辨证论治】

白塞综合征是一种自身免疫性疾病，眼部病变反复发作导致严重并发症而致盲。治疗以控制急性炎症、阻止或减少复发次数、减轻发病程度、保护中心视力为主要目标。

1. 肝经湿热证。

证候：急性发作期患者症见视力骤降、口舌生疮、皮肤疮疡、大便秘结。眼部检查表现为急性渗出性虹膜睫状体炎，有较多细小 KP，可出现前房积脓；眼底表现为视网膜血管炎，可有出血、视盘水肿及后极部视网膜弥漫性水肿。

治法：清热利湿。

方药：龙胆泻肝汤加减。

2. 阴虚血热证。

证候：患者症状有所缓解，眼部检查可见炎症逐渐减轻，前房渗出减少，视网膜出血和水肿逐渐减轻。

治法：凉血清热，滋阴降火。

方药：四妙勇安汤加减。

3. 血瘀络热证。

证候：患者病情趋于稳定，眼前节炎症不明显，眼底多有小动脉闭塞性血管炎引起的缺血性改变，视神经萎缩。

治法：益气养阴，活血通络。

方药：温清饮合升降散加减。

【西医治疗】

有眼前段受累者治疗同前葡萄膜炎，眼后段受累的患者全身用药，多选用激素、抗生素、免疫抑制剂、纤维素溶解等疗法。目前常用的药物有：

1. 糖皮质激素用于急性发作的眼病变。对于控制急性期炎症和在免疫抑制剂起效前发挥抗炎作用有效，并用于伴有中枢神经系统病变者；全身中毒症状严重，伴有高热者；血栓性大血管炎；口腔和外阴溃疡面积大而深，疼痛剧烈者。口服泼尼松每日 30~60mg，病情控制后减量，缓解后停用。

2. 免疫抑制剂。

（1）苯丁酸氮芥：是一种细胞毒性制剂，是眼型和神经型白塞综合征的首选药物，用于治疗视网膜病变、中枢神经系统及血管病变。用法为 0.1~0.2mg/（kg·d），持续使用数月直至病情稳定，然后逐渐减量至小剂量维持，维持量一般为每日 2mg，病情完全缓解半年后可考虑停药，但眼损害应考虑用药 12~18 个月，以免复发。

毒副作用为肾毒性、骨髓抑制和不育，故用药期间应注意进行相关检查。

（2）环磷酰胺：对苯丁酸氮芥和糖皮质激素治疗无反应的患者可收到良好效果，剂量 2～3mg/（kg·d），可口服或静脉滴注，严重血管炎可大剂量静脉冲击治疗，每次用量 $0.5～1.0mg/m^2$（体表面积），每 3～4 周 1 次。使用时嘱患者大量饮水，避免出血性膀胱炎的发生，此外可有消化道反应及白细胞减少等。

（3）硫唑嘌呤：效果较苯丁酸氮芥差。用量为 2～2.5mg/（kg·d），可抑制口腔、眼部病变和关节炎，但停药后容易复发。可与其他免疫抑制剂联用，应用期间定期复查血常规和肝功能等。

（4）环孢素 A：治疗顽固性葡萄膜炎、对秋水仙碱或其他免疫抑制剂疗效不佳的眼型白塞综合征效果较好，对眼部损害、复发性口腔溃疡、皮肤损害的控制和预防复发作用明显。剂量为 4～6mg/（kg·d），应用时注意监测血压和肝肾功能，避免不良反应。

（5）秋水仙碱：可抑制中性粒细胞趋化，对关节病变、结节红斑、口腔和生殖器溃疡、葡萄膜炎均有一定的治疗作用，常用剂量为每日 0.5～1mg。应注意肝肾损害、粒细胞减少等不良反应。

3. 非甾体消炎药 吲哚美辛、阿司匹林、保泰松等对发热、关节痛、结节红斑有效，和激素同用效果更佳。

【中西医结合治疗】

1. 急性期（复发急性期）前葡萄膜炎者，局部予糖皮质激素点眼，中药清肝泻火或祛风清热为主；全葡萄膜炎者，予以口服糖皮质激素、免疫抑制剂，联合应用如环孢素 A3~5mg/(kg·d) 口服，泼尼松 0.3~0.5mg/(kg·d) 口服。中医辨证论治加眼部常规点药，根据用药后炎症反应和耐药性调整用药。若治疗 3 周反应良好，再持续治疗 2 周，环孢素 A 每 8 周减 0.5mg/(kg·d)，持续 12 周，再缓慢减量。中医辨证论治加眼部常规用药有多种治疗方案，可根据治疗反应选择应用，中药以清肝泻火为主。

2. 慢性期在口服免疫抑制剂的同时，中药治疗以凉血清热、滋阴降火为主。

3. 缓解期口服免疫抑制剂，配合中药益气养阴、活血通络为主。并注意防治免疫抑制剂的毒副作用，定期查肝肾功能。

【预防调护与转归】

1. 早期及时治疗，迅速控制病情，预防并发症。

2. 养成良好的生活习惯，作息规律，睡眠充足，避免过度劳累。

3. 适当参加室外活动，对病情恢复有所帮助。

4. 注意精神调摄，保持心情舒畅，豁达乐观。

5. 少吃辛辣刺激性食物,应以清淡饮食为主。
6. 注意气候变化,避免季节变更时复发。

第五节 Vogt-小柳原田综合征

Vogt-小柳原田综合征(Vogt-Koyanagi-Harada,VKH)是一种以双侧肉芽肿性全葡萄膜炎为特征,累及全身多个系统的疾病,是国内最常见的葡萄膜炎类型之一,发病快、进展快、反复发作、致盲率高。由于在发病早期常伴有脑膜刺激征、耳鸣、脱发、毛发变白等症状,故以前文献中也称其为"葡萄膜炎大脑炎或葡萄膜脑膜炎综合征"。本病在中医上归为"瞳神紧小""瞳神干缺""视瞻昏渺",其中以"瞳神紧小"最为恰当。随后的眼科专著《审视瑶函》《一草亭目科全书》均对该病进行了深入地分析和描述。

【中医病因病机】

感受湿热之邪,郁于肝经,循肝经上扰清窍,煎熬神水神膏,熏灼黄仁、视衣,致神水混浊,黄仁舒展失职,神光衰微;热郁伤津,病久耗伤阴津,津液匮乏而见眼底渗出致阴虚内热;阴虚内热久病及肾,伤及精血或素体阴虚火旺熏灼目窍。病之早期多以肝胆湿热为主,中期以郁热伤津为主,晚期以阴虚火旺为主。

【西医病因及发病机制】

由自身免疫反应所致,尚有遗传因素参与。

各 论 第十章 葡萄膜疾病

【临床表现】

1. 症状：①前驱期（葡萄膜炎发病前1~2周内）：患者有颈项强直，头痛，耳鸣，听力下降和头皮过敏等改变。②后葡萄膜炎期：双侧弥漫性脉络膜炎，视盘炎，视神经炎，视网膜神经上皮脱落，视网膜脱离等。③前葡萄膜受累期：除后葡萄膜炎症期的表现外，出现尘状KP、前房闪辉、前房细胞等非肉芽肿性前葡萄膜炎改变。④前葡萄膜炎反复发作期：复发性肉芽肿性前葡萄膜炎，常有眼底晚霞状改变，Dalen-fuchs结节和眼部并发症。

2. 体征：Vogt-小柳综合征患者以眼前节炎症为主，球结膜有睫状充血或混合充血，角膜后可见大小不等的灰白色或羊脂状角膜沉积物（KP），前房房水闪辉（+），可见不同程度的炎症细胞，虹膜可出现部分后粘连，玻璃体尘状或絮状混浊。眼底炎症症状无或相对较轻。

3. 常见并发症：并发性白内障，继发性青光眼或渗出性视网膜脱离。

【诊断要点及鉴别诊断】

根据国人患者的临床特点，我国学者提出以下诊断：①无眼外伤或内眼手术史。②初发者主要表现为双侧弥漫性脉络膜或伴有渗出性视网膜脱离、视盘水肿。③复发者主要表现为双侧肉芽肿性前葡萄膜炎和晚霞状眼底改变。④可伴有头痛,颈项强直,脱发,耳鸣,听力下降,白癜风等。

【辅助检查】

荧光素眼底血管造影（FFA）是诊断该病的重要辅助检查，同时对疾病的治疗效果评价以及随访观察都有重要价值。

脑脊液检查：2个月内检查，多数可见脑脊液中淋巴细胞增多。

【辨证论治】

1. 肝经风热证。

证候：瞳神紧小，抱轮红赤，黑睛后壁有灰色点状沉着物，神水不清，畏光，目珠坠痛，头额痛；舌红，苔薄白或微黄，脉浮数或弦数。

治法：祛风清热。

方药：新制柴连汤加减。

2. 风湿化火证。

证候：瞳神紧小，抱轮红赤持久不退或反复发作，黑睛后有灰色沉着物，神水混浊，瞳神有白膜黏着；骨节酸楚，或小便不利，或短涩灼痛；苔黄腻，脉滑数。

治法：祛风清热除湿。

方药：抑阳酒连散加减。

3. 肝火炽盛证。

证候：眼痛拒按，羞明多泪，视物昏蒙，白睛红赤，神水混浊，黑睛后壁大量灰白色点状附着物，瞳神紧小，神膏不清，眼底广泛黄白色渗出，视乳头、视网膜水肿，甚至视网膜脱离；头痛，项强，昏晕，耳鸣，烦躁易怒，口干口苦；

舌质红，舌苔黄，脉弦数。

治法：清肝泻火。

方药：龙胆泻肝汤加减。

4. 阴虚火旺证。

证候：眼红减轻，视力逐渐好转，眼底呈晚霞状；口干咽燥，耳鸣。

治法：养阴清热。

方药：甘露饮加减。

【西医常规治疗】

1. 口服糖皮质激素：糖皮质激素是治疗初发Vogt-小柳原田综合征的主要药物。除局部用药外，早期全身给药，用量要足。早期剂量大，减量快且幅度大，以后减量幅度小，最后维持量使用时间长，一般不少于6月。常用量为泼尼松1mg/(kg·d)，随病情好转逐渐减量。小剂量维持一般在每日15~20mg。若病情严重，眼底渗出性视网膜脱离面积较大时，可使用激素冲击治疗，即甲泼尼龙1g，加入5%葡萄糖溶液或生理盐水250ml中，静脉滴注，每日1次，连续3d，然后每日500mg，3~5d后改为口服泼尼松，逐渐减量至维持量。应用糖皮质激素应注意禁忌证和并发症。

2. 眼局部用药。

（1）激素眼药：妥布霉素地塞米松滴眼液、泼尼松龙滴眼液、氯替泼诺滴眼液、氟米龙滴眼液，根据眼前节炎症轻重，选择不同强度的眼药及给药次数,炎症减轻后,根据情况逐渐减量,逐渐将抗炎作用强的眼药替换为作用弱的眼药。重症者可在眼局部(球周或球后)注射糖皮质激素。

(2)非甾体抗炎眼药:双氯芬酸钠滴眼液、普拉洛芬滴眼液,属于辅助激素用药或炎症稳定期用药。

(3)散瞳:及时点用睫状肌麻痹剂或散瞳药,以缓解睫状肌痉挛,防止瞳孔后粘连。

(4)对症处理:角膜上皮损失可用小牛血清眼用凝胶或人表皮生长因子眼用制剂,眼压升高可根据情况选用降眼压治疗,眼干涩可选用人工泪液。

【预防调护与转归】

1. 由于治疗 VKH 相对棘手,病程绵长,长期使用大剂量的激素或(和)免疫抑制剂易引起并发症。药物减换停在一定阶段会造成炎症的反弹复发,当病情尚未控制而治疗药物盲目减量或停用时极易引起炎症再次发作。

2. 长期大剂量使用糖皮质激素和免疫抑制剂会引起患者多种不良反应,如肝肾功能受损、脊髓抑制、生长生殖抑制等,同样也会造成机体抵抗力下降,诱发感冒、胃肠疾病甚至肿瘤。

3. 积极配合医生的治疗,生活规律,按时作息,平衡饮食,积极锻炼,提高自身的抵抗力,才能更好地、更大限度地减少该病的复发。

第十一章 黄斑疾病

第一节 年龄相关性黄斑变性

年龄相关性黄斑变性是指中老年人出现的眼外观无异常,但视物昏蒙,且日渐加重,终致失明的眼病。在中医上属于"视瞻昏渺"范畴。该病名始见于《证治准绳·杂病·七窍门》,书中明确指出本病的发病年龄及视力随年龄增加而降低,直至失明的特点,曰:"若人五十以外而昏者,虽治不复光明,盖时犹月之过望,天真日衰,自然目渐光谢。"该病多发生于50岁以上的中老年人,常双眼患病。临床上根据其眼底的病变,分为干性和湿性2种类型。

【中医病因病机】

饮食不节,脾失健运,不能运化水湿,浊气上泛于目;素体阴虚,或劳思竭虑,肝肾阴虚,虚火上炎,灼伤目络则视物昏蒙;情志内伤,肝失疏泄,肝气犯脾,脾失健运,气机阻滞,血行不畅为瘀,津液凝聚成痰,痰瘀互结,遮蔽神光则视物不清;年老体弱,肝肾两虚,精血不足,目失濡养,以致神光暗淡。

【西医病因及发病机制】

确切病因尚未明了,可能与遗传因素、黄斑

长期慢性光损伤、代谢及营养因素等有关。

【临床表现】

1. 症状：初起视物昏蒙，如有轻纱薄雾遮挡，随着年龄增长，视物模糊逐渐加重，眼前出现固定黑影，视物变形，或可见视力骤降，眼前黑影遮挡，甚至仅辨明暗。

2. 体征：眼外观无异常，视力下降，不能矫正。①干性者：早期后极部视网膜有散在灰黄色，边界欠清，玻璃膜疣（drusen），色素紊乱，呈现色素脱失的浅色斑点和色素沉着小点，中心凹反射减弱或消失；后期后极部视网膜色素紊乱或地图样萎缩。②湿性者：初期可见后极部有灰白色稍隆起的视网膜下新生血管膜，其周围可见视网膜感觉层下或色素上皮下暗红色或暗黑色出血，病变区可见隆起。出血多者可见视网膜前出血，甚至达玻璃体内而成玻璃体积血。晚期黄斑部出血机化，形成盘状瘢痕，中心视力完全丧失。

【诊断要点及鉴别诊断】

本病多发于老年人，以视物模糊，眼前黑影、变形为主要症状。眼底检查：眼底照相、血管造影 OCT 等检查即可诊断。本病发生视网膜下较大出血时，与脉络膜黑色素瘤相鉴别。

【辨证论治】

1. 湿浊上泛证。

证候：视物昏蒙，视物变形，黄斑区色素紊

乱，玻璃膜疣形成，中心凹反消失，或黄斑区出血、渗出及水肿；可伴胸闷胀满，眩晕心悸，肢体乏力；舌质淡白，边有齿痕，苔薄白，脉沉细。

治法：利水化湿。

方药：三仁汤加减。

2. 阴虚火旺证。

证候：视物变形，视力突然下降，黄斑区可见大片新鲜出血、渗出和水肿；口干欲饮，潮热面赤，五心烦热，盗汗多梦，腰膝酸软；舌质红，苔少，脉细数。

治法：滋阴降火。

方药：生蒲黄汤合滋阴降火汤加减。

3. 肝肾不足证。

证候：视物模糊、变形，眼底可见黄斑区陈旧性渗出，中心凹光反射减弱或消失；常伴头晕失眠或面白肢冷，精神倦怠，腰膝无力；舌淡红，苔薄白，脉沉细无力。

治法：滋补肝肾。

方药：四物五子丸、驻景丸加减。

4. 痰瘀互结证。

证候：视物变形，视力下降，病程日久，眼底可见瘢痕形成及大片色素沉着；伴见倦怠乏力，纳呆；舌淡，苔薄白腻，脉弦滑。

治法：化痰软坚，活血明目。

方药：化坚二陈丸加减。

【中医特色治法】

1. 穴位注射：眼周穴位注射腺苷钴胺、小牛血清等营养视网膜类药物，再依据病人全身情况辨证论治，全身体穴注射红花注射液、灯盏细辛注射液等活血化瘀类中药制剂。

2. 针刺治疗：主穴可选瞳子髎、攒竹、球后、睛明，配穴可选合谷、足三里、肝俞、肾俞、脾俞、三阴交、光明。每次选主穴2个，配穴2~3个。根据辨证选择补泻法，每日1次，留针30min，10d为1个疗程。

3. 眼部直流电药物离子导入法：选用红花、丹参、香丹注射液等作离子导入，每日1次，每次20min，10次为1个疗程。间隔2~5d再进行第2个疗程。

4. 穴位贴敷治疗：给予中医辨证论治。选用肝俞、肾俞、脾俞、胃俞等穴位给予中药外贴，每日1次，每次4~6h；耳穴治疗。

5. 静脉点滴：选用红花注射液、丹参川芎嗪注射液、血栓通注射液、灯盏细辛注射液、银杏达莫注射液等中药制剂，以及小牛血清等营养视网膜的针剂给予静脉点滴。

【西医治疗】

对萎缩性病变和视力下降，可行低视力矫治。软性玻璃膜疣行激光光凝或微脉冲激光照射，可促进吸收。对湿性ARMD，可玻璃体腔注射抗VEGF药物。抑制新生血管的药物还有糖皮质激素，它们主要通过抑制血管内皮细胞移行发挥作用，但仍未能解决复发问题。黄斑手术治疗包括清除视网膜下出血，祛除 CNV 及黄斑转位术。

【预防调护与预后转归】

1. 食有节，宜清淡，多吃新鲜水果、蔬菜；忌肥腻厚味、辛辣刺激、煎炸炙煿及生冷之品，戒烟酒。

2. 因太阳辐射、可见光均可致黄斑损伤，日光下应戴遮阳帽；雪地、水面应戴滤光镜，以保护眼睛免受光的损害。

3. 一眼已患年龄相关性黄斑变性的患者，应严格监测其健眼，一旦发现病变应进行系统治疗。

4. 本病必须早期发现早期治疗。干性者早期给予中西医结合治疗效果尚可；湿性者目前还不能完全消除新生血管，效果差。

第二节 中心性浆液性视网膜脉络膜病变

中心性浆液性视网膜脉络膜病变中医称为视瞻有色，是指眼外观无异常，自觉视野中心出现灰色或淡黄色固定阴影，视力下降的眼病。可同时出现"视直如曲""视大为小"等症状。该病名见于《证治准绳·杂病·七窍门》。本病多见于 20～50 岁的青壮年男性，多为单眼发病，有自限性和复发性。其他可以引起黄斑水肿的眼底病或可参照本病辨证治疗。

【中医病因病机】

忧思过度,内伤于脾,脾失健运,水湿上泛;情志不畅,肝气不舒,郁久化热,湿热上犯清窍;肝肾不足,精血两亏,目失所养。

【西医病因及发病机制】

原因不明。近年脉络膜吲哚菁绿血管造影(ICGA)显示,脉络膜血管为中心性浆液性脉络膜视网膜病变(central serous chorioretinopathy, CSC)的原发受累部位,在 FFA 的 RPE 渗漏灶下方的脉络膜着染。目前认为其发病机制为脉络膜毛细血管通透性增加引起浆液性 RPE 脱离,后者进一步诱发 RPE 屏障功能破坏,导致 RPE 渗漏和后极部浆液性视网膜脱离。导致脉络膜毛细血管通透性增加的病因尚有争议。有研究证实,患者血清中儿茶酚胺浓度升高,此外还与外源性和内源性糖皮质激素有关。

【临床表现】

1. 症状:患眼视力下降,视物变暗、变形、变小、变远,伴有中央相对暗区。

2. 眼部检查:①视力轻度下降,尤以近视力下降最为明显。②眼底后极部可见一圆形或椭圆形水肿之反光轮,黄斑中心凹光反射减弱或消失;发病 1 周后,病灶区可见针尖样灰白色或灰黄色视网膜下渗出物沉着,在双目间接镜或三面镜下可见黄斑区呈圆顶状视网膜脱离。

【诊断要点及鉴别诊断】

本病根据患者视力下降，视物变形、变色等临床表现，以及眼底照相、眼部血管造影、OCT可见神经上皮层的脱离，可进行诊断。

本病应当与下方周边部低视网膜脱离、中间葡萄膜炎、中心性渗出性脉络膜病进行鉴别诊断。

【辨证论治】

1. 湿浊上泛证。

证候：视物模糊，眼前出现有色阴影，视物变小或变形，眼底可见视网膜反光晕轮明显，黄斑水肿，中心凹光反射减弱或消失；胸闷，纳呆呕恶，大便稀溏；舌苔滑腻，脉濡或滑。

治法：利水化湿。

方药：三仁汤加减。

2. 肝经郁热证。

证候：视物模糊，眼前棕黄色阴影，视物变小或变形，眼底可见黄斑水肿及黄白色渗出；胁肋胀痛，嗳气叹息，小便短赤；舌红苔黄，脉弦数。

治法：疏肝解郁，清热化湿。

方药：丹栀逍遥散加减。

3. 肝肾不足证。

证候：视物模糊、变小或变形，眼前可见暗灰色阴影，眼底可见黄斑区色素紊乱，少许黄白色渗出，中心凹光反射减弱；兼见头晕耳鸣，梦多滑遗,腰膝酸软;舌红少苔,脉细。

治法:滋补肝肾,活血明目。

方药:四物五子丸加减。

【中医特色治法】

1. 穴位注射:眼周穴位注射腺苷钴胺、小牛血清等营养视网膜类药物,再依据病人全身情况辨证论治,全身体穴注射红花注射液、灯盏细辛注射液等活血化瘀类中药制剂。

2. 针刺治疗:主穴可选瞳子髎、攒竹、球后、睛明,配穴可选合谷、足三里、肝俞、肾俞、脾俞、三阴交、光明。每次选主穴2个,配穴2~3个。根据辨证选择补泻法,每日1次,留针30min,10d为1个疗程。

3. 眼部直流电药物离子导入法:选用红花、丹参、香丹注射液等作离子导入,每日1次,每次20min,10次为1个疗程。间隔2~5d再进行第2个疗程。

4. 穴位贴敷治疗:给予中医辨证论治。选用肝俞、肾俞、脾俞、胃俞等穴位给予中药外贴,每日1次,每次4~6h;耳穴治疗。

5. 静脉点滴:选用红花注射液、丹参川芎嗪注射液、血栓通注射液、灯盏细辛注射液、银杏达莫注射液等中药制剂,以及小牛血清注射液等改善营养视网膜的针剂给予静脉点滴。

【西医治疗】

激光光凝适用于有明显荧光渗漏,且渗漏点

位于视盘-黄斑纤维束外,离中心凹200μm以外,病程3个月以上仍见到荧光渗漏,并有持续存在的浆液性脱离者。

【预防调护与预后转归】

1. 保持环境安静,室内光线宜暗,注意休息,养成良好的生活习惯,避免过度疲劳、熬夜或情志不调等诱发本病的原因。

2. 饮食以容易消化、低脂肪、低蛋白、营养均衡为原则。多食新鲜水果、蔬菜、豆制品,忌烟戒酒,不喝咖啡、浓茶等兴奋类饮料。

3. 预后转归:本病为自限性疾病,大多数病例在3~6个月内自愈。愈后视力恢复,但仍可遗留视物变形、变小现象。可复发,多次复发则视力不易恢复。

第三节 中心性渗出性视网膜脉络膜病变

中心性渗出性视网膜脉络膜病变中医属于"视瞻昏渺"范畴。本病又称特发性脉络膜新生血管膜,多单眼患病,年龄常在40岁以下。

【中医病因病机】

脾失健运,水湿上泛;情志不畅,肝气不舒,郁久化热,湿热上犯清窍;肝肾不足,精血两亏,目失所养。

【西医病因及发病机制】

病因未明。多数学者认为是由于视网膜下脉络膜起源的新生血管的侵入而导致的黄斑出血和渗出。

【临床表现及体征】

患者视力下降,视物变小、变形。黄斑区可见孤立的类圆形CNV病灶,病灶较小,多1/3~1PD大小,病灶周围可伴有环状出血。间接检眼镜或裂隙灯下78D或90D透镜检查,可见黄斑区孤立的类圆形CNV病灶,FFA有确诊意义,OCT检查可见黄斑水肿、视网膜下积液及CNV病灶的大小。

【诊断要点及鉴别诊断】

常与湿性ARMD鉴别。青壮年发生黄斑下CNV,多考虑为特发性CNV。发生视网膜下较大量出血时,应与脉络膜黑色素瘤鉴别。

【辨证论治】

1. 湿浊上泛证。

证候:视物模糊,眼前出现有色阴影,视物变小或变形,眼底可见视网膜反光晕轮明显,黄斑水肿,中心凹光反射减弱或消失;胸闷,纳呆呕恶,大便稀溏;舌苔滑腻,脉濡或滑。

治法:利水化湿。

方药:三仁汤加减。

2. 肝经郁热证。

证候:视物模糊,眼前棕黄色阴影,视物变小或变形,眼底可见黄斑水肿及黄白色渗出;胁肋胀痛,嗳气叹息,小便短赤;舌红苔黄,脉弦数。

治法：疏肝解郁，清热化湿。

方药：丹栀逍遥散加减。

3. 肝肾不足证。

证候：视物模糊，眼前可见暗灰色阴影，视物变小或变形，眼底可见黄斑区色素紊乱，少许黄白色渗出，中心凹光反射减弱；兼见头晕耳鸣，梦多滑遗，腰膝酸软；舌红少苔，脉细。

治法：滋补肝肾，活血明目。

方药：四物五子丸加减。

【中医外治法】

1. 穴位注射：眼周穴位注射腺苷钴胺、小牛血清等营养视网膜类药物，再依据病人全身情况辨证论治，全身体穴注射红花注射液、灯盏细辛注射液等活血化瘀类中药制剂。

2. 针刺治疗：主穴可选瞳子髎、攒竹、球后、睛明，配穴可选合谷、足三里、肝俞、肾俞、脾俞、三阴交、光明。每次选主穴2个，配穴2~3个。根据辨证选择补泻法，每日1次，留针30min，10d为1个疗程。

3. 眼部直流电药物离子导入法：选用红花、丹参、香丹注射液等作离子导入，每日1次，每次20min，10次为1个疗程。间隔2~5d再进行第2个疗程。

4. 穴位贴敷治疗：给予中医辨证论治。选用肝俞、肾俞、脾俞、胃俞等穴位给予中药外贴，每日1次，每次4~6h；耳穴治疗。

5. 静脉点滴：选用红花注射液、丹参川芎嗪注射液、血栓通注射液、灯盏细辛注射液、银杏达莫注射液等中药制剂，以及小牛血清等改善营养视网膜的针剂给予静脉点滴。

【西医治疗】

中心凹外病灶可考虑激光光凝或 TTT，中心凹旁或中心凹下病灶可行光动力治疗（PDT）或玻璃体内注射内皮生长因子（VEGF）拮抗剂治疗。曲安奈德玻璃体内注射或 Tennon 囊下注射可减轻病灶水肿，诱发激素性青光眼。

【预防调护与预后转归】

1. 保持环境安静，室内光线宜暗，注意休息，养成良好的生活习惯，避免过度疲劳、熬夜或情志不调等诱发本病的原因。

2. 饮食以容易消化、低脂肪、低蛋白、营养均衡为原则。多食新鲜水果、蔬菜、豆制品，忌烟戒酒，不喝咖啡、浓茶等兴奋类饮料。

3. 预后转归：本病高度近视患者易发，根据所选择的治疗不同，每 1~3 个月复查 1 次。

第四节 黄斑水肿

黄斑水肿（CME）并非独立的眼病，多继发于以下眼病。①视网膜血管病：如视网膜静脉阻塞、糖尿病性视网膜病变等。②炎症：如葡萄膜炎、视网膜血管炎等。③内眼手术后：如青光眼、白内障、视网膜脱离手术后均可发生。④原发性视网膜色素变性。后极部毛细血管受多种因素影响发生管壁损害渗漏，液体积聚黄斑视网膜外丛状层，该层放射状排列的 Henle 纤维将积液分隔成众多小液腔。中医对本病无相关论述。

【中医病因病机】

脾气虚衰，气虚行血无力，运行津液功能障碍，血脉瘀阻，水湿内生；肝失疏泻，气机郁结，血行瘀滞，津液及血液溢出脉外，水湿停滞；肾阳亏虚，温煦推动无力，血失通畅，脉道涩滞而致血瘀，津液不得气化，湿从中生。

【西医病因及发病机制】

任何眼部疾病破坏了血-视网膜屏障的完整性就可能出现黄斑囊样水肿，如视网膜静脉阻塞、眼外伤、白内障摘除术、抗青光眼滤过性手术等。

【临床表现】

1. 症状：患者自觉视力下降，视物变形。

2. 体征：FFA 表现可分为弥漫性黄斑水肿（黄斑区呈弥漫性强荧光）、囊样黄斑水肿（黄斑区呈现典型的花瓣样强荧光）及缺血性黄斑水肿（黄斑区无灌注），眼底检查可见黄斑水肿、反光增强，典型者可见囊样改变。光学相干断层扫描（OCT）可更准确地检查出 CME 及其严重程度。

【诊断要点及鉴别诊断】

根据患者视力下降，视物变形，以及视物暗影遮挡等临床表现，详细询问患者病史，近期内是否进行内眼手术,糖尿病史,是否有葡萄膜炎或眼部感染,夜盲或眼病家族史,以及用药史,进行眼底照相、OCT以及眼底血管造影均可进行诊断。

本病当与糖尿病视网膜病变、中心性浆液性脉络膜视网膜病变、视网膜大动脉瘤进行鉴别。

【辨证论治】

1. 脾虚湿困证。

证候:除眼部症状外,可伴胸膈胀满,眩晕心悸,肢体乏力;舌质淡白,边有齿印,苔薄白,脉沉细或细。

治法:健脾利湿。

方药:参苓白术散加减。

2. 肾阳虚证。

证候:除眼部症状外,可伴形寒肢冷,腰膝酸软,夜尿频频,小便清长;舌淡苔薄白,脉沉弱。

治法:温阳利水。

方药:右归丸加减。

3. 肝郁水停证。

证候:视物模糊或者变形,视网膜渗出,或见视网膜点片状出血,黄斑部水肿;胁肋胀痛,善太息,情志抑郁或急躁;舌苔白或腻,脉弦。

治法:疏肝理气。

方药:逍遥散加减。

【中医特色治疗】

1. 常用中成药:①川芎嗪片,每次4片,每日3次，温开水送服。适用于兼血瘀症。②补中益气丸，每次6g，每日2次，温开水送服。适用于脾气虚弱症。③六味地黄丸，每次6g，每日2次，温开水送服。适用于肝肾亏损症。④陈夏六君子丸，每次6g，每日2次，温开水送服。适用于痰湿郁结症。⑤复方丹参注射液，每次20ml，加入0.9%氯化钠注射液250ml，静脉滴注，每日1次，14d为1个疗程。适用于兼血瘀症。⑥茵栀黄注射液，每次20ml，加入0.9%氯化钠注射液250ml，静脉滴注，每日1次，14d为1个疗程。适用于兼湿热症。⑦黄芪注射液，每次20ml，加入0.9%氯化钠注射液250ml，静脉滴注，每日1次，14d为1个疗程。适用于兼气虚症。

2. 针灸治疗：①体针：常用穴为球后、翳明、光明、睛明、风池、肾俞、肝俞、足三里等。每次局部取2穴，远端取2穴，每日1次，10d为1个疗程。②耳针：选用目1、目2、脾、肝等耳穴。每日按压2~3次，有促进黄斑部渗出物吸收作用。

3. 其他疗法。①眼部直流电中药离子导入法：选用川芎嗪、红花、丹参、三七注射液作电离子导入，每次15min，每日1次，10d为1个疗程。间隔2~5d再进行第2个疗程。②穴位注射：用丹参注射液，双侧足三里穴注射，每侧1ml，每周2次。

【西医治疗】

CME 的治疗主要根据病因不同采取不同的治疗方法。炎症所致者应给予糖皮质激素抗炎治疗；视网膜血管病所致者，可采用黄斑格栅样激光光凝治疗；玻璃体牵拉引起的黄斑水肿，可考虑玻璃体手术。近年，玻璃体内注射长效糖皮质激素曲安奈德对多种病因所致 CME 的治疗取得较好效果，但有复发可能。

【预防调护与预后转归】

1. 保持环境安静，室内光线宜暗，注意休息，养成良好的生活习惯，避免过度疲劳、熬夜或情志不调等诱发本病的原因。

2. 饮食以容易消化、低脂肪、低蛋白、营养均衡为原则。多食新鲜水果、蔬菜、豆制品，忌烟戒酒，不喝咖啡、浓茶等兴奋类饮料。

3. 黄斑病变导致视力下降，医生及家属应积极重视患者心理健康。

第五节 近视性黄斑变性

近视性黄斑变性（myopic macular degeneration）见于高度近视眼。高度近视眼患者随年龄增长，眼轴进行性变长，眼球后极部向后扩张，产生后巩膜葡萄肿，发生眼底改变。中医对本病无相关论述。

【西医病因及发病机制】

多见于高度近视，患者随年龄增长眼轴进行

性变长，眼球后极部向后扩张，产生后巩膜葡萄肿，发生眼底改变。

【临床表现】

1. 症状：视力突然降低，视物变形或中心固定暗点。

2. 体征：视盘颞侧出现脉络膜萎缩弧（即近视弧），严重者萎缩弧围绕视盘1周。黄斑区RPE和脉络膜毛细血管层萎缩，黄斑区RPE和脉络膜萎缩可有大小不等数片，相互可连接，萎缩区内可见裸露的脉络膜大血管及不规则色素。由于后极部向后扩张，黄斑部玻璃膜线样破裂产生漆样裂纹（黄白色条纹）、中心凹下出血、黑色类圆形微隆起斑及CNV，患者常因黄斑出血、视力突然明显降低、视物变形或中心固定暗点来诊。FFA检查有助于确定是否有CNV的存在。此外，由于上述黄斑区视网膜和脉络膜的萎缩变性改变，玻璃体液化及劈裂，高度近视眼易发生黄斑裂孔，继之发生视网膜脱离。

【诊断要点及鉴别诊断】

本病根据高度近视眼病和典型眼底改变即可诊断。

【中医治疗】

用中医针刺、超声波离子导入、穴位注射等多种疗法加强眼部血液循环。

【西医治疗】

高度近视眼黄斑下CNV可行PDT治疗。

第六节 黄斑裂孔

黄斑裂孔（macular hole）是指黄斑的神经上皮层局限性全层缺损，按发病原因分为继发性和特发性黄斑裂孔。中医对本病无相关论述。

【西医病因及发病机制】

继发性黄斑裂孔可由眼外伤、黄斑变性、长期 CME、高度近视眼等引起；特发性黄斑裂孔发生在老年人无其他诱发眼病的相对健康眼，多见于女性，病因不清，目前认为玻璃体后皮质收缩对黄斑的切线向的牵拉力起到重要作用。

根据发病机制，Gass 将特发性黄斑裂孔分为4 期。OCT 检查可直观显示玻璃体后皮质与黄斑裂孔的关系，及黄斑裂孔处组织病变状况，对黄斑裂孔的诊断和鉴别诊断提供了金标准。

【临床表现】

1. 症状：视力显著降低，视物变形或中心固定暗点。

2. 体征：裂隙灯前置镜检查可见裂孔处光带中断现象；OCT 检查可直观显示玻璃体后皮质与黄斑裂孔的关系，以及黄斑裂孔处组织病变情况，为黄斑裂孔的诊断和鉴别提供了金标准。

【诊断要点及鉴别诊断】

本病诊断要点：①中心视力明显减退，视野中心暗点；②眼底黄斑区见圆形的暗红色区，边界清晰，基底不平，可有黄色沉着物；③可并发视网膜脱离；④血管造影：早期脉络膜荧光升高，中期强荧光，表现为窗样缺损。

【中医治疗】

用中医四联疗法给予视网膜黄斑部营养，防止裂孔进一步扩大。

【西医治疗】

继发于高度近视眼的黄斑裂孔发生视网膜脱离的危险很大，需行玻璃体切割术治疗；特发性黄斑裂孔一般不发生视网膜脱离，早期黄斑裂孔患眼视力多在 0.5 以上，手术治疗风险较高。对裂孔进行性发展，视力低于 0.3 者，可行玻璃体手术治疗。

第七节 黄斑部视网膜前膜

视网膜前膜（epiretinal membrane）是由多种原因引起视网膜胶质细胞及 RPE 细胞迁徙至玻璃体视网膜交界面，并增殖形成纤维膜。视网膜前膜可在视网膜任何部位发生，发生在黄斑及其附近的纤维细胞膜称为黄斑部视网膜前膜（macular epiretinal membrane），简称黄斑前膜。中医对本病无相关论述。

【病因病机】

特发性黄斑前膜见于无其他眼病的老年人，多有玻璃体后脱离。推测是由于玻璃体后皮质与黄斑分离时，造成内界膜裂口，胶质细胞经由裂口移行至视网膜内表面，进而增生。黄斑前膜与以下因素有关：

1. 内眼手术：视网膜脱离术、玻璃体手术、视网膜光凝或冷凝术后。
2. 某些炎症性眼病：眼内炎、视网膜血管炎等。
3. 出血性视网膜血管疾病。
4. 眼外伤等。

【临床表现】

表现为玻璃纸样黄斑病变（cellophane maculopathy）与黄斑皱褶（macular pucker）。玻璃纸样黄斑病变较常见，通常为特发性，黄斑视网膜表面仅有一层透明薄膜，患眼视力正常或仅有轻微视物变形。眼底检查黄斑区呈不规则反光或强光泽，似覆盖一层玻璃纸，随着膜的增厚和收缩，可出现视网膜表面条纹和小血管扭曲。黄斑皱褶是由前膜的增厚和收缩所致，可为特发性或继发性。患眼视力明显减退、视物变形。眼底可见后极部灰白色纤维膜，边界不清，视网膜皱纹，黄斑区视网膜血管严重扭曲，可向中央牵拉移位。可伴有黄斑水肿、异位或浅脱离。FFA检查有助于诊断。

【诊断要点及鉴别诊断】

根据患者视力明显减退、视物变形，以及眼底改变和血管造影可以明确诊断。本病当与视网膜病变进行鉴别。

【西医治疗】

目前尚无有效治疗药物，如患眼视力轻度下

降，无须处理。如视力进行性下降，明显的视物变形，行玻璃体手术剥除黄斑前膜，视物变形可得到改善，约50%病例视力提高。

【中医治疗】

采用中医多种疗法：辨证论治口服中汤药、静脉点滴活血化瘀中药针剂及营养视网膜药物、针灸、超声波离子导入治疗。

第八节 卵黄样黄斑变性

本病又称Best病，患者往往视力下降或无症状，出生后发病，若不进行检查可能数年后才能发现，多发生于5~15岁儿童，也可出现于成人。属于常染色体显性遗传，外显率不同且表现不定。携带者可有正常眼底，而EOG异常。

【临床表现】

视力下降或无症状。双眼黄斑区视网膜下黄色圆形隆起病变，外观如蛋黄，1~2PD大小。病变进展可出现"假性前房积脓"或"炒蛋黄"样外观，10%的病例有黄斑外病灶。病变可合并黄斑区出血、CNV及瘢痕。在瘢痕期，与湿性ARMD不易鉴别。

【诊断依据及鉴别诊断】

1. 成年型黄斑中心凹营养不良：与Best病表现相似。卵黄样病变常较小，出现于30~50岁。该病呈显性遗传，EOG可正常或异常。60岁之前视力正常或轻度下降，之后由于黄斑区地图样萎缩可致中心视力下降。

2. 玻璃膜疣：多发的小卵黄样病变与玻璃膜疣相似，大的融合性玻璃膜疣有时也与 Best 病相似。但玻璃膜疣病灶通常较小，EOG 正常。

3. 脉络膜新生血管膜：为湿性黄斑变性等疾病的共有表现，也可表现为视网膜下黄白色病灶，但 FFA 呈荧光渗漏，EOG 正常。

【中医治疗】

采用中医多联疗法：辨证论治口服中汤药、静脉点滴活血化瘀中药针剂及营养视网膜药物、针灸、超声波离子导入等治疗。

【西医治疗】

尚无特效疗法。

第九节 黄斑出血

黄斑出血并非是独立的眼病，是指视网膜出血局限于黄斑部的临床常见体征之一。

黄斑出血在中医文献中无直接对应的病名记载。

【中医病因病机】

多与劳瞻竭视，情志不舒，眼部受伤，损伤脾胃有关。

【西医病因及发病机制】

多见于高度近视、眼外伤、中心性渗出性脉络膜视网膜病变、糖尿病视网膜病变等病。如高度近视性视网膜病变，病变过程后巩膜葡萄肿形成，脉络膜被牵拉，玻璃膜出现裂隙，新生血管进入视网膜下，可致黄斑出血。

【临床表现】

1. 症状：视物模糊，眼前可有中央暗影，或视物变形。

2. 体征：视力下降，严重者可突然下降致光感；眼底黄斑部可见大小不一、形态不同的出血灶，同时多伴有其他原发眼病相应的病变，如高度近视视网膜病变等。

3. 并发症：黄斑囊样水肿、视网膜新生血管、新生血管性青光眼。

【诊断依据及鉴别诊断】

根据患者视物模糊，眼前暗影等临床表现，同时加以眼底照相、OCT等眼科检查，可明确诊断。本病当与黄斑裂孔、黄斑囊样水肿进行鉴别。

【辨证论治】

1. 阴虚火旺证。

证候：黄斑出血，视力下降；兼见口燥咽干，五心烦热；舌红苔少，脉细数。

治法：滋阴降火，凉血散血。

方药：知柏地黄汤加减。

2. 肝郁气滞证。

证候：黄斑出血；兼见精神抑郁，烦躁易怒，胸胁胀痛，口苦咽干；舌红苔薄黄，脉弦数。

治法：舒肝解郁，凉血散瘀。

方药：丹栀逍遥散加减。

3. 脾虚气弱证。

证候：黄斑出血，量少色淡，或反复出血；兼见神疲乏力，面色萎黄，心悸气短；舌淡苔少，脉弱。

治法：健脾益气，活血止血。

方药：归脾汤加减。

4. 外伤损络证。

证候：眼部外伤，黄斑出血，视网膜灰白。

治法：凉血止血，祛风活血。

方药：生蒲黄汤加减。

【中医特色治疗】

1. 常用中成药。

（1）丹红化瘀口服液，每次10ml，或血府逐瘀颗粒，每次6g，每日3次，温开水送服。适用于兼血瘀症。

（2）川芎嗪注射液，每次80mg，或香丹注射液，每次20ml，加入0.9%氯化钠注射液250ml，静脉滴注，每日1次，14d为1个疗程。适用于兼血瘀症。

（3）黄芪注射液，每次20ml，加入0.9%氯化钠注射液250ml，静脉滴注，每日1次，14d为1个疗程。适用于兼脾虚气弱症。

2. 针灸治疗。选用合谷、足三里、太冲、太阳、大椎、承泣、睛明、风池等穴。每次局部取2穴，远端取2穴，交替使用，手法根据病情虚实，用补法或泻法。

【西医治疗】

1. 出血早期宜止血为先,用氨甲苯酸(止血芳酸)注射液,每次 400mg,加入 0.9% 氯化钠注射液 250ml,静脉滴注,每日 1 次。酚磺乙胺注射液(止血敏注射液),每次 2g,加入 0.9% 氯化钠注射液 250ml,静脉滴注,每日 1 次。

2. 维生素 C,每次 2g,每日 3 次,口服;维生素 E,每次 100mg,每日 3 次,口服。

3. 促进出血吸收:沃丽汀片,每次 3mg,每日 3 次,口服;10% 碘化钾,每次 10ml,每日 3 次,口服;普罗碘胺注射液(氨妥碘注射液),每次 0.4g,每日 1 次,肌内注射。

4. 激光光凝治疗:适用于伴有视网膜或脉络膜新生血管者。

5. 光动力治疗:适用于伴有视网膜或脉络膜新生血管者。

6. 手术治疗:黄斑出血 3 个月尚未吸收者,根据出血的部位,施行玻璃体切割术或视网膜手术清除出血灶。

【预防调摄和预后转归】

1. 出血早期,宜半坐卧位静养。
2. 避劳倦,调情志。
3. 注意原发病的诊断与治疗。
4. 注意眼外伤的防护。

第十二章 视神经疾病

第一节 视神经炎

视神经炎(optic neuritis)泛指视神经的炎性脱髓鞘、感染、非特异性炎症等疾病,属中医学"目系暴盲"。因病变损害的部位不同而分为:球内段的视乳头炎,多见于儿童;球后段的视神经炎,多为单侧性,常见于青壮年。

【中医病因病机】

1. 目系受邪或失于濡养而致神光遮蔽。热邪深入营血蕴毒稽留厥阴,肝胆之火内炽,浮越上扰清窍。

2. 情志郁结,肝失条达,气滞血瘀,脉络瘀阻。

3. 久病,产后体弱,劳瞻竭视,房劳过度,暗耗精血,目系失于濡养而致遮蔽神光。

【西医病因及发病机制】

1. 较常见的原因:炎性脱髓鞘。

2. 感染:局部和全身的感染均可累及视神经而导致感染性视神经炎。

3. 自身免疫性疾病:如系统性红斑狼疮、Wegener肉芽肿、Behcet病、干燥综合征、结节病等均可引起视神经的非特异性炎症。

除以上原因外，临床上1/3至半数的病例查不出病因，研究发现其中部分患者可能为Leber遗传性视神经病变。

【临床表现】

1. 症状：不同程度短期内视力剧降，重者仅有手动甚至无光感。部分患者有色觉异常或视野损害，可伴有闪光感、眼眶痛、眼球胀痛，特别是眼球转动时疼痛。常为单侧眼发病，也可能为双侧。

2. 体征：①患眼瞳孔常散大，直接光反应迟钝或消失，间接光反应存在，出现相对性传入性瞳孔功能障碍。②眼底检查：视乳头炎者视盘充血、轻度水肿，视盘表面或其周围有小的出血点，但渗出物很少；视网膜静脉增粗，动脉一般无改变。③球后视神经炎者眼底无异常改变。

【辅佐检查】

1. 视野检查：出现各种类型的视野损害，但较为典型的是视野中心暗点或视野向心性缩小。

2. 视觉诱发电位（VEP）：表现为P100波潜伏期延长、振幅降低；球后视神经炎时，眼底无改变，为了鉴别伪盲，采用客观的VEP检查可辅助诊断。

3. 眼底荧光血管造影（FFA）：静脉早期视盘荧光渗漏，边界模糊，后期呈强荧光。

4. 相干光断层成像（OCT）：表现为视盘不同程度水肿。球后视神经炎者视盘无异常。

5. 磁共振成像（MRI）：头部 MRI 了解脑白质有无脱髓鞘斑，对早期诊断多发性硬化、选择治疗方案以及患者的预后判断有参考意义。头部 MRI 还可帮助鉴别鞍区肿瘤等颅内疾病导致的压迫性视神经病，了解蝶窦和筛窦情况，帮助进行病因的鉴别诊断。

【诊断要点及辨证论治】

1. 诊断要点：

（1）急性球后视神经炎：①视力数日内急速下降，不能矫正。②眼球转动痛或有压痛，额部或眼眶深部钝痛。③眼前节检查正常，瞳孔中度散大，直接对光反应迟钝，单眼者有 RAPD。④眼底视盘正常或轻度充血。⑤色觉障碍以红、绿色最为明显。⑥视野缺损以中心、旁中心暗点为主，也有扇形、不规则或周边缺损。⑦VEP 检查 P100 波潜伏期延迟，振幅下降。除此之外，对于怀疑慢性球后视神经炎的患者，必须首先排除颅内或眶内病变，并应长期随访以免误诊。

（2）视盘炎或视神经视网膜炎：有典型眼底表现，再结合以上诊断要点即可确诊。

2. 鉴别诊断：

（1）视乳头水肿：多为双眼受累，中心视力早期正常。后期可伴随盘周出血、渗出，视网膜静脉迂曲扩张，静脉搏动消失。视野生理盲点扩大或有偏盲或象限性缺损。脑脊液穿刺颅内压增高，影像学检查可显示颅内病变。

（2）假性视乳头水肿：多为远视或近视散光，视力可验光矫正，眼底视盘色泽红，边界欠清，血管未被遮蔽，视野正常。

（3）缺血性视神经病变：视力下降速度比视神经炎更快，多不伴随眼球或眼眶区疼痛。前部缺血者视盘水肿多为非充血性，FFA可见视盘荧光充盈不均匀或充盈缺损。视野表现为和生理盲点相连的扇形、偏盲形类象限性缺损，并以下方缺损多见。

（4）Leber遗传性视神经病变：常见于青春期男性，有母系家族发病史。双眼视力先后急性下降，黑蒙者罕见，不伴眼球疼痛。病初视盘正常或有充血肿胀，盘周毛细血管扩张迂曲，FFA无荧光渗漏。视野有较大的中心或旁中心暗点。对怀疑本病，又无家族史的，应尽早做分子生物学基因检测，以确诊本病。

（5）皮质盲：成人多有中毒、外伤、脑梗死、脑部手术等造成枕叶皮层缺氧病史，小儿持续高烧抽搐或婴幼儿脑积水等均可发生皮质盲。表现为双眼失明，但瞳孔对光反射及集合运动反应均正常，眼底正常。

【辨证论治】

1. 肝经实热证。

证候：视力急降甚至失明，伴目珠胀痛或转动痛；眼底视盘充血肿胀，边界不清，视网膜静脉扩张、纡曲，颜色紫暗，视盘周围水肿、渗出、出血或眼底无异常；见头胀痛、耳鸣，烦躁易怒，胁肋胀痛，口苦口干，尿黄赤；舌红，苔黄腻，脉弦滑数。

治法：清肝泄热，活血化瘀。

方药：龙胆泻肝汤加减。眼底出血者加入丹参、赤芍药、牡丹皮凉血化瘀。

2. 肝气郁结证。

证候：眼症同前。患者平素情志抑郁或妇女月经不调，喜叹息，胸胁疼痛，头晕目眩，眼球隐痛，口苦、咽干；舌质暗红，苔薄白，脉弦细。

治法：疏肝解郁，活血行气。

方药：逍遥散合桃红四物汤加减。

3. 气血两虚证。

证候：眼症同前。见病久体弱，或失血过多，或产后哺乳期发病，兼面苍白无华或萎黄，神疲乏力，少气懒言，爪甲唇色淡白；舌淡嫩、苔白，脉细弱。

治法：补益气血，活血通络，开窍明目。

方药：八珍汤加减。病至后期视盘色淡白者加黄芪、党参、升麻、柴胡、枸杞子等益气升阳。

【中医外治法】

针灸治疗：

（1）眼周围穴位：睛明、攒竹、丝竹空、瞳子髎、阳白、四白、太阳、球后、鱼腰。

(2) 体穴：合谷、曲池、头维、足三里、神门、肝俞、脾俞、肾俞、外关、风池、太冲等。

(3) 头皮针常用部位为视区，在枕骨外粗隆水平线上：枕骨外粗隆旁开1cm，向上引平行于前后正中线之4cm长直线即是此区。头针疗法多用于皮质性视力障碍。

(4) 耳针疗法：用毫针或环针在耳穴或耳部压痛点进行针刺以治疗疾病的方法。常用耳穴有耳尖、目1、目2、肝、心、肾上腺、眼穴。

(5) 穴位注射疗法：合谷、曲池、足三里、外关、太阳等。方法：常规消毒穴位皮肤，医者手持盛有药液的注射器，用5号注射针头从穴位皮肤斜刺而入，于皮下注入约0.5ml的药液，使局部皮肤稍有隆起即可。一般每日注射1次。

【西医治疗】

1. 治疗原发病：如细菌感染，应用敏感抗生素；梅毒、结核引起者，采用相应驱梅、抗结核治疗等。

2. 激素冲击疗法：早期大剂量糖皮质激素冲击疗法。

3. 辅助治疗：包括口服或注射B族维生素及血管扩张剂。

【预防调摄和预后转归】

1. 锻炼身体，避免各种感染性疾病或传染病的发生。

2. 有感染病灶或发烧感冒要积极控制，尤其是有邻近视神经的鼻旁窦、口腔等感染性炎症时要及时就医处治。

3. 积极配合医生，遵医嘱用药、减药和定期复诊。

4. 起居有规律，饮食避免辛辣刺激性食品，多食新鲜蔬菜水果。

第二节 缺血性视神经病变

缺血性视神经病变为供应视盘筛板前区及筛板区的睫状后血管的小分支发生缺血，致使视盘发生局部的梗塞。它是以突然视力减退、视盘水肿及特征性视野缺损（与生理盲点相连的扇形缺损）为特点的一组综合征。病至后期，常出现视神经萎缩。单眼或双眼发病，双眼发病时间可有间隔。本病多发生于中老年人，男女均可发病。根据视功能损害程度，中医眼科将本病归属"目系暴盲"或"视瞻昏渺"范畴。

【中医病因病机】

悲伤过度，情志内伤，或忿怒暴悖，肝失条达，气机郁滞，上壅目系，神光受遏；或情志过激化火，气火上攻，目系血瘀脉阻；热病伤阴或素体阴亏，阴精亏耗，水不济火，虚火内生，上炎目系；久病体虚，或素体虚弱，或产后血亏，气血亏虚，目系失养。

【西医病因及发病机制】

1. 视盘局部血管病变：如眼部动脉炎症、动脉硬化或栓子栓塞。

2. 血黏度增加：如红细胞增多症、白血病。

3. 眼部血流低灌注：如全身低血压，颈动脉或眼动脉狭窄，急性失血；眼内压增高。

【临床表现】

1. 症状：视力突然减退，常在睡醒后短期内发生，并可叙述发病的准确时间，多不伴有眼痛或头痛。部分患者可感觉到眼前某一方位有阴影遮挡或视野缩小。

2. 体征：患眼瞳孔有 RAPD，眼底检查可见视盘轻度水肿，可全视盘或视盘某一区域水肿，有局限性苍白区，视盘旁有小片状出血。水肿消退后可有节段性或弥漫性视神经萎缩。双眼先后发病者，可见一眼视盘水肿，另一眼视神经萎缩。但 NPION 无视盘水肿，仅晚期出现视神经萎缩。

3. 专科检查：

（1）视野常见与生理盲点相连的象限性缺损。

（2）视觉电生理：视觉诱发电位（VEP）表现为可见 P100 波潜时延迟，振幅下降。

（3）荧光素眼底血管造影病变早期表现为视盘荧光充盈迟缓或不均匀，后期荧光素渗漏。充盈迟缓或缺损区与视野缺损区有对应关系。

（4）头部 CT、MRI 排除颅内占位性病变，并明确有无中枢神经系统脱髓鞘疾病。

【诊断要点及鉴别诊断】

1. 诊断：根据发病特点、眼底和视野检查可诊断，健眼的检查也有助于诊断。此病多见于小视盘无视杯者。

2. 鉴别诊断。视神经炎（视盘炎）：病人年龄较轻，发作不突然，有眼球转动痛，缺盘多见于小视盘无视杯者，视盘水肿更明显，视网膜出血。往往有后玻璃体细胞。

【辨证论治】

1. 肝郁气滞证。

证候：患眼自觉视力骤降，眼球后隐痛或眼球胀痛，眼部表现同前；患者平素情志抑郁，喜叹息，胸胁疼痛，头晕目眩，口苦咽干；妇女月经不调；舌质暗红，苔薄白，脉弦细。

治法：疏肝解郁。

方药：逍遥散或柴胡疏肝散加减。若视盘充血明显或视网膜静脉迂曲粗大者，宜加牡丹皮、栀子以清热凉血散瘀；头目隐痛者加石决明、菊花以清肝明目。

2. 气滞血瘀证。

证候：视力骤降，头晕头痛，视盘充血水肿，盘周出血，动脉变细，静脉迂曲；心烦郁闷，胸胁胀满，或伴头痛，情志不舒；舌紫暗，苔白，脉弦或涩。

治法：疏肝解郁，理气活血。

方药：血府逐瘀汤加减。肝郁有热者，加丹

皮、栀子；气滞重者，加郁金；脉络不通，血瘀明显者，加丹参、鸡血藤行气活血通络；视网膜出血较多者，加三七、茜草化瘀止血；视力下降严重者，加细辛、麝香开窍明目；便秘者，加大黄逐瘀通便。

3. 阴虚火旺证。

证候：眼症同前；伴头晕目眩，五心烦热，颧赤唇红，口干；舌红苔少，脉细数。

治法：滋阴降火，活血祛瘀。

方药：知柏地黄丸加减。可加丹参、毛冬青以助活血化瘀。若耳鸣耳聋较重者，酌加龟板、玄参、墨旱莲，以增强滋阴降火之力；若口渴喜冷饮者，宜加石斛、天花粉、生石膏以生津止渴。

4. 气血两虚证。

证候：病久体弱，或失血过多，或产后哺乳期发病；视物模糊，伴面白无华或萎黄，爪甲唇色淡白，少气懒言，倦怠神疲；舌淡嫩，脉细弱。

治法：补益气血，通脉开窍。

方药：人参养荣汤加减。可加丹参、石菖蒲、鸡血藤活血养血。心悸失眠者，可加酸枣仁、柏子仁、首乌藤养心宁神。

【中医外治法】

针刺治疗：选太阳、攒竹、睛明、风池、球后、足三里、肝俞、肾俞、三阴交等。每次选局部穴、远端穴各2~4个，轮流使用。每日1次，留针30min，10d为1个疗程。

【西医治疗】

1. 针对全身病治疗，改善眼部动脉灌注。

2. 全身应用糖皮质激素，以缓解循环障碍所致的水肿、渗出，对动脉炎性尤为重要。如临床经血沉、CRP检查考虑为动脉炎性缺血性视神经病，应早期大剂量使用糖皮质激素冲击疗法，以挽救患者视力，并预防另侧眼发作。

3. 静脉滴注血管扩张药，改善微循环。

4. 口服乙酰唑胺降低眼内压，相对提高眼灌注压。但对其作用尚有争议。

【预防调摄和预后转归】

本疾病患者常为老年人，亦可见于老年前期。有糖尿病者，禁用糖皮质激素。建议使用阿司匹林（常规量或每日1次），因为可以减少好眼发作的机会。另外，应该保证血压不要急剧下降，这会引起视力恶化或好眼受累，还应该戒烟。

第三节 视盘水肿

视盘水肿是指炎症或其他原因所致的水肿，包括由于颅内压增高引起的非炎性视乳头水肿。视神经外面的3层鞘膜分别与颅内的3层鞘膜相连续，颅内的压力可经脑脊液传至视神经处。通常眼内压高于颅内压，一旦此平衡破坏（颅内压增高或眼内压降低）可引起视乳头水肿。本病根据症状，属中医"视瞻昏渺"或"青盲"范畴。

【中医病因病机】

中医认为本病的病机主要为邪塞清窍，目系经气不利、气血精液升降失常而至目系瘀塞肿胀。肝阳上亢，气血上涌；肝胆湿热至清窍受蒙；或因痰浊毒瘀使目系受累；脾肾阳虚、浊阴不降、清窍受邪而致肿胀。

【西医病因及发病机制】

视盘水肿最常见的原因是颅内肿瘤、炎症、硬膜下出血、动静脉畸形、蛛网膜下腔出血、获得性脑积水、脑膜炎、脑炎及先天畸形等神经系统疾病所致的颅内压增高，其他原因则有恶性高血压、肺心病、眼眶占位病变、葡萄膜炎、低眼压等。上述病因引起眼内压降低或颅内压增高，原有平衡被破坏，从而出现视盘水肿。

【临床表现】

1. **症状**：早期视功能无明显损害，部分患者可有阵发性眼前发黑或视力模糊，持续数秒至1min左右，往往是双侧，常由姿势改变而突然引发；或有精神症状，癫痫发作，头痛、复视、恶心、呕吐等颅内压增高表现。慢性视盘水肿可发生视野缺损及中心视力严重丧失。

2. **体征**：眼底改变常为双侧，早期视盘肿胀可不对称，边界模糊，往往遮蔽血管，神经纤维层也经常受累。需注意，如果患者一眼为视神经萎缩或发育不全，在颅内高压时不会发生视盘水肿，临床上必表现为单眼的视盘水肿。

视盘水肿分为4型：

（1）早期型：视盘充血，可有视盘附近的线状小出血，由于视盘上下方视网膜神经纤维层水肿混浊，使视盘上下方的边界不清。

（2）进展型：双侧视盘肿胀充血明显，通常有火焰状的出血，神经纤维层梗死的棉绒状改变，黄斑部可有星形渗出或出血。

（3）慢性型：视盘呈圆形隆起，视杯消失，出现闪亮的硬性渗出；表明视盘水肿已几个月了。

（4）萎缩型：视盘色灰白，视网膜血管变细、有鞘膜，可有视盘血管短路、视盘周围及黄斑的色素上皮改变。

3. 专科检查。

（1）视野检查：可有生理盲点扩大，慢性视盘水肿发展至视神经萎缩时，视野有中心视野缺损以及周边视野缩窄，特别是鼻下方。

（2）眼底荧光血管造影（FFA）：可见视盘水肿隆起，边界模糊，呈强荧光。

（3）相干光断层成像（OCT）：可见视乳头的生理凹陷消失，视盘高度隆起并向玻璃体腔突起。

【诊断要点及鉴别诊断】

1. 诊断要点：

（1）早期型：视力正常，视盘轻度充血和隆起，视盘边缘模糊欠清，盘周神经纤维层肿胀。

（2）中期发展型：短暂视力模糊，视力正常或下降，视盘充血重，中度隆起，边缘模糊，静脉盘周火焰状出血，常有棉絮状斑，不对称性星芒状渗出，视野生理盲点扩大。

（3）晚期萎缩型：出血和渗出逐渐吸收，视盘轻度充血、灰白，表面出现淀粉样小体。视网膜血管变窄并伴白鞘，神经纤维层大片萎缩，视力明显下降。

2. 鉴别诊断：

（1）假性视盘炎：先天发育异常，多见于远视，视盘隆起不明显，视野正常，网膜血管动静脉均有轻度扩张、弯曲。

（2）视神经乳头炎（视盘炎）：多见于儿童，预后较好。突然视力锐减，眼球痛。眼底视盘充血变红，边界模糊，可见渗出、出血；晚期呈继发性视神经萎缩体征；视觉电生理检查 VEP 表现为振幅下降，潜伏期延长。

（3）视盘血管炎：视力轻度下降或正常，视盘水肿、充血、隆起，程度不重，多小于3D。盘周可有少量出血，动脉细或正常。眼底荧光血管造影，早期视盘有渗漏。

【辨证论治】

1. 肝阳上亢证。

证候：起病急，阵发性视物昏蒙；眼底视盘

水肿充血,边界模糊,视网膜静脉迂曲;伴有头眼痛胀,耳鸣眩晕,头重脚轻;舌质红,脉弦或弦细。

治法:平肝潜阳,活血利水。

方药:天麻钩藤饮加减。可加滋阴不助湿之女贞子、旱莲草。视盘水肿明显者,可酌加活血利水之桃仁、红花、炒泽泻、茯苓、猪苓。

2. 肝胆湿热证。

证候:视物模糊;眼底检查同前;伴有口苦、胸闷纳呆,胁肋胀痛,尿黄赤;舌红,苔黄腻,脉弦滑数。

治法:清热利湿,活血化瘀。

方药:龙胆泻肝汤加减。可加丹参、郁金、牛膝等活血化瘀之品。

3. 痰浊毒瘀证。

证候:不同程度视力下降;眼底视盘水肿较重,多为颅内占位性病变;伴有头痛,恶心,呕吐,形体肥硕,胸脘闷,纳差便溏;舌有瘀斑,脉沉或涩。

治法:化痰解毒,活血化瘀。

方药:二陈汤合桃红四物汤加减。热毒甚可加蒲公英、金银花、野菊花清热解毒;久病患者气血亏虚时,可邪去扶正,酌加党参、炙黄芪、当归身、白术、茯苓。

4. 脾肾阳虚证。

证候:视物模糊或阵发性视物昏蒙;眼底检查同前;伴有面色㿠白,神疲乏力,肢冷畏寒,五更泻，小便清长不利，阳痿不举；舌淡胖、边有齿痕，苔白滑，脉沉细。

治法：温脾补肾，利水化浊。

方药：金匮肾气丸加减。病至后期视盘苍白者，可加黄芪、党参、当归身、升麻、柴胡益气升阳；视物模糊明显者，可加菟丝子、覆盆子、枸杞子、车前子等补肾明目。

【中医外治法】

1. 体针：以局部穴为主，配合躯干肢体穴，根据辨证虚实施以补泻手法。主穴选攒竹、太阳、睛明、上睛明、四白、球后、承泣、丝竹空等，配穴选风池、完骨、天柱、百会、合谷、肝俞、肾俞、血海、足三里、三阴交、光明等。每次选主穴2~3个，配穴3~5个，补法为主。每日1~2次，30d为1个疗程。属虚证者可在肢体躯干穴施灸法。

2. 头针：取视区，两侧均由上向下平刺3~4cm，快速捻转，使之产生较强的胀、痛、麻等感觉。每日或隔日针1次。

3. 穴位注射：取肝俞、肾俞，用复方丹参注射液或维生素B_1作穴位注射，亦可用复方樟柳碱注射液穴位或皮下注射。

【西医治疗】

1. 病因治疗：积极治疗颅内压增高或（和）眼内压降低的原发病。

2. 严重视盘水肿者可适当对症处理：如应用

脱水剂 20% 甘露醇 250ml 静脉滴注，若患者血糖异常改为甘油果糖；慢性视盘水肿者需积极预防视神经萎缩，给予视神经营养药物，如口服甲钴胺、维生素 B_1 片等。

【预防调摄和预后转归】

1. 积极治疗某些可能的原发病，如内分泌性突眼症、恶性高血压、肺气肿等。

2. 膳食结构合理，避免暴饮暴食；增强体育活动和户外运动，避免肥胖，尤其是过度超重。

第四节 视神经萎缩

视神经萎缩是指任何疾病引起视网膜神经节细胞和其轴突发生病变，致使视神经全部变细的一种形态学改变。本病类似中医学中的青盲，该病名首见于《神农本草经》。

【中医病因病机】

1. 情志抑郁，肝气不舒，经络瘀滞，目窍郁闭，神光不得发越。

2. 禀赋不足，肝肾两亏，精虚血少，不得荣目，目窍萎闭，神光遂没。

3. 久病过劳或失血过多，气血不足，失于荣润，目窍萎缩，神光泯灭。

4. 头眼外伤，目系受损，或脑部肿瘤压迫目系，致脉络瘀阻，目窍闭塞而神光泯灭。

【西医病因及发病机制】

1. 原发性视神经萎缩。常因球后视神经炎、遗传性视神经病变（Leber 病）、眶内肿瘤压迫、外伤、神经毒素等原因所致。这些病变发生在眼球后部。

2. 继发性视神经萎缩。常见的有视乳头炎、视乳头水肿、视网膜脉络膜炎、视网膜色素变性、视网膜中央动脉阻塞、奎宁中毒、缺血性视乳头病变、青光眼等。

3. 颅内病变。颅内炎症，如结核性脑膜炎或视交叉蛛网膜炎可引起下行性视神经萎缩，如炎症蔓延至视乳头则可表现为继发性视神经萎缩。颅内肿瘤所产生的颅内压升高，可以引起视乳头水肿，然后形成继发性视神经萎缩。

【临床表现】

1. 症状：视力逐渐下降，视野窄小或眼前某一方位有阴影遮挡，并逐渐加重，终致失明。

2. 体征：主要表现为视力减退和视盘呈灰白色或苍白色。视盘周围神经纤维层病损时可出现裂隙状或楔形缺损，前者变成较黑色，为视网膜色素层暴露；后者呈较红色，为脉络膜暴露。如果损害发生于视盘上下缘区，则更易识别，因该区神经纤维层特别增厚，如果病损远离视盘区，由于这些区域神经纤维层变薄，则不易发现。视盘周围伴有局灶性萎缩常提示神经纤维层有病变，乃神经纤维层在该区变薄所致。视神经萎缩分原发性和继发性 2 种：前者视盘境界清晰，生理凹陷及筛板可见；后者境界模糊，生理凹陷及筛板不可见。

3. 专科检查。

（1）视觉诱发电位 P100 潜时延长或振幅严重下降。

（2）视野检查多见视野向心性缩小。

（3）OCT 检查视神经纤维层变薄。

（4）头颅 CT 和 MRI 排除或确诊有无颅内占位性病变压迫视神经等。

（5）基因检测排除或确诊有无 Leber 遗传性视神经病变等疾病。

【诊断要点及鉴别诊断】

1. 诊断要点：视力逐渐下降，视盘色泽变淡或苍白，可有视野和视觉诱发电位的异常。

2. 鉴别诊断。青光眼性病理凹陷：在视神经萎缩早期，视盘粉红色调变浅，随病情进展，视盘组织缓慢消失，残留灰白、弯月形浅凹陷，裸露筛板，类似青光眼性病理凹陷，但视神经萎缩患者的视盘罕见有任何区域的盘沿缺损，且盘沿色泽是苍白的。

【辨证论治】

1. 肝郁气滞证。

证候：视物昏蒙，视盘色淡白或苍白，或视盘生理凹陷扩大加深如杯状，血管向鼻侧移位，动、静脉变细；兼见情志抑郁，胸胁胀痛，口干口苦；舌红，苔薄白或薄黄，脉弦或细弦。

治法：疏肝解郁，开窍明目。

方药：丹栀逍遥散加减。方中酌加枳壳、香附以助疏肝理气，加丹参、川芎、郁金以助行气活血，加菟丝子、枸杞子、桑椹以助滋养肝肾明目，加远志、石菖蒲以开窍明目，郁热不重者可去牡丹皮、栀子。

2. 肝肾不足证。

证候：眼外观正常，视力渐降，视物昏蒙，甚至失明；眼底表现符合本病特征；全身症见头晕耳鸣，腰膝酸软；舌质淡，苔薄白，脉细。

治法：补益肝肾，开窍明目。

方药：左归饮或明目地黄汤加减。方中加麝香、石菖蒲以增开窍明目之功，加丹参、川芎、牛膝以增活血化瘀之力。

3. 气血两虚证。

证候：眼症同前；可伴见头晕心悸，失眠健忘，面色少华，神疲肢软；舌质淡，苔薄白，脉沉细。

治法：益气养血，宁神开窍。

方药：人参养荣汤加减。方中可加石菖蒲以通络开窍；若气虚较轻，可将人参改用党参；血虚偏重者可加制何首乌、龙眼肉以养血安神，并可加用枳壳、柴胡等理气之品，以通助补。

4. 气血瘀滞证。

证候：多因头眼外伤，视力渐丧，视盘色苍白，边界清，血管变细；兼见头痛健忘，失眠多梦；舌质暗红，或有瘀斑，苔薄白，脉涩。

治法：行气活血，化瘀通络。

方药：通窍活血汤加减。方中可加石菖蒲、苏合香以增芳香开窍之功，加丹参、郁金、地龙以助化瘀通络。

【中医外治法】

针灸治疗：①体针：以局部穴为主，配合躯干肢体穴；根据辨证虚实施以补泻手法，主穴选攒竹、太阳、睛明、上睛明、四白、球后、承泣、丝竹空等，配穴选风池、完骨、天柱、百会、合谷、肝俞、肾俞、血海、足三里、三阴交、光明等。每次选主穴2~3个，配穴3~5个，补法为主。每日1~2次，30d为1个疗程。属虚证者可在肢体躯干穴施灸法。②头针：取视区，两侧均由上向下平刺3~4cm，快速捻转，使之产生较强的胀、痛、麻等感觉。每日或隔日针1次。③穴位注射：取肝俞、肾俞，用复方丹参注射液或维生素B_1作穴位注射，亦可用复方樟柳碱注射液穴位或皮下注射。

【西医治疗】

1. 病因治疗。一旦视神经萎缩，要使之痊愈几乎不可能，但是其残余的神经纤维恢复或维持其功能是完全可能的，因此应使患者充满信心并坚持治疗。视神经萎缩由视神经管骨折或颅内肿瘤等所致者，应行原发病的治疗。

2. 药物治疗。常用的包括神经营养药物如维生素B_1、维生素B_{12}、ATP及辅酶A等，血管扩张药及活血化瘀药类如烟酸、地巴唑、维生素E、曲克芦丁（维脑路通）、复方丹参等。近年来通过高压氧、体外反搏穴位注射654-2等均取得一定效果。

【预防调摄和预后转归】

1. 慎用对视神经有毒害作用的药物，如乙胺丁醇、奎宁等。

2. 积极治疗原发疾病。

3. 养成良好的生活习惯，起居有时，避免过度疲劳，戒烟慎酒。

4. 预防头部或眼部损伤。

5. 定期检查，注意视力和视野的变化。

第五节 视神经肿瘤

视神经的肿瘤不多见，其临床主要表现为眼球突出及视力逐渐减退。

【临床表现及分类】

眼球突出及视力逐渐减退，可分为视神经胶质瘤及视神经脑膜瘤。前者多见于10岁以内的儿童，为良性肿瘤，成人少见，发生于成人者多为恶性；后者多见于30岁以上的成人，女性多于男性，其虽为良性肿瘤，但易复发，发生于儿童者多为恶性。

此2种视神经肿瘤均可能是斑痣性错构瘤或称母斑病中的神经纤维瘤的一部分，诊断时应注意。

【中医特色治疗】

早期有效积极治疗，病情控制后，用中药祛风清热解毒，调整全身功能状态。中西医结合治疗，积极控制肿瘤。

【西医治疗】

药物治疗。视神经肿瘤可手术切除。

【预防调摄和预后转归】

合理、清淡饮食，注意眼部卫生；积极治疗全身性疾病。本病预后与致病菌种类、治疗是否及时等因素有关，一般预后较好。

附：

（一）视盘发育异常

1. 视神经发育不全：系胚胎发育 13～17mm 时视网膜神经节细胞层分化障碍所致，妊娠期应用苯妥英钠、奎宁等可引起。眼底表现：视盘小，呈灰色，可有黄色外晕包绕，形成双环征，有视力及视野的异常。可伴有小眼球、眼球震颤、虹膜脉络膜缺损等。全身可有内分泌和中枢神经系统异常。

2. 视盘小凹：为神经外胚叶的发育缺陷所致。多单眼发病，视力正常，黄斑部视网膜脱离时则视力下降。眼底表现：视盘小凹呈圆形或多角形，小凹常被灰白纤维胶质膜覆盖，多见于视盘颞侧或颞下方。小凹可与黄斑部视网膜下腔相通，形成局限性视网膜脱离，对此可用激光光凝治疗。

3. 视盘玻璃膜疣：可能由于视盘上未成熟的神经胶质增生变性所致，或视神经纤维轴浆崩解钙化而成。视盘玻璃膜疣大小不等，浅层易见，形如蛙卵，色淡黄或白色，闪烁发亮，透明或半透明。深层者表面有胶质组织覆盖，故局部隆起，边缘不整齐。B 超可协助诊断，视野检查可见生理盲点扩大、束状缺损或向心性缩小等。

4. 视神经缺损：为胚胎时胚裂闭合不全所致，常伴有脉络膜缺损。而仅有视盘缺损少见。常单眼发病，患者视力明显减退。视野检查生理盲点扩大，视盘大，可为正常的数倍。缺损区为淡青色，边缘清，凹陷大而深，多位于鼻侧，血管仅在缺损边缘处穿出，呈钩状弯曲。可伴有虹膜脉络膜缺损及其他先天性眼部异常。

5. 牵牛花综合征：可能与胚裂上端闭合不全、中胚层的异常有关。眼底表现酷似一朵盛开的牵牛花，视盘比正常的扩大 3~5 倍，呈漏斗状，周边粉红色，底部白色绒样组织。

(二) 视路病变

视路病变大致分为视交叉、视束、外侧膝状体、视放射和视皮质的病变。偏盲型视野是视路病变的特征，其定义是垂直正中线正切的视野缺损，包括早期某象限的缺损。偏盲分为同侧偏盲及对侧偏盲，对侧偏盲主要是双颞侧偏盲，为视交叉病变的特征；同侧偏盲为视交叉以上的病变，双眼视野缺损越一致，其病变部位越靠后。

外侧膝状体之前的病变在其后期出现原发性视神经萎缩。

【临床表现】

视交叉病变为双眼颞侧偏盲,然而临床上并非一开始就是典型的双眼颞侧偏盲,其视野改变从象限不完整的缺损开始。发生在视交叉下方的脑垂体肿瘤首先压迫视交叉鼻下纤维,引起颞上象限视野缺损,随后出现颞下、鼻下、鼻上象限视野缺损。绝大多数脑垂体肿瘤患者因视力减退而首先就诊于眼科,眼科医师对早期诊断脑垂体肿瘤负有重大责任。来自视交叉上方的肿瘤,如鞍结节脑膜,因自上而下压迫视交叉,其视野损害的顺序不同,因此瘤、颅咽管瘤、第三脑室肿瘤等,病程早期仔细分析视野有助于区别鞍上或鞍下的病变。脑垂体肿瘤除引起视交叉综合征(视力障碍、视野缺损及原发性视神经萎缩)外,还可伴有肥胖、性功能减退、男性无须、阳痿、女性月经失调等内分泌障碍的表现。第三脑室肿瘤所致的视交叉病变,多伴有头痛、呕吐、视盘水肿等颅压增高的表现。颅咽管瘤除颅内高压症外,X 线检查还可见肿瘤部位的钙化斑。

【治疗】

视交叉病变的治疗在于积极治疗其原发疾病。脑垂体肿瘤压迫视交叉所致的视力、视野损害,经手术切除肿瘤后,其视功能可有显著的恢复。然而,第三脑室等肿瘤伴有颅内高压者,如乳头水肿后发生继发性视神经萎缩,其视功能预后多半不佳。

视交叉以上的视路病变：

1. 视束病变。

常系邻近组织的肿瘤、血管病变或脱髓鞘性疾病所致损害，表现为病变对侧、双眼同侧偏盲，例如左侧视束病变引起左眼鼻侧、右眼颞侧视野缺损。由于视束中交叉及不交叉的视神经纤维在两侧排列不十分对称，因此双眼视野缺损可不一致。因瞳孔纤维在视束中伴行，视束病变可表现为 Wernicke 偏盲性瞳孔强直，即裂隙光照射视网膜偏盲侧，不引起瞳孔收缩。视束病变晚期还可引起下行性视神经萎缩。

2. 外侧膝状体病变。

外侧膝状体病变极为少见。其视野缺损为病变对侧、双眼同侧偏盲，但双眼视野缺损较为对称。由于伴行视神经纤维的瞳孔纤维在进入外侧膝状体之前已离开视束，因而没有 Wernicke 偏盲性瞳孔强直。外侧膝状体病变晚期也可引起下行性视神经萎缩。

3. 视放射病变。

损害特点：一致性的双眼同侧偏盲；有黄斑回避：在偏盲视野内的中央注视区，保留3°以上的视觉功能区；无视神经萎缩及 Wernicke 偏盲性瞳孔强直；可伴有相应的大脑损害症状，如失读、视觉性认识不能。

4. 枕叶病变。

枕叶病变以血管病、脑外伤多见，而脑脓肿及脑肿瘤较少见。损害特点：双眼一致性同侧偏盲，伴有黄斑回避，无视神经萎缩及 Wernicke 偏盲性瞳孔强直，一般不伴有其他神经症状。

5. 皮质盲系双侧枕叶皮质的损害。

临床特征：双眼全盲；瞳孔光反应完好，眼底正常；VEP 检查异常，有助于与伪盲及癔症鉴别。

【治疗】

针对原发病治疗。

第十三章 屈光不正

当眼调节静止时,外界的平行光线(一般认为来自5m以外的物体)经眼屈光系统后恰好在视网膜中心凹聚焦,此时眼所处的屈光状态称为正视(emmetropia),正视眼的远点为无限远。新生婴幼儿大部分都处于远视状态,随着生长发育,逐渐趋于正视,至学龄前基本达到正视,该过程称为"正视化"。

在调节放松状态下,平行光线若不能在视网膜黄斑中心凹聚焦,将不能产生清晰像,称为屈光不正(refractive error)。根据平行光线经眼球后聚焦的特点与视网膜的关系,分为近视、远视和散光。

第一节 近视

在调节放松状态下,平行光线经眼球屈光系统后聚焦在视网膜之前,称为近视(myopia)。近视属中医"能近怯远症"范畴。先天生成之近视,古称"近觑";高度近视,经常眯眼视物者,称"觑觑眼"。

【西医病因病理】

近视的发生受遗传和环境等多因素的综合影响,目前确切的发病机理仍在探索中,可能是遗传因素和环境因素相互作用的结果。

【中医病因病机】

近视病机多系心阳衰微、阳虚阴盛,目中神光不能发越于远处,或肝肾两亏,目失濡养,或持续近距离使用目力时间过长,竭视劳瞻和先天禀赋不足,以致神光衰微而成近视。

【临床表现】

症状与体征:近视者远距视物模糊、近距视力好,近视初期常有远距视力波动,视远物时眯眼。由于看近时不用或少用调节,所以集合功能相应减弱。

较高度数近视者,除远视力差外,常伴有夜间视力差、飞蚊症、漂浮物、闪光感等症状,并可发生程度不等的眼底改变,如近视弧形斑、豹纹状眼底、黄斑部出血或形成新生血管膜,可发生形状不规则的白色萎缩斑,或有色素沉着呈圆形黑色斑(Fuch 斑);视网膜周边部格子样变性、囊样变性;由于视网膜牵拉的关系,在年龄较轻时出现玻璃体液化、混浊和玻璃体后脱离等。

【辅助检查】

验光是近视诊断中重要的检查方法,为防止眼调节对准确的近视诊断产生干扰,需要遵循客观验光+主觉验光的程序进行规范验光,见本章第四节相关内容。

【诊断】

根据上述症状、体征和验光结果,可以进行

诊断。

【辨证论治】

本病外眼无翳障可见，唯视近清楚、视远模糊，证重者，易并发其他内障眼病，使视力受到严重伤害。临床辨证多属虚证。

1. 心阳不足。

证候：视近清楚，视远模糊；面色㿠白，心悸神疲，舌淡脉弱，或全身无明显症状。

治法：补心益气，安神定志。

方药：定志丸加减。视久眼睑无力、喜垂闭，为阳气虚甚，加黄芪、肉桂益气温阳；心悸重者，可加用五味子、枣仁、柏子仁养心。若为脾气虚弱者，可用补中益气汤加减。

2. 气血不足。

证候：进展性近视，眼底有退行性改变，视久头昏眼花，面色欠华；舌淡苔薄白，脉弱。

治法：补益气血。

方药：人参养荣汤加减。食欲不振，为脾虚不运，加淮山、山楂、麦芽以健脾消食。

3. 肝肾亏虚。

证候：远视力不断下降，玻璃体混浊，眼底有退行性改变。头晕耳鸣，失眠多梦，腰膝酸软；舌红无苔，脉细。

治法：补益肝肾。

方药：杞菊地黄丸加减。视物易疲劳，为脾气不足，加党参、黄芪，以健脾益气；口唇淡白，为气血不足，加阿胶、白芍补益精血；兼血虚者，加当归、阿胶养血；若为变性近视眼或高度近视患者，可用九子丸内服。

【中医外治法】

针灸取穴：第1组：承泣、攒竹、风池、合谷；第2组：睛明、翳明、光明。随证取穴，脾胃虚弱加三阴交，肝肾亏虚加肝俞、肾俞。每日针刺1组，轮换取穴，10次为1个疗程。

【西医治疗】

目前近视尚无有效的"治疗方法"，即近视难以逆转。但是通过改变入射光线的聚散度，使原本成像在视网膜中心凹之前的光线在视网膜中心凹上聚焦，从而使近视得以矫正。现主要有框架眼镜、角膜接触镜、角膜塑性镜。

屈光手术：准分子激光手术和眼内屈光手术的发展，使得手术矫正近视成为一种新的选择，但需要严格掌握适应证。准分子激光手术通过改变角膜曲率（变平坦），达到矫正近视的目的；眼内屈光手术通过放置预先设定的人工晶状体来实现近视的矫正。

【预防与调护】

1. 减少视力负荷。养成良好的用眼习惯是关键。避免连续近距离用眼，姿势端正，不在乘车、走路、卧床情况下看书。

2. 改善视觉环境，强调适宜的光亮度和对比度，照明应没有眩光和闪烁，无反光。

3. 减少遗传因素的影响。父母均为高度近视眼的子代发生近视眼的概率大，应注意优生优育。

4. 对进行性加深的恶性近视眼，应考虑及时行后巩膜加固术以预防近视度数的进一步加深。

5. 定期检查视力，加强锻炼，增强体质。由于一些体内微量元素和维生素的缺乏与近视眼发病相关，因此不能挑食，要注意营养。

第二节　远视

调节放松时，平行光线经过眼的屈光系统后聚焦在视网膜之后，远视眼（hypermetropia或hyperopia）的远点在眼后，为虚焦点，为屈光力小于眼球轴长的一种屈光不正。因此典型的远视者视远不清，视近更不清。远视属于《审视瑶函》中的"能远怯近症"范畴，《证治准绳·杂病·七窍门》称此病能远视不能近视。《目经大成》根据本病的特点，直书为"远视"，此病名沿用至今。

【西医病因病理】

从根本上来说，远视是由于眼轴相对较短，或者眼球屈光成分的屈光力下降。可以是生理性的原因，如婴幼儿的远视。一些疾病也可以通过影响这2个因素导致远视：①影响眼轴长度：眼内肿瘤、眼眶肿块、球后新生物、球壁水肿、视网膜脱离等。②影响眼球屈光力：扁平角膜、糖尿病、无晶状体眼等。

【中医病因病机】

中医学认为远视是由于肾阴亏损,阴虚则神光不能收敛,神光散则不能发越于近处而表现为视近不清。

【临床表现】

(1) 视疲劳:当远视度数较低时,患者可以利用其调节能力,增加眼的屈光力,将光线聚焦在视网膜上,从而获得清晰视力。但由于频繁并过度使用调节,远视者视疲劳症状比较明显。

(2) 调节和集合联动失调:远视患者注视远距离目标时,两眼视线必须平行,即不需要集合,但必须调节;当两眼注视近距离目标时,其所用的调节常大于集合,造成调节和集合联动关系失调,轻者可成为内斜位,重者可出现内斜视。

(3) 眼前部表现:较高度数的远视可出现眼球小,眼球轻度凹陷状。眼前房浅,瞳孔较小。远视眼由于经常调节紧张,结膜充血,有时引起慢性结膜炎、睑缘炎及睑腺炎。远视眼由于Alpha角大,视轴常在光轴鼻侧,故外观上易显示外斜视状。

(4) 眼底变化:远视眼的眼底常可见视乳头小、色红、边缘不清、稍隆起,视乳头周围可见特殊的绢丝样反光,类似视乳头炎或水肿,但矫正视力正常或与以往相比无变化,视野无改变,长期观察眼底无改变,称为假性视乳头炎。动脉可以表现为血管硬化样，静脉迂曲扩张或伴有异常血管分支，荧光血管造影时无渗漏及视网膜出血或渗出，注意患眼视力、视野及屈光的检查，通常不难鉴别。

【辅助检查】

验光也是远视诊断的重要检查方法。由于眼调节力的影响，睫状肌麻痹验光对于远视检查非常重要，尤其是对于初次进行检查的远视儿童。见本章第四节相关内容。

【诊断】

根据上述症状、体征和验光结果，可以进行诊断。

【辨证论治】

若小儿出现共同性内斜视，则参照眼外肌病相关章节；若患者身体虚弱，视疲劳症状加重者，可按照肝肾阴虚证施治。

证候：视力减退，眼胀头昏，眼内干涩，稍有灼热感；舌质红苔少，脉细，或舌脉无特殊。

治法：滋补肝肾。

方药：明目地黄丸加减。眼胀明显为肝阳偏亢，加石决明、磁石平肝潜阳；眼睑重坠不能久视为脾气不足，加党参、黄芪补脾益气；眉骨疼为血瘀，加川芎、白芷活血止痛。

【西医治疗】

1. 矫正。远视眼用凸透镜矫正。框架眼镜和角膜接触镜是常用的矫正形式。

2. 手术治疗。手术治疗远视不如近视成熟，且需求屈光手术的患者多为年轻人，拥有一定的调节能力，并非十分必要进行手术，因此目前应用较少。

【预防与调护】

1. 对有内斜视的儿童和近距离阅读、书写有眼胀眼痛、恶心的青少年，应及时验光，早日治疗，以免弱视。

2. 对已经配戴眼镜者，应定期验光，复查，以便及时调整度数。

3. 定期检查视力，加强锻炼，不能偏食，注意营养，对学龄前儿童贫血、佝偻病要及时治疗。

第三节 散光

眼球在不同子午线上屈光力不同，形成2条焦线和最小弥散斑的屈光状态称为散光（astigmatism），2条焦线之间的间隙称为Sturm间隙。整个光束形态像一圆锥，称为Sturm光锥。散光可由角膜或晶状体产生。

【病因病理】

规则散光主要是角膜先天性因素造成的。在一生中，角膜散光并不是恒定不变的，最初可能是顺规散光。老年时可能转为逆规散光。除了角膜散光，还可能存在晶状体散光。在生理状态下，晶状体散光可以起到中和角膜散光的作用。

不规则散光主要是角膜凹凸不平（如角膜瘢痕、变性等）所致。

【临床表现】

（1）视力减退：散光对视力下降的影响取决于散光的度数和轴位。散光度数高或斜轴散光对视力影响较大，逆规散光对视力的影响比顺规散光大，且难以获得良好的矫正视力。

（2）视疲劳：较轻度散光眼患者为了提高视力，往往利用改变调节、眯眼、斜颈等方法进行自我矫正，持续的调节紧张和努力易引起视疲劳。高度散光眼由于主观努力无法提高视力，视疲劳症状反而不明显。

【辅助检查】

JCC法是准确确定散光轴位和量的方法。

【诊断】

根据上述症状、体征和验光结果，可以进行诊断。

【辨证论治】

若配镜合适，但仍然有眼疲劳症状者，可按肝气不和证施治。

主证：视物模糊，眼胀头痛；舌淡，苔白，脉弦。

治法：疏肝理气。

方药：柴胡疏肝散加减。眼睑沉重常欲垂闭者，为气虚，加党参、黄芪以补中益气；恶心欲吐者，为胃气上逆，加竹茹、法半夏以降逆止呕。

【治疗】

1. 矫正。

（1）框架眼镜。框架眼镜应是首选，尤其是儿童青少年的散光。配戴隐形眼镜的适应性尚不成熟。

（2）隐形眼镜。隐形眼镜矫正眼散光是指硬性角膜接触镜。近年来使用可透气性硬性角膜接触镜（RGP）矫正散光逐渐普遍，原理是利用接触时泪液填充镜片与角膜之间的空隙，而镜面无散光，从而达到矫正的目的。此方法矫正效果很好，尤其是斜轴散光或高度散光，可明显消除双眼视觉的空间变形问题。对于不规则的散光，采用一眼RGP配戴结合双眼框架眼镜矫正，可达到同时矫正双眼不等像的问题。

2. 手术治疗。现代激光角膜切削术对于角膜散光的治疗很理想。利用角膜地形图仪对角膜表面形状的检查，测算出矫治角膜散光需要切除的模拟托力克角膜形状，以达到完全散光治疗的目的。

【预防与调护】

对于手术所致的角膜散光，首先应该是术中及时调整和控制。白内障手术的巩膜小切口可使术后散光大大减少。

第四节 屈光参差

双眼屈光度数不等者称为屈光参差（anisometropia），度数相差超过 2.50D 以上者通常会因融像困难出现临床症状。全国儿童弱视斜视防治组在 1985 年提出统一标准，定为两眼屈光度相差为球镜不小于 1.5D、柱镜不小于 1.0D。

【病因病理】

一般认为本病有遗传因素的影响，但其确切机制不明了。

除遗传因素以外，还有一些其他因素可以引起屈光参差。发育因素：在眼发育过程中，远视度数不断减轻，近视度数不断加深，如果两眼进展不同，即可引起屈光参差；双眼视功能的不同：屈光参差常继发于斜视之后，主要是由于斜视影响或破坏了眼球正视化过程；外伤或其他疾病：如上睑下垂患者屈光参差发病率为 55%，其他还有眼睑血管瘤、视网膜病变、核性白内障；手术因素：如 IOL 植入、角膜移植、RK 术等。

【临床表现】

1. 症状与体征。低度屈光参差可保持双眼单视。一般认为，两眼屈光参差最大耐受度为 3D，如超过将产生融合困难而破坏双眼单视。

低度屈光参差，为保持融合，将引起两眼间调节矛盾，故常出现视疲劳和双眼视力降低。

交替视力：即双眼看物体时，交替使用一只眼，易发生双眼视力均好的情况，如一眼近视，另一眼轻度远视，则看远时可用远视眼，看近时使用近视眼，由于不需要调节集合，故没有症状。通常屈光参差在3~5D以下，交替视力是可能的。

2. 分类。

（1）按照参差量分类。

1）0~3D（低度）：患者稍做努力通常可以耐受框架眼镜的矫正。

2）3.25~6D（高度）：患者通常会产生一些双眼视的问题。

3）6D以上（重度）：患者通常会产生显著的不平衡感。

（2）按照病因分类。

1）遗传性屈光参差：包括先天性青光眼、先天性白内障和一些疾病导致的眼睑闭合，如先天性动眼神经麻痹、上睑下垂或者组织水肿。

2）获得性屈光参差：包括外伤性、球内或球周占位性病变以及医源性因素，如单眼晶状体摘除后的无晶状体眼、屈光手术、穿透性角膜移植。

（3）按照屈光参差的差异分类（表5）。

【治疗】

对屈光参差者进行屈光矫正时，一般采用戴镜矫正屈光参差，以达到最佳视力和保持双眼单视。需考虑矫正方法的视网膜像放大率，一般认为双眼差值以不超过2D为原则。屈光度差值在5~6D以内，应争取全部矫正；屈光度差值过大时，对低度数眼应该充分矫正使之达到正常视力,对另一眼适当降低度数。

表 5 屈光参差的差异分类

名称	定义
复合散光性屈光参差	双眼均散光,一眼散光量大于另一眼 1D 以上
散光屈光参差	双眼等量散光,一眼轴位和另一眼不同
复合远视性屈光参差	双眼均远视,一眼远视量大于另一眼 1D 以上
复合近视性屈光参差	双眼均近视,一眼近视量大于另一眼 1D 以上
混合性屈光参差	一眼近视,另一眼远视
单纯散光性屈光参差	仅一眼出现散光
单纯远视性屈光参差	一眼远视,另一眼正视
单纯近视性屈光参差	一眼近视,另一眼正视
垂直性屈光参差	在垂直轴位有不等的屈光不正

角膜接触镜所引起的物像大小改变比一般眼镜小得多,成为矫治高度屈光参差的理想方法。如单眼为无晶状体者,配戴框架眼镜后,双眼视网膜像大小差异约为 25%,无法融像而产生许多症状,若配戴角膜接触镜,则放大率差异约为 6%,接近双眼融像的能力范围(5%),可以减少因融像困难带来的视觉症状。

如度数稳定,可以考虑角膜屈光手术进行矫正;对于无晶状体眼引起的高度屈光参差,采用人工晶状体植入更加理想。

第五节　弱视

弱视是指眼球无器质性病变，但单眼或双眼最佳矫正视力低于同龄正常儿童的眼病；或双眼视力相差2行及以上，视力较低眼为弱视。弱视中医无相应的病名，对本病的论述散见于"小儿通睛""能远怯近""胎患内障""疳积上目""小儿眼生翳""视瞻昏渺"等眼病中。

【西医病因病理】

斜视性弱视：由于物象在双眼不能同时落到正常视网膜对应点，而大脑的调整和适应会抑制获得模糊物象的一只眼，使视网膜黄斑功能长期被抑制终形成弱视。

屈光参差性弱视：双眼屈光度相差2.5D以上时，可致两眼视网膜物象不等大，融合困难，屈光度数大的眼视物模糊，受到大脑的抑制而形成弱视。

屈光不正性弱视：多因屈光不正未能及时得到矫正，视觉系统未得到清晰的视觉影像刺激，视觉发育障碍而成为弱视。

形觉剥夺性弱视：是在婴幼儿期由于屈光间质的混浊、上睑下垂或眼睛遮盖过久，使视觉刺激减少，视功能发育受到抑制而形成弱视；其他类型弱视是除以上原因外，而由其他原因引起的弱视。

【中医病因病机】

1. 先天禀赋不足，目中真精亏少，神光发越无力。

2. 小儿喂养不当，久则脾胃虚弱，气血生化乏源，可致目失濡养，视物不明。

【临床表现】

1. 自觉症状视物昏蒙。因患儿年幼而不能自述，多因目偏视而为家长所发现或在体检时查出。

2. 眼部检查最佳矫正视力。3～5岁儿童低于0.5，6岁及以上儿童低于0.7；或双眼视力相差2行以上；或伴有目偏视；或有先天性白内障术后及不恰当的遮盖眼睛史。视力检查中，对单个字体的辨认能力比对同样大小排列成行字体的辨认能力高（拥挤现象），对比敏感功能降低。眼底检查常有异常固视。

3. 实验室及特殊检查。

（1）视觉电生理检查。图形视觉诱发电位（P－VEP）P100潜时延长及振幅下降。

（2）同视机检查。用于双眼视觉功能检查。

【诊断依据】

1. 最佳矫正视力：3～5岁儿童低于0.5，6岁及以上儿童低于0.7；或双眼视力相差2行以上。

2. 可有屈光不正或斜视、晶状体混浊或严重上睑下垂等。

【辨证论治】

弱视应根据其病因的不同,采取针对性治疗方法;重视、斜视及屈光不正的矫正,以及黄斑固视和融合功能的训练等多方面综合治疗。

1. 肝肾不足证。

证候:胎患内障或先天远视、近视等致视物不清;或兼见小儿夜惊,遗尿;舌质淡,脉弱。

治法:补益肝肾。

方药:四物五子丸加减。偏肾阳虚者,加山茱萸、补骨脂、淫羊藿以温补肾阳;肝肾阴虚明显者,加楮实子、桑椹、山萸肉以滋补肝肾;伴脾胃虚弱者,加白术、党参健脾益气。

2. 脾胃虚弱证。

证候:视物不清,或胞睑下垂;或兼见小儿偏食,面色萎黄无华,消瘦,神疲乏力,食欲不振,食后脘腹胀满,便溏;舌淡嫩,苔薄白,脉缓弱。

治法:健脾益气。

方药:四君子汤加减。兼食滞者,可选加山楂、麦芽、神曲、谷芽、鸡内金;脾虚夹湿者,加白扁豆、砂仁、薏苡仁。

【中医外治法】

1. 中药超声离子导入治疗:针对不同证型,中药超声离子导入治疗,每次20min,每日1~2次。

2. 穴位注射治疗:①体穴:曲池、外关、足三里给予活血化瘀中药制剂，每穴位 0.5～1ml，每日 1 次；②太阳穴给予复方樟柳碱，每日 1 次。

3. 针刺治疗：眼部取睛明、承泣、攒竹、球后穴，头部及远端取风池、光明、翳明穴。若肝肾不足，配肝俞、肾俞、三阴交；脾胃虚弱，配足三里、关元、脾俞、胃俞。于每组穴中各取 1～2 穴针刺，年龄小的患儿不留针，年龄大的患儿留针 10～20min。每日或隔日 1 次，10 次为 1 个疗程。

【西医治疗】

1. 矫正屈光不正。

2. 中心注视弱视治疗：宜选用传统遮盖优势眼、光学和药物压抑疗法、光栅刺激疗法等进行治疗。

3. 旁中心注视弱视治疗：应选用后像疗法、红色滤光片疗法、三棱镜矫治、光刷治疗等方法进行治疗。

4. 有斜视者在适当时机应考虑手术治疗。

5. 双眼视觉训练。

6. 巩固性弱视治疗。

【预防与调护】

儿童弱视早期发现、及时治疗十分重要，年龄越小治疗效果越好。因此，应做好以下几项工作：

1. 普及弱视知识的宣传教育工作，使家长和托幼工作者了解和掌握有关弱视防治基本知识，以便及早发现。

2. 儿童 3 岁前为视觉发育关键期，此年龄前检查视力最为重要。如 3 岁以上儿童视力检查发现双眼视力差异≥2 行、矫正视力低于同龄正常儿童者，应及时到眼科就医。

3. 弱视治疗需要较长时间，应建立良好的医患合作关系。医务人员应将弱视的危害性、可逆性、治疗方法、注意事项告知家长，以取得合作。

第六节　老视

老视指随着年龄增长，晶状体逐渐硬化，弹性减弱，睫状肌的功能逐渐减低，从而引起眼的调节功能逐渐下降。本现象在《千金方》中即有记载："凡人年四十五以后，渐觉眼暗。"之后朱丹溪根据《黄帝内经》指出，一个人的精气，只能供给 30 年的视听言动，进一步说明了生理衰退的原因。

【西医病因病理】

老视的实质是眼调节功能的减退，而调节是通过晶状体的塑形、变凸实现的。晶状体在一生中不断增大，因为赤道区的上皮细胞不断形成新的纤维，不断向晶状体两侧添加新的皮质，并把陈旧的纤维挤向核区，于是随着年龄的增加，晶状体的密度逐渐增加，弹性逐渐下降，变得越来越僵硬。

除此以外，晶状体囊的弹性也随着年龄的增长逐渐下降。同时，睫状体由于纤维组织的堆积而逐渐肥大，使之与晶状体相互接近，影响了晶状体悬韧带的弹性。

【中医病因病机】

中医认为年老之人，阴常不足，阳常有余，阴精不足，则呈现老视现象。

【临床表现】

1. 视近困难：老视者初期常感觉将目标放得远些才能看清，在光线不足时更为明显，随着年龄的增长，这种现象逐渐加重。为了看清近目标需要增加调节，常产生因睫状肌过度收缩和相应的过度集合所致的眼疲劳症状。

2. 视近不能持久：因为调节力减弱，患者一般要在调节极限的状态下近距离工作，所以无法持久；由于调节集合的联动效应，过度调节将引起过度集合，故看报容易串行，最后无法阅读，某些患者可能会出现眼胀、流泪、头痛等视疲劳症状。

3. 阅读需要更强的照明度：足够的光线增加书本与文字之间的对比度，又使患者瞳孔缩小，加大景深，从而提高视力。

老视是一种生理现象，无论屈光状态如何，每个人均会发生老视。但是原有屈光状态将影响老视症状出现的迟早，未行矫正的远视者较早发生老视，近视者发生较晚。

【辅助检查】

利用 Hoffstette 公式可以推知老视出现的时间和矫正所需的附加度数，一般规律是正视眼在 45 岁左右约需 +1.50D，50 岁左右约需 +2.00D，60 岁以上约需 +3.00D。

老视的近附加度数的测量一定是在远距验光的基础上进行。

【诊断】

根据上述症状、体征和验光结果，可以进行诊断。

【治疗】

1. 矫正。

（1）配戴凸透镜补偿调节力的不足，使近点移到工作距离之内。

（2）目前配镜的方式主要有 3 种：单光老花镜、双光镜、渐进多焦镜。渐进多焦镜是近年国外流行起来的配镜方式，优点是美观并满足远、中、近不同距离的视觉需要，缺点是有周边像差，需要适应过程，且价格昂贵。

2. 手术治疗。

（1）有报道用巩膜扩张手术或巩膜松解手术对老视进行矫正，以扩宽睫状肌。

（2）激光矫正老视眼：激光矫正老视眼是基于睫状体收缩可以增加晶状体弧度的原理，在近期提出的一种手术矫正老视眼的方法。目前该技术处于临床实验研究阶段，预计将来可能进一步推广。

（3）射频矫正老视眼：射频矫正老视眼是利用射频技术和眼的自然传导性进行角膜成形，在角膜光学区之外形成胶原收缩的环带而使中央区变陡，从而达到矫正老视眼的目的。有报道认为，此方法并发症和副作用较少，是一种稳定、有效的矫正老视眼的方法。

第十四章 斜视

两眼的协调运动由大脑皮层中枢管制,当眼球运动系统处于完全平衡状态时,分开的2只眼能够成为同一个功能单位,不出现偏斜,成为正位眼。如果中枢管制失调,眼外肌力量不平衡,两眼不能同时注视目标,视轴呈分离状态,其中一眼注视目标,另一眼偏离目标,称为斜视(strabismus)。

斜视可分为共同性斜视、麻痹性斜视及特殊类型斜视3大类。

第一节 共同性斜视

共同性斜视(comitant strabismus)是指眼球运动无障碍,斜视角度不随注视眼别不同和注视方向不同而改变的斜视,即第一斜视角等于第二斜视角,常分为共同性内斜和共同性外斜。共同性斜视中的内斜视相当于中医的通睛。通睛病名首见于《幼幼近编》,又名小儿通睛外障、双目通睛、睊目等,《目经大成·天旋》中称为"天旋"。多自幼发病。

【西医病因病理】

共同性斜视的病因病理目前还未彻底了解。它的病因是多方面的,就某一斜视病人而言,可能是解剖、调节、融合功能异常神经支配因素几种因素共同作用的结果。

【中医病因病机】

中医认为，通睛的发病系患儿先天禀赋不足，眼带发育不良而目偏斜与生俱来，或眼珠发育异常，致能远怯近，日久目珠偏斜。也可因婴幼儿长期逼近视物或头部偏向一侧，视之过久致筋脉挛滞而目偏视。

【临床表现】

1. 症状：由于此病多见于婴幼儿，患儿多无主诉，经常是家长发现孩子眼位偏斜来就诊。

2. 体征：眼位偏斜，以水平偏斜多见，内斜偏向鼻侧，外斜偏向颞侧。单纯的共同性垂直偏斜极少见，有的可水平偏斜合并垂直偏斜。恒定性的斜视常表现为一眼恒定性偏斜，斜视眼视力减退；交替性的斜视，即左眼注视、右眼偏斜，右眼注视、左眼偏斜；间歇性的斜视，即一眼有时偏斜，有时正位，或仅视近或视远时偏斜。共同性斜视，眼球运动无明显障碍，第一斜视角等于第二斜视角。

3. 由于眼位的偏斜而造成对视功能的影响，主要有斜视性弱视、单眼视、双眼注视野的改变。

【诊断要点】

1. 眼球偏斜，第一斜视角等于第二斜视角。
2. 眼球运动不受限。

3. 无复视。

4. 实验室及特殊检查。

（1）弧形视野计斜视角检查：第一斜视角等于第二斜视角。

（2）同视机检查：可确定斜视度、视功能级别、融合力等。

（3）三棱镜遮盖法：可确定斜视度。

【辨证论治】

1. 禀赋不足证。

症状：目珠偏斜向内侧，与生俱来或幼年逐渐形成，或伴目珠发育不良，能远怯近，视物模糊；舌淡红，苔薄白，脉弱或缓。

治法：补益肝肾。

方药：杞菊地黄丸加减。若体弱气虚者，加党参、黄精以益气养阴；伴能远怯近者，加何首乌、龙眼肉、肉苁蓉以增滋补肝肾之功。

2. 筋络挛滞证。

症状：小儿长期仰卧，或长期逼近视物，或偏视灯光及亮处，眼珠逐渐向内偏斜；全身及舌脉无异常。以长期逼近视物致筋脉凝滞而眼珠偏斜为辨证要点。

治法：舒筋通络。

方药：正容汤加减。酌加白芍、天冬、当归等以滋阴养血通络。

【中医外治法】

1. 针灸治疗：取瞳子髎、鱼腰、四白、攒竹、太阳、睛明，右眼配左合谷、足三里，左眼配右合谷、足三里，手法平补平泻为主。每日1次，10次为1个疗程。

2. 穴位注射：①体穴：曲池、外关、足三里，给予活血化瘀中药制剂，每穴位 $0.5\sim1ml$，每日1次；②太阳穴，给予腺苷钴胺注射液 2ml，每日1次。

3. 穴位贴敷：取脾俞、胃俞、关元，药物贴敷，每日1次，$6\sim8h$ 1次，10次为1个疗程。

【西医治疗】

1. 有屈光不正者，应及时配戴适度眼镜；经保守治疗眼位不能完全矫正者，需手术治疗；有弱视者，应配合弱视治疗。

（1）矫正屈光不正：既可以治疗调节因素引起的斜视，又可以治疗非调节因素引起的弱视。

（2）三棱镜矫治：适用于斜视度在 $15^{\triangle}$ 以内的小度数的斜视，可消除抑制及异常视网膜对应，增强融像功能。

（3）肉毒杆菌毒素眼外肌局部注射：近年来，有专家尝试应用肉毒杆菌毒素眼外肌局部注射治疗斜视。

2. 手术治疗：斜视眼戴镜半年至1年斜视度恒定不变者，非调节性斜视、双眼视力良好或原有弱视经治疗视力提高者，异常视网膜对应者，斜视角大者，无麻醉禁忌证及药物过敏史者，均宜行手术治疗。手术治疗主要是调整肌肉间的不平衡，减弱较强的肌肉，增强较弱的肌肉。可根据患者的具体情况，选择不同的手术方式。

【预防与调护】

1. 婴幼儿时期不可让其逼近视物，仰卧时避免让头经常侧视一侧光亮处，以免久后形成斜视。

2. 患儿宜早期验光配镜，尤对完全调节性内斜视。

3. 患儿应注意增加饮食营养，增强体质，认真坚持治疗。

第二节 麻痹性斜视

麻痹性斜视（paralytic strabismus）指由于神经核、神经或眼外肌本身的病变引起的单条或多条眼外肌完全或部分性麻痹所致的眼位偏斜。根据发病时间，分为先天性和后天性。

本病相当于中医学的风牵偏视，又名目偏视、坠睛、坠睛眼，以"坠睛"为名记载见于《太平圣惠方·治坠睛诸方》。

【西医病因病理】

本病的病因病理比较复杂，常不能查出明确的病因。先天性者多为先天发育异常、产伤或婴幼儿期的疾病所致；后天性者多与外伤，周围神经炎、鼻窦、眶内及颅内疾患、内分泌、血管性以及肌源性疾患有关。

【中医病因病机】

1. 正气不足，卫外失固，或阴血亏少，络脉空虚，风中经络；脾失健运，聚湿生痰，复感风邪，风痰阻络。

2. 热病伤阴，阴虚阳亢，阳亢动风，挟痰上扰，阻滞经络。

3. 中风后遗，气虚血滞，脉络瘀阻或头面部外伤，肿瘤压迫，致使脉络受阻。

【临床表现】

1. 症状：猝然发病，复视，常伴有视物不清，眩晕，恶心，步态不稳，定位错误，或倾头视物等。

2. 体征：

（1）眼位偏斜：轻微的眼肌麻痹由于融合反射机制的代偿，可没有明显的眼位偏斜，中度以上的眼外肌麻痹才能表现出来。通常眼位偏为麻痹肌作用方向的对侧。动眼神经麻痹显示内直肌、上直肌、下直肌及下斜肌麻痹合并上睑下垂，瞳孔扩大。第一与第二斜视角不等，第二斜视角大于第一斜视角。

（2）眼球运动受限：表现为眼位偏斜在眼球向麻痹肌作用方向运动时明显。如右眼外斜肌麻痹，向右看时，右眼内斜明显。

（3）复视：一般外展肌群的外直肌和上、下斜肌麻痹时，眼位向鼻侧偏斜，产生同侧性复视；内转肌群的内直肌和上、下直肌麻痹时，眼位向颞侧偏斜，产生交叉性复视。

（4）代偿头位：是麻痹性斜视特征之一。头向肩部倾斜及上颌的上举或内收，表示垂直肌麻痹；脸面的转向，表示水平肌的麻痹。

3. 辅助检查。

（1）周边弧形视野计检查：第二斜视角大于第一斜视角（麻痹眼注视时，健眼的偏斜度大）。

（2）同视机：确定斜视度数。

（3）三棱镜检查：可用三棱镜中和法以确定斜视度数。

（4）影像学检查：X光、CT、MRI，排除颅内、眶内炎症、占位性病变及外伤时的骨折等。

（5）血生化检查：排除感染、高脂血症、动脉硬化等。

【诊断与鉴别诊断】

1. 诊断要点：

（1）复视。

（2）患眼向麻痹肌作用的相反方向偏斜。

（3）第二斜视角大于第一斜视角。

2. 鉴别诊断：麻痹性斜视与共同性斜视的鉴别，见表6。

【辨证论治】

本病早期针药并用，疗效更佳。若经6个月以上治疗而麻痹肌功能仍无恢复者，可考虑手术治疗；若有颅内、眶内病变者，应及早针对病因治疗。

1. 风邪中络证。

证候：发病突然，目珠偏斜，转动失灵，倾

头瞻视,视物昏花,视一为二;兼见头晕目眩,步态不稳;舌淡,脉浮数。

表6 麻痹性斜视与共同性斜视的鉴别

	麻痹性斜视	共同性斜视
病程	多猝然发病	病变缓慢进展
自觉症状	后天者常有眼性眩晕、恶心呕吐、步态不稳等	多无不适
复视	复视像随注视方向不同而改变	多无,若有则各个方向所见复像间距大致相同
眼位偏斜	第二斜视角与第一斜视角不等,随注视方向改变而不同	第二斜视角等于第一斜视角,当斜视方向改变时,斜视角大小不变
眼球运动	向麻痹肌方向运动障碍	无障碍
代偿头位	可有	无

治法:祛风通络,扶正祛邪。

方药:小续命汤加减。肝虚血少者,可加当归、熟地黄以补血养血;风热为患者,可去方中生姜、肉桂、附子等温热之品,酌加生石膏、生地黄、秦艽、桑枝等,以辛凉疏风、清热通络。

2. 风痰阻络证。

证候:发病突然,目珠偏斜,转动失灵,倾头瞻视,视物昏花,视一为二;兼见胸闷呕恶,食欲不振,泛吐痰涎;舌苔白腻,脉弦滑。

治法：祛风除湿，化痰通络。

方药：正容汤加减。可酌加赤芍、当归以活血通络；恶心呕吐甚者，加竹茹、姜半夏以涤痰止呕；痰湿偏重者，酌加薏苡仁、石菖蒲、佩兰以芳香化浊、除湿祛痰。

3. 脉络瘀阻证。

证候：多系头部外伤、眼部直接受伤或中风后出现目珠偏位，视一为二；舌质淡或有瘀斑，脉涩。

治法：活血行气，化瘀通络。

方药：桃红四物汤合牵正散加减。病变早期可加防风、荆芥、蒺藜以增祛风散邪之功；后期表现为气虚血瘀者，可加党参、黄芪等以益气扶正，或改用补阳还五汤加减以益气活血通络。

【中医外治法】

1. 针刺治疗：①主穴选用风池、完骨、天柱、太阳、百会、肝俞、肾俞、足三里、阳陵泉；配穴选眼局部与麻痹肌相对应的穴位，如内直肌麻痹选睛明，外直肌麻痹选瞳子髎，下直肌麻痹选承泣，上直肌麻痹选鱼腰。轮流选穴，平补平泻，每日针 1~2 次，留针 30min。必要时可使用电针。②眼肌直接针刺法：结膜囊表面麻醉后，以针灸针直接刺相应麻痹肌之眼球附着点后 1~3mm 处，每条肌肉可轻轻推刺数十下，刺后点抗生素眼药，每日或隔日 1 次。

2. 穴位注射：①体穴：曲池、外关、足三里，给予活血化瘀中药制剂，每穴位 0.5~1ml，每日 1 次。②太阳穴，给予神经营养类药物，每日 1 次。

3. 穴位敷贴：用复方牵正膏敷贴患侧太阳、下关、颊车穴，先太阳后下关再颊车，每次 1 穴，每穴治疗间隔 7~10d，适用于风痰阻络证。

4. 推拿治疗：患者仰卧位，医者坐于患者头侧，用双手拇指分别按揉百会、睛明、攒竹、鱼腰、太阳、瞳子髎、丝竹空、风池等穴；再用双手拇指指腹分抹眼眶周围。上述手法反复交替使用，每次治疗约 20min。然后患者取坐位，医者在患者背部点揉肝俞、胆俞及对侧合谷、下肢光明穴 5~10min。全套手法治疗时间 30min，每日 1 次，10d 为 1 个疗程。

【西医治疗】

1. 局部治疗：戴镜或遮盖治疗。遮盖麻痹眼可消除复视。

2. 手术治疗：对于先天性或陈旧性麻痹性斜视，在诊断明确、除外中枢神经系统疾患、病情稳定的基础上早期手术矫正，有助于双眼视觉的建立或恢复。对于后天性麻痹性斜视，经以上治疗无效，病情稳定 4~6 个月后可用分腱术治疗。

【预防与调护】

1. 遮盖麻痹眼，以消除复视。

2. 忌食肥甘厚腻，以免渍湿生痰加重病情。

第三节 特殊类型斜视

以眼肌疾患为特征的先天性眼眶内肌肉筋膜发育异常,而限制眼肌运动的斜视。可有若干不同的综合征。

1. 眼球后退综合征(retraction syndrome)。是一种先天性眼球运动障碍性疾病,以单眼发病为主,常为左眼,多数患眼外转明显受限,内转功能正常或轻度障碍,内转时睑裂变小和眼球后退,试图外转时睑裂开大。部分患者在内转时伴有眼球急骤上转或急骤下转。在矫正屈光不正和治疗弱视的基础上,选择合适的时机手术治疗。

2. 上斜肌腱鞘综合征(superior oblique tendon syndrome)。是由于先天解剖异常或继发于外伤或手术所致的上斜肌肌腱或鞘膜过分增厚或粘连,限制了下斜肌的上转运动。被动转眼试验证明下斜肌上转受阻不能达正常生理范围,致使眼球呈固定向下注视的状态,可与下斜肌麻痹相鉴别。临床表现主要为轻者眼球内转时上转受限,可伴有下斜视,但第一眼位无下斜视。严重者内转时明显受限,第一眼位及内转时均有明显下斜视。向鼻下方做被动转动试验有抗力感。治疗轻者无须手术,有下斜位影响双眼视时,可手术分离上斜肌肌鞘,如仍不能使下斜肌上转功能改善,可做上斜肌减弱或下斜肌加强手术。

3. 眼外肌粘连综合征(adherence syndrome of

extraocular muscles）。是由于直肌和斜肌的肌鞘发生异常筋膜粘连而引起的眼位偏斜和眼球运动障碍。常见的有4种类型：

（1）外侧粘连综合征。为外直肌鞘与下斜肌鞘粘连，表现为假性外直肌麻痹。

（2）下方粘连综合征。为下直肌鞘与下斜肌鞘粘连，表现为上转、下转均受限，类似眶下壁骨折。

（3）上方粘连综合征。为上直肌与上斜肌粘连，表现为假性上直肌麻痹。

（4）术后粘连综合征。多见于下斜肌手术所致的粘连。治疗主要采取闭合或开放松解术分离粘连。

4. A–V综合征（A and V syndrome）。是一种同时伴有垂直非共同性斜视的亚型水平性斜视，即当向上或向下看时，水平斜度发生较明显的变化，并以"A"和"V"字母形象命名的一类斜视现象。内斜视或外斜视当向正上方或正下方注视时，斜度允许有一定的差异，但这一差别不应超过$10^{\triangle}$，如超过则为A–V现象。A–V综合征不是一种特定的临床疾病，而是一种现象，但多数学者仍以A–V综合征来命名。通常用常规手术方法矫正水平斜结合斜肌加强或减弱手术。

第十五章 眼眶疾病

眼眶是四边锥形的骨性空腔,眶内有眼球、视神经、眼外肌、血管、脂肪、泪腺、神经和筋膜等组织。眶壁与颅腔及鼻窦关系密切,内壁与筛窦,下壁与上颌窦,上壁与前颅窝相邻。眶壁和眶尖的各个裂孔、管与颅腔、鼻窦相通。因此,眼眶鼻窦和颅腔的疾病可相互影响。由于面部静脉无瓣膜,血液回流多经眶内眼静脉汇入海绵窦,面部或鼻窦感染可通过血行侵犯眼眶及海绵窦,甚至危及生命。眶内容积有限,凡眶内炎症、循环性水肿、肿瘤、血管扩张、眼外肌肥大、血肿及寄生虫等,均能使眶内容积增加,引起眼球突出(exophthalmos)。眶炎症后的结缔组织牵引,眶脂肪吸收,或眶骨骨折则引起眼球内陷(enophthalmos)。

中医对眼眶病的认识与命名多限于以眼球外突为特征的眼病。如眶蜂窝织炎称为"突起睛高",见于《秘传眼科龙木论》;类似甲状腺相关性眼病或眼眶肿瘤及假瘤称为"鹘眼凝睛"外障,见于《秘传眼科龙木论》;类似眶血管性病变称为"珠突出眶",见于《证治准绳》;或"睛凸",见于《目经大成》等。眼眶病病因复杂,与风热邪毒,痰湿蕴结,肝郁气滞,血瘀阻络等有关。治宜结合全身状况和相关疾病，综合分析，辨证与辨病相结合，局部治疗与全身治疗相结合。

第一节 眼眶蜂窝织炎

眼眶蜂窝织炎（orbital cellulitis）是发生于眼眶内软组织的急性感染性炎症，属于中医眼科"突起睛高"（《秘传眼科龙木论》）范畴。

【中医病因病机】

本病多因外感风热邪毒，或脏腑积热，火热炽盛，循经上攻目窍所致，亦有因头面疖肿、丹毒、鼻渊、漏睛症等病灶毒邪蔓延致眶而成。

【西医病因及发病机制】

本病多因眼眶邻近组织的细菌感染蔓延引起，其中以筛窦、额窦、上颌窦的炎症扩散引起眼眶内感染最为常见，面部疖肿，眼睑脓肿，急性泪囊炎、全眼球炎、眼眶外伤伴眶内异物存留等也是引起本病的原因。其他部位化脓灶也可经血行途径感染眼眶。

【临床表现】

1. 症状：患眼疼痛、转动时加重，视力下降或视一为二，全身常伴有头痛发热，恶心呕吐，甚者神志昏迷，烦躁谵语。

2. 体征：眼球向前突出，转动受限，严重者眼球固定，球结膜充血水肿，甚者突出睑裂以外。若病变侵及视神经，眼底可见视盘充血水肿，视网膜静脉迂曲扩张及视网膜出血水肿等。

3. 辅助检查。

（1）眼眶超声检查：眶脂肪图形内出现弥漫性海绵样无光点区。

（2）CT 扫描：眼眶脂肪图形内弥漫暗影。

（3）实验室检查：血常规白细胞增加，中性粒细胞升高。

【诊断要点及鉴别诊断】

眼眶蜂窝组织炎，眼眶脓肿和海绵窦血栓，眼部有明显红肿，眼球突出和眼球运动限制，儿童时期恶性肿瘤可有类似临床表现，需鉴别诊断，CT 或 MRI 检查可协助诊断。可与甲状腺相关性眼病相鉴别。

【辨证论治】

1. 风热邪毒证。

证候：眼球胀痛突起，眼睑红肿，球结膜充血；伴发热，头痛；舌红苔薄黄，脉浮数。

治法：疏风清热，解毒散邪。

方药：银翘散合五味消毒饮加减。目赤疼痛较甚者，酌加赤芍、丹皮散瘀止痛；恶寒发热较甚者，酌加荆芥、防风祛风散邪。

2. 热毒炽盛证。

证候：眼球高度突出，疼痛剧烈，眼睑红肿，球结膜充血水肿，甚者突出睑外；伴发热头痛，恶心呕吐，尿赤便结；舌红或紫绛，苔黄，脉数。

治法：清热泻火，凉血解毒。

方药：清瘟败毒饮加减。大便秘结者加大黄、芒硝通腑导热；神昏烦躁者，可用清营汤送服安宫牛黄丸。

【中医特色治疗】

用内服中药渣作湿热敷；或用银花、蒲公英各30g煎水，作湿热敷。

【西医治疗】

尽早尽快使用足量广谱抗生素，通常为静脉给药。根据病情在充分抗感染治疗的基础上，加用糖皮质激素治疗。一般使用抗生素应持续2周。

本病为眼科急重病症，治宜中西结合，积极寻查病因，清除病灶，迅速控制炎症，防止并发症的发生。若出现颅内并发症，须请相关科室配合诊治。

【预防调摄】

1. 对面部肿疖及鼻窦炎等头面病灶应积极治疗，切忌挤压和过早切开，以免感染扩散。

2. 若感染向颅内发展，出现严重并发症时，应请有关科室配合，紧急抢救治疗。

3. 饮食宜清淡，戒烟酒，忌食辛辣炙煿燥烈之品。

第二节 眼球筋膜炎

眼球筋膜炎（ocular tenonitis）是发生于眼球

筋膜囊的炎性疾病，临床上可分为浆液性眼球筋膜炎与化脓性眼球筋膜炎2种。眼球筋膜炎类似于中医学的"鱼睛不夜"范畴。

【中医病因病机】

中医认为本病多因肺经郁热，肺气失宣，气机不利，水湿停滞；或因脏腑积热，热毒上壅；或因眼球外伤，邪毒乘袭蔓延所致。

【西医病因及发病机制】

浆液性眼球筋膜炎原因不明，多伴有风湿性关节炎、结节性动脉炎、红斑狼疮、复发性多发性软骨炎等全身免疫性疾病，一般认为多属于过敏反应性病变。

化脓性眼球筋膜炎多因眼球化脓性炎症及邻近组织化脓病灶蔓延所致，也可由局部外伤感染引起。

【临床表现】

1. 症状：眼球疼痛，畏光流泪，甚者复视，或伴发热头痛等全身症状。

2. 体征。

（1）浆液性眼球筋膜炎：多发生于双眼，常突然发生，眼球突出，运动受限，球结膜浆液性水肿，一般不充血，无分泌物，视力不受影响。

（2）化脓性眼球筋膜炎：多为单眼发生，球结膜充血水肿，眼球突出，运动障碍较甚。

3. 辅助检查。

（1）B型超声波检查眼球壁外有弧形暗区。

(2) CT 扫描检查显示眼球壁增厚。

【诊断要点及鉴别诊断】

根据患者的病史、典型的临床表现可以诊断明确。超声波检查可见眼球壁与眶脂肪间出现透明间隙，CT 扫描见局部眼球壁增厚。本病与眶蜂窝组织炎相似，但后者多为单眼，局部症状明显并逐渐加剧。且伴有高烧、衰竭等全身症状，可资鉴别。

【辨证论治】

1. 肺经郁热证。

证候：眼球突出，运动受限，球结膜水肿，红赤不显；舌质红，苔薄黄，脉数。

治法：泻肺清热。

方药：泻肺汤加减。若球结膜水肿较甚者，酌加葶苈子、茯苓、泽泻泻肺利水；气机不利者，酌加杏仁、枳壳调理气机。

2. 热毒攻目证。

证候：眼球突出，运动障碍，球结膜充血水肿，目痛较剧；舌红苔黄，脉数。

治法：清热泻火解毒。

方药：黄连解毒汤加减。目赤痛较甚者，酌加银花、连翘、蒲公英、紫花地丁清热解毒；大便秘结者，酌加大黄、玄明粉通腑泄热。

【西医治疗】

对眼球筋膜炎的治疗。浆液性者，可口服或静脉滴注糖皮质激素；化脓性者，西医宜大剂量全身应用抗生素。

局部治疗：

1. 浆液性者，局部点用糖皮质激素滴眼液；化脓性者，局部滴用抗生素滴眼液及眼膏。

2. 局部出现脓肿，应及时切开引流。

3. 为减轻眼眶压力，可行外眦切开术。

【预防调摄】

1. 浆液性眼球筋膜炎，应配合治疗全身免疫性疾病。

2. 化脓性眼球筋膜炎，应注意清除眼邻近组织感染病灶。

3. 饮食宜清淡，忌烟酒，少食辛辣燥烈之品。

第三节　甲状腺相关性眼病

甲状腺相关性眼病（thyroid ophthalmopathy），又称 Graves 眼病、浸润性突眼，是引起成人眼球突出最常见的原因，临床以眼球突出、眼睑退缩和上睑迟落为特征。属于中医"鹘眼凝睛"（《秘传眼科龙木论》）范畴。

【中医病因病机】

本病多因情志失调，肝郁气结，郁而化火，上攻目窍；或因热毒炽盛，上壅头目，眼络滞涩，气血瘀阻；或因素体阴虚，劳心过度，阴虚阳亢，虚火上炎所致。

【西医病因及发病机制】

本病与甲状腺功能异常和免疫系统失调有

关，病变主要损害上睑肌和眼外肌。病理改变主要为眼外肌水肿，淋巴细胞浸润，肌肉变性坏死及纤维化，黏多糖沉积等。

【临床表现】

1. 症状：眼沙涩不舒，畏光流泪，甚者视一为二，视力下降，全身可表现有甲状腺功能亢进的症状，如心跳加快，烦躁失眠，低热多汗，食欲亢进等。

2. 体征：眼球渐进性外突，运动受限，甚者完全固定而呈凝视状。眼睑退缩，上睑迟落，眼裂闭合不全。严重者可并发暴露性角膜炎和角膜溃疡。

全身检查可见甲状腺肿大，两手及舌伸出可有震颤现象。

辅助检查：

（1）同位素检查：若为甲状腺功能亢进者，甲状腺吸碘率升高，血清中 T_3、T_4 升高，促甲状腺素下降。若为甲状腺功能正常者，血清中 T_3、T_4 正常，甲状腺吸碘率正常。

（2）CT 扫描检查：显示多条眼外肌肌腹弥漫性梭形肿胀，肿大的眼外肌边界清楚，肌腱不受累，多合并泪腺肿大，可见视神经增粗，眶脂肪正常。

（3）B 型超声波检查：显示有假回声的增粗条状病变。

（4）MRI 检查：可显示肌肉肿大的中等强度

信号。

【诊断要点及鉴别诊断】

甲状腺相关性眼病：多双眼发病，发病交缓，病程较长，无明显疼痛，常伴有甲状腺功能异常和上睑退缩与迟落。CT 和 B 超检查对鉴别诊断有重要意义。可与眶蜂窝织炎相鉴别。

【辨证论治】

1. 肝郁化火证。

证候：眼球渐进性突出，远转失灵；伴情志不舒，烦躁易怒，心悸失眠，口苦咽干；舌红苔黄，脉弦或弦数。

治法：疏肝泻热，解郁散结。

方药：丹栀逍遥散加减。郁火较甚者，酌加夏枯草、制香附清泄郁火；两手及舌伸出有震颤者，酌加石决明、僵蚕、钩藤平肝息风；兼夹痰湿者，酌加浙贝母、法半夏、牡蛎等化痰散结。

2. 阴虚阳亢证。

证候：眼球突出，凝视不动；伴头晕耳鸣，心烦失眠，消瘦多汗；舌红少苔，脉弦细数。

治法：滋阴潜阳，息风通络。

方药：天麻钩藤饮加减。虚火较重者，酌加知母、黄柏滋阴降火；心烦失眠较重者，酌加麦冬、酸枣仁养心安神；瘀滞较重者，酌加丹参、郁金、海藻、昆布祛瘀散结。

【中医特色治疗】

针刺：可选用攒竹、丝竹空、阳白、四白、

太阳、外关、内关、合谷、后溪、行间等穴位针刺治疗。

【西医治疗】

1. 全身治疗。

（1）糖皮质激素：全身应用糖皮质激素能有效减轻眼眶急性炎症引起的突眼和眼外肌运动障碍。初始剂量一般为每日 60~120mg，连用 2~4 周，症状明显缓解后每周减量 10mg，至维持量 10mg 需再服用 2~3 个月。

（2）免疫抑制剂：对单用糖皮质激素效果差者，可配合选用硫唑嘌呤、环磷酰胺、环孢霉素 A 等免疫抑制剂。

2. 局部治疗。

（1）睑裂闭合不全者，点用抗生素滴眼液，涂用抗生素眼膏，防止继发感染。

（2）眼外肌水肿较甚者，可用泼尼松龙 12.5mg 眼外肌肌腹注射，隔日 1 次，注射 7 次为 1 个疗程。

3. 手术治疗。根据病变的程度、病程及并发症的不同，可考虑相应的手术方法，如眼睑退缩矫正术、眼外肌手术、眼眶减压术、眼睑缝合术等。

【预防调摄】

1. 舒情志，忌躁怒，保持心情舒畅。
2. 合理饮食，少食辛辣燥烈之品。

第四节 眼眶炎性假瘤

眼眶炎性假瘤（inflammatory pseudtumor）为原发性眼眶组织的慢性非特异性炎性改变，因其临床症状类似肿瘤，组织学表现属于特发性炎症，故名炎性假瘤。发病多见于成人，且单眼发病者较多。起病较急，发展较缓，常反复发作。眼眶炎性假瘤属于中医"鹘眼凝睛"范畴，该病名首见于《秘传眼科龙木论》。

【中医病因病机】

本病多因风热毒邪，上侵入目，壅滞眼眶，脉络瘀滞；或因七情内伤，肝郁气滞，血行不畅，气滞血瘀；或因脾失健运，聚湿生痰，痰瘀互结，阻于眶内，致目珠突出眶外。

【西医病因及发病机制】

病因至今不明，可能与感染如鼻窦炎，上呼吸道感染和免疫功能紊乱有关。患者血清中IgG、IgM可增高，部分病人可发现抗核抗体及抗平滑肌抗体。目前多数学者认为炎性假瘤是一种免疫反应性疾病。其病理上是由多形性炎症细胞（淋巴细胞、浆细胞、嗜酸性粒细胞）和纤维血管组织反应构成的特发瘤样炎症。

【临床表现】

1. 症状：眼眶疼痛，牵及头额，伴畏光流泪，甚者出现复视，视力下降。

2. 体征：眼睑肿胀，结膜充血水肿，眼球突出,转动障碍。约有1/3的病人眶缘可扪及肿物,呈结节状,多发,可推动,轻度压痛。病情严重者,由于眼球受压,可见眼底视盘水肿,视网膜静脉迂曲扩张,视网膜出血及水肿等征象。

3. 辅助检查。

(1) X线摄片:早期对眶骨无影响。病程较久者,可见致密阴影或仅眶腔扩大,一般无骨质破坏。

(2) B型超声波检查:显示巩膜增厚,球筋膜囊加宽,眼外肌增粗等。

(3) CT扫描:可见单条增粗的眼外肌,边界不规则,肌止点呈球形肿胀。眼眶内有形状不规则的软组织块影。

【诊断要点及鉴别诊断】

1. 有眼痛、眼睑及结膜充血、水肿等炎症表现。

2. 眼球突出、眼球运动受限。

3. 眼眶可扪及硬性肿物。

4. X线片示眶内密度增高,但多无骨质破坏。

5. 超声探查:A超显示不规则或壳状低回声区,B超显示均匀稠密的团块图像。

6. CT扫描见形状不规则、边界不圆滑、不均质软组织块影或占据眶内一部分或全眶区的云雾状高密度影。

7. 皮质类固醇等抗炎治疗有效。

【辨证论治】

1. 风热毒壅证。

证候：眼球突出，转动失灵，眼睑肿胀，结膜充血水肿，复视，流泪，头目疼痛；舌红，苔薄黄，脉浮数。

治法：疏风清热，解毒散结。

方药：泻肝散加减。头目疼痛较剧者，酌加夏枯草、僵蚕清肝泄热散结；目赤较甚者，酌加赤芍、丹皮凉血散瘀。

2. 肝郁气滞证。

证候：眼球突出，转动受限，复视；伴口苦，情志不舒；舌质暗红，苔薄白或薄黄，脉弦。

治法：舒肝解郁，行气活血。

方药：逍遥散加减。郁热较甚者，酌加丹皮、栀子、夏枯草、制香附清泄郁火；眼球突出及充血较甚者，酌加桃仁、红花、丹参、茺蔚子祛瘀活血。

3. 痰瘀互结证。

证候：眼球突出，运转障碍，复视；伴胸胁胀满，头晕胸闷；舌暗红，苔黄腻，脉弦滑。

治法：祛瘀通络，化痰散结。

方药：桃花四物汤合温胆汤加减。病情日久难愈者，可酌加海藻、昆布、生牡蛎软坚散结；瘀滞较甚者，酌加郁金、丹参活血祛瘀。

【西医治疗】

1. 全身治疗。

以糖皮质激素治疗为主，联合抗生素治疗。口服泼尼松，每日60~80mg，症状缓解后药量逐渐减少。因本病停药后易复发，小剂量用药持续3~4个月。小剂量维持给药可采用隔日晨服疗法，2d的剂量在第1d早晨顿服，第2d休息。小剂量维持用药，可防止复发，减轻视神经和眼肌的损害。对糖皮质激素无效，或不适宜用糖皮质激素者可用环磷酰胺等免疫抑制剂。

2. 局部治疗。

（1）患眼局部点用糖皮质激素滴眼液及抗生素滴眼液，眼眶内注射泼尼松龙12.5g，每周1次，可增强疗效，减少全身用药并发症的发生。

（2）对不适宜用糖皮质激素者，可采用放射治疗。淋巴细胞增生型眼眶假瘤对放射治疗效果较好，一般采用眼眶外侧照射。

3. 手术治疗。一般不主张手术治疗。若患眼视力已丧失且疼痛剧烈，眼球高度突出及假瘤占满眼眶者，可考虑行眶内容物摘除术。

【预防调摄】

1. 病情早期应积极治疗，迅速控制病情发展。

2. 眼球突出严重，眼睑闭合不全者，局部宜点用抗生素滴眼液，涂用抗生素眼膏，以防继发感染。

3. 饮食宜清淡，少食辛辣炙煿燥烈之品。

第十六章 眼外伤

第一节 角结膜异物伤

角结膜异物伤是指沙石、灰尘、金属碎屑等细小异物进入眼内,黏附或嵌顿于角膜或者结膜表面的常见眼外伤。本病属于中医"异物入目"范畴。

【病因病机】

多由于在日常生活、工作中防护不慎或回避不及,尘埃沙土、煤灰粉渣、金属碎屑、麦芒、谷壳或昆虫之类进入眼内所致。

【临床表现】

1. 症状:异物黏附于结膜表面时,常表现为异物感,沙涩,疼痛不适,畏光流泪等刺激症状;异物黏附于角膜表面时,自觉症状明显,如刺痛、畏光、流泪、异物感、眼睑痉挛等较重症状。

2. 体征:若异物黏附于结膜或角膜浅层可见结膜充血,可在相应部位查见异物;若异物嵌顿于角膜则可见角结膜混合充血,如时间稍长,异物周围可出现灰白色浸润,铁质异物者可出现棕色的锈环。进一步发展可出现前方混浊,角膜后壁沉积物,房闪和虹膜睫状体炎等变症。异物带入的细菌也会引起角膜溃疡。

【辨证论治】

睛伤邪侵证。

证候：角膜骤生星翳，羞明流泪，眼痛难睁。查见睫状充血，角膜浅层点状混浊；多见于角膜异物剔除术后；舌脉无异常。

治法：疏风清热解毒。

方药：石决明散加减。

【中医特色治疗】

若日久黑睛生翳，可局部滴用拨云散眼药或退障眼膏，内服拨云退翳丸。

【西医治疗】

1. 黏附于结膜囊内的异物可用氯化钠注射液冲洗，或用无菌水沾湿棉签粘出。黏附于角膜表层的异物，表面麻醉后用无菌棉签粘出。

2. 嵌顿于角膜的异物可采用角膜异物剔除术，按无菌操作实行。氯化钠注射液冲洗结膜囊后进行表面麻醉，固定患者头部不动，双眼睁开，注视一处，术者持无菌针头从异物一侧呈15°剔除异物，术毕涂抗生素眼膏，眼垫封盖。

【预防调摄和预后转归】

1. 在异物容易入目的工作环境工作时，需佩戴防护眼镜。

2. 如异物入目需及时正确处理，切勿随意揉擦挑拨，以免加重病情。表浅异物处理较易，预后较好，角膜异物较深或处理不当，常继发感染。

第二节　钝挫伤

钝挫伤为机械性钝力引起的眼部损伤，致伤物多为钝性物体。本病中医属于"撞击伤目"范畴。

【中医病因病机】

钝力作用于眼部引起各组织出血，是为络伤出血；若气血受伤，组织受损，以致气滞血瘀，精华不得上运而目力障碍；加之风热之邪可乘隙而入，伤及视力。

【西医病因及发病机制】

钝性物体如球类、拳头、棍棒、金属钝器、砖头、石头等击伤眼部，或跌仆伤眼，或高压液体、气浪冲击眼部所致。此外，眼球邻近组织损伤或头部受强烈打击，使作用力在眼球内及眼球壁传递，伤及眼球。

【临床表现】

1. 症状：可有异物感，疼痛或胀痛，怕光流泪，视力下降等。

2. 体征：①眼睑挫伤：眼睑水肿、出血、血肿等，重者合并眶骨骨折、皮下气肿、眼睑裂伤、泪小管断裂、泪点移位、泪囊破裂和泪囊炎等。②结膜挫伤：可见球结膜下出血，球结膜水肿，严重者可见球结膜破裂伤。③角膜挫伤：角膜表层擦伤感染可出现角膜溃疡，重者可出现基质层水肿、增厚及混浊，后弹力层出现褶皱，或角膜破裂，虹膜及眼球内容物脱出。④巩膜裂伤：可发生眼内容物脱出、嵌顿。⑤虹膜睫状体挫伤：以外伤性瞳孔散大和前房积血多见，还可引起葡萄膜炎和低眼压。前房积血可引起角膜血染、继发性青光眼。⑥晶状体损伤：外伤可致晶状体脱位或晶状体混浊。前者包括半脱位和全脱位，可见散光和复视。⑦玻璃体积血：出血较多时病人自觉眼前暗影飘动，或似有红玻璃片遮挡，视力明显下降。⑧脉络膜损伤：可见脉络膜破裂、出血及脱离。⑨视网膜损伤：可见视网膜震荡，表现为后极部视网膜一过性水肿变白，中心视力下降。还可造成视网膜裂孔，视网膜脱离。⑩视神经挫伤：视力锐减，瞳孔扩大，直接光反应迟钝或消失，间接光反应正常。4~6周后眼底可见视神经萎缩表现。

3. 辅助检查：①屈光介质混浊时，应做 B 超检查判断有无视网膜、脉络膜脱离。②眼眶受伤时，需做 X 线片或 CT、MRI 检查排除是否有眶骨和颅骨骨折。

【辨证论治】

1. 撞击伤络证。

证候：眼睑青紫，肿胀难睁；或球结膜下出血；或眶内瘀血，眼球突出；或前房积血，视力障碍；或眼底出血，视力剧降，甚则暴盲；舌质紫暗，脉涩。

治法：先凉血止血，后活血化瘀。

方药：先用生蒲黄汤加减，血止后改用血府逐瘀汤加减。

2. 血瘀气滞证。

证候：外伤后自觉视物模糊不清，甚或视物不见；或上睑下垂，眼珠斜视，瞳孔缩小或散大不收；或眼胀欲脱，头痛如劈，前房积血，日久不散，角膜泛黄，眼硬如石；或晶体混浊，或视网膜水肿等；兼见恶心呕吐等变证；舌质紫暗或有瘀斑，苔薄黄，脉涩。

治法：活血祛瘀，行气止痛。

方药：血府逐瘀汤加减。

3. 风热侵袭症。

证候：角膜擦伤或水肿混浊，流泪怕光，眼球胀痛，睫状充血，或结膜混合充血；舌质红，苔薄黄，脉浮数。

治法：疏风清热益损。

方药：除风益损汤加减。

【中医特色治疗】

1. 络伤出血者，可口服云南白药片或胶囊。

2. 撞击伤络症见出血，可静脉滴注血栓通注射液。

3. 血瘀气滞型钝挫伤，可口服血府逐瘀丸活血化瘀、行气止痛。

4. 治疗后期可口服六味地黄丸补益肝肾、滋阴明目。

5. 若角膜挫伤生翳，眼球刺痛剧烈，可取四白、太阳、合谷、承泣、睛明等穴针刺止痛。

6. 可选用丹参注射液、红花注射液、血栓通注射液等局部电离子导入，促进出血吸收。

【西医治疗】

1. 角膜上皮损伤者，应给予抗生素滴眼液预防感染。

2. 有外伤性虹膜睫状体炎者，给予抗生素糖皮质激素混合滴眼液，严重者可给予糖皮质激素结膜下或球旁注射。

3. 眼内出血者，给予止血药，如注射用血凝酶（立止血）、氨甲苯酸（止血芳酸）、卡络柳钠（安络血）等。

4. 对外伤性前房积血者，应半卧位安静休息，必要时双眼包扎，以限制眼球活动。原则上不缩瞳孔也不散瞳，但对前节炎症反应明显者，可给予散瞳药。静滴甘露醇，可以促进出血吸收，并缓解继发性青光眼。

5. 前房积血行前房冲洗手术适应证：①出血后眼压大于40 mmHg，用降眼压药物72h后无好转。②眼压大于30 mmHg，持续5d不降。③眼压达25 mmHg，前房积血为全量，持续6d。④前房积血为Ⅳ级，持续7d。⑤裂隙灯下见角膜上皮水肿及基质增厚。

6. 外伤性虹膜根部离断伴复视时，可行虹膜根部缝合术。

7. 继发性青光眼，先予降眼压药物，并针对高眼压病因治疗，必要时可手术。房角后退性青光眼多在伤后 1~10 年发生，需注意坚持随访。

8. 外伤性晶体半脱位对视力影响不大时，可观察；如晶体脱位较严重，视力下降明显或产生继发性青光眼时，应手术治疗。

9. 视网膜震荡及视网膜挫伤可应用糖皮质激素、血管扩张剂、维生素类等药物治疗，对严重的视网膜挫伤可选择高压氧治疗。

10. 视神经损伤可给予糖皮质激素和高渗剂，并予维生素类和扩张血管性药物作为辅助治疗。

11. 外伤性黄斑裂孔可以临床观察为主，如发现有玻璃体牵引或视网膜脱离危险时才考虑手术治疗。

12. 眼球钝挫伤性睫状体损伤可分为睫状体解离（睫状体与巩膜突分离），睫状体脱离（睫状体与巩膜分离，无睫状体与巩膜突分离），睫状肌撕裂（睫状肌环行纤维与纵形纤维分离，也叫房角后退），睫状体出血等。睫状体解离范围大于 2 个钟点者，可考虑行睫状体缝合术，其余情况可先保守治疗，包括局部应用散瞳剂、糖皮质激素等。对保守治疗 2 个月以上无效者，也可考虑手术治疗。

13. 对局部炎症长时间不能好转的患者，有时需要多次行 B 超或 UBM 检查，以排除不易发现的球壁裂伤或异物，尤其是植物性异物。

14. 对伴有近视眼的伤者，散瞳检查排除周边视网膜病变是必不可少的，如发现有视网膜裂孔需尽早行激光光凝封闭裂孔。

【预防调摄和预后转归】

加强安全教育，避免外伤事故发生。外伤后应清淡饮食，保持大便通畅，控制焦躁沮丧情绪，积极治疗。伤轻而未及眼球者，可对视力无妨碍；伤重而损及眼球且出现严重并发症者，预后不良。

第三节 眼球穿通伤

眼球遭受外界锐器刺伤或高速射出的异物碎屑穿破眼球壁称为眼球穿通伤。本病属于中医"真睛破损"范畴。

【中医病因病机】

锐利物体可损伤脉络，血溢脉外，致脉络不利，气滞血瘀，可使神光法越受阻；眼球穿破，风邪乘虚而入，作祟目内，致伤物又多污秽，则致邪毒入侵，热毒炽盛，化腐成脓，故出现黄液上冲，甚则脓攻全珠，造成全珠毁坏；若受伤眼红赤难于消退或眼内留存异物，可感伤健眼。

【西医病因及发病机制】

外伤可直接损伤眼组织，导致眼内容物脱出。致伤物带菌进入眼内，可引起感染。

【临床表现】

1. 症状：视力减退，严重者无光感，以疼痛畏光、流泪等刺激症状为主。

2. 体征：角膜、角巩膜、巩膜可见伤口，伤口有眼内组织脱出或嵌顿；球结膜睫状充血或混合充血或球结膜下局部积血；前房变浅或消失，可伴有积血；瞳孔变形、移位；如伤及晶体，可引起外伤性白内障，甚至晶体囊膜破裂；眼压降低。

3. 并发症：球内异物为铜或铁时，容易并发铜、铁沉着症。大多并发外伤性增生性玻璃体视网膜病变、外伤性眼内炎、交感性眼炎。

4. 辅助检查：①X线、B超、CT、MRI、UBM下可见眼内异物。②视电生理检查以及眼底荧光血管造影、OCT可辅助诊断。

【辨证论治】

1. 气滞血瘀证。

证候：眼球刺痛或胀痛，视力剧降。可查见外伤性出血，舌质紫暗或有瘀斑，脉涩。

治法：活血祛瘀，行气止痛。

方药：桃红四物汤加味。

2. 脓毒侵袭证。

证候：伤眼疼痛难忍，畏光流泪，视力剧降。伤处肿胀充血、组织脱出、污秽浮肿，前房积脓，眼球突出，转动失灵；兼见全身发热、头痛、口干苦；舌质红，苔黄，脉数。

治法：清热解毒，凉血化瘀。

方药：五味消毒饮合犀角地黄汤加减。

3. 感伤健眼证。

证候：伤眼患处迁延难愈，红赤难退，或反复发作；健眼出现视力急剧下降，眼前似有漂浮物，或视物变形。查见健眼结膜睫状充血或混合充血，角膜后壁沉着物，瞳孔缩小或干缺，视盘充血、水肿，视网膜出现黄白色渗出，水肿；兼见头痛头昏，口苦咽干；舌质红，苔薄黄，脉弦数或弦滑数。

治法：清热解毒，平肝泻火。

方药：泻脑汤加减。

【中医特色治疗】

1. 双黄连注射液或清开灵注射液清热解毒。

2. 本病后期可口服杞菊地黄丸滋阴明目。

3. 可取上睛明、四白、曲池、合谷、风池等穴，针刺促进出血吸收，提高视力。

【西医治疗】

1. 处理伤口。3mm 以下伤口，若闭合较好，无嵌顿，前房存在，可不缝合，滴抗生素滴眼液，涂抗生素眼膏，加压包扎；3mm 以上伤口，需显微缝合。脱出物原则上应剪除，但若 24h 内创面干净，可抗生素冲洗后将干净的虹膜送回前房。锯齿缘后方的巩膜破裂，缝合后在巩膜伤口两侧行电凝或冷凝，防止网脱。复杂性创口，缝合后先恢复前房，控制感染，1~2 周后再行眼内手术。

2. 抗感染治疗。伤口处理结束，结膜下注射妥布霉素或万古霉素，若眼内有异物可用林可霉素结膜下注射。常规注射破伤风血清，静脉或肌内注射大剂量抗生素。频繁用抗生素滴眼液，使用散瞳药。

3. 预防交感性眼炎。及时取出异物，注意睫状区伤口的处理。一旦发生参照葡萄膜炎治疗。

4. 眼球破裂，眼内组织大量脱出，伤口缝合困难，视力丧失者，在征求患者及家属同意后，可行眼球摘除术。

【预防调摄和预后转归】

预防调摄参见眼钝挫伤。其预后与致伤物的大小、形态、性质、飞溅速度、受伤部位、污染程度及球内有无异物留存有关。

第四节　酸碱化学伤

强酸、强碱以及其他腐蚀性物质进入或接触眼部并引起眼部组织损伤，以眼睑或眼球蚀烂、剧痛以及视力障碍为主要临床表现的眼病。

【中医病因病机】

中医中酸、碱、石灰皆为阳热火性之物，热邪犯目，引动肝火，致热盛血壅；或热邪伤阴，致阴亏火旺。

【西医病因及发病机制】

低浓度酸烧伤仅能引起局部刺激，高浓度的则可使组织蛋白凝固坏死。碱性烧伤能溶解脂肪和蛋白，坏死组织释放出趋化因子，大量中性粒细胞浸润并释放胶原酶，造成组织溶解，很快渗透到角膜及眼内，使损伤加深扩大，甚至眼球萎缩，视功能丧失。其后果较酸性化学伤严重得多。

【临床表现】

根据酸碱烧伤的组织反应，可分为轻、中、重3种不同程度的烧伤。

1. 轻度。多由酸或稀释的弱碱引起。眼睑与结膜轻度充血水肿，角膜上皮有点状脱落或水肿。

2. 中度。由强酸或较稀的碱引起。眼睑皮肤可起水疱或糜烂；结膜水肿，出现小片缺血坏死；角膜有明显混浊水肿，上皮层完全脱落，或形成白色凝固层。

3. 重度。大多为强碱引起。结膜出现广泛的缺血性坏死，呈灰白色混浊。角膜全层灰白，或者呈瓷白色。由于坏死组织释放出趋化因子，大量嗜中性粒细胞浸润并释放胶原酶，角膜机织层溶解，出现角膜溃疡或穿孔。碱性可立即渗入前房，引起葡萄膜炎、继发性青光眼和白内障等。角膜溃疡愈合后会形成角膜白斑，角膜穿孔愈合后会形成前黏性角膜白斑、角膜葡萄肿或眼球萎缩。

【辨证论治】

1. 热邪侵目证。

证候：眼部灼热刺痛，畏光流泪，视物模

糊，眼睑肿胀难睁。查见结膜混合充血，角膜生翳，或见瞳孔缩小；或有酸碱物质附着于眼球表面；可伴有头痛烦躁，小便黄赤；舌质红，苔薄黄，脉数。

治法：清热解毒，凉血止痛。

方药：黄连解毒汤合犀角地黄汤加减。

2. 阴伤邪留证。

证候：眼伤已初愈，红痛退止，仍自觉眼内干涩，视物昏蒙，羞明不适。查见角膜留下形状不一、厚薄不等的瘢痕翳障；可伴有口渴便秘；舌质红，苔薄少津，脉细数。

治法：养阴清热，退翳明目。

方药：消翳汤合甘露饮加减。

【中医特色治疗】

1. 碱烧伤早期可结膜下注射三七注射液。

2. 碱烧伤早期静脉滴注复方丹参注射液，能抑制角膜碱烧伤后新生血管形成，还能促进损伤愈合。

3. 早期使用清热解毒眼药水，如鱼腥草眼液、人乳或鲜牛乳、鲜蛋清等。

4. 针刺取穴：风池、太冲、肝俞、肾俞、复溜、睛明、攒竹、四白、丝竹空、光明、球后等。

【西医治疗】

1. 急救。应立即就地取材，用大量清水或其他水源反复冲洗。冲洗时应翻转眼睑，转动眼球，暴露穹隆部，将结膜囊内的化学物质彻底洗出。应至少冲洗30min。

2. 后继治疗。

（1）早期治疗：局部和全身应用抗生素控制感染。

（2）切除坏死组织，防止睑球粘连。如果球结膜有广泛坏死，或角膜上皮坏死，可做早期切除。

（3）应用胶原酶抑制剂，防止角膜穿孔。

（4）晚期治疗：针对并发症进行。如烧伤矫正睑外翻、睑球粘连，进行角膜移植术等。出现继发性青光眼时，应用药物降低眼压，或行睫状体冷凝术。

【预防调摄和预后转归】

密切接触酸、碱、石灰、水泥、氨水的行业部门，应普及化学腐蚀伤的预防及急救知识，安全生产，加强防护。

预后取决于酸碱物质的性状、浓度、温度与压力、量的多少、接触时长以及紧急处理的措施等因素。

第五节 辐射性眼损伤、热烧伤

辐射性眼损伤是指眼被热、光、电等波所伤，如红外线、微波产生的热损伤、紫外线产生的光化学伤、X线、γ射线、快速中子产生的伤害。

热烧伤即为高温通过火焰灼烧或接触灼伤引起的眼部损伤。

一、紫外线损伤

【临床表现】

接触紫外线 3~8h 后,出现疼痛、畏光、流泪、眼睑痉挛,可查见结膜充血水肿,角膜上皮点状脱落。

【治疗】

1% 丁卡因(地卡因)止痛,但多用影响上皮再生;抗生素眼膏包涂预防感染,1~2d 后上皮修复自愈。应佩戴防护面罩或墨镜保护。

二、可见光损伤

【临床表现】

接触强光源后,出现畏光、视力不同程度减退,严重者有中央暗点,视物变形,头痛。视力下降到 0.01~0.08。眼底无明显改变,严重者黄斑水肿,可有小出血点或裂孔。

【治疗】

对症治疗,戴防护镜。

三、红外线损伤

【临床表现】

长期接触高温热源,如炼钢、制玻璃后,出现视力下降。通常可见晶体混浊乃至白内障。

【治疗】

参照白内障治疗。工作时佩戴含氧化铁的特制防护眼镜。

四、粒子辐射性损伤

【临床表现】

长期接受 X 射线、γ 射线、中子或质子束的人群,出现白内障、视网膜病变、神经病变等症状。检查可见神经纤维层梗死、视网膜出血、微动脉瘤、血管白鞘、毛细血管扩张和渗漏,有无灌注区和新生血管形成。

【治疗】

局部或广泛激光光凝治疗。

五、热烧伤

【临床表现】

起病急、发展快。轻度可见皮肤和结膜充血,水肿,角膜混浊;重度则见皮肤、结膜、角膜坏死,甚至形成焦痂。角膜组织坏死形成溃疡,甚至穿孔。

【治疗】

防止感染,促进创面愈合,防止睑球粘连。抗生素滴眼液、眼膏抗感染。1%阿托品扩瞳,慎用皮质类固醇药物。尽早切除坏死组织,行角膜移植术。对角膜新生血管,可考虑角膜周围血管切断术或 β 射线照射治疗。

第十七章　眼部肿瘤

第一节　眼睑肿瘤

一、眼睑良性肿瘤

1. 乳头状瘤。多发生于睑缘皮肤和黏膜面的乳头状或圆形赘生物，有恶变可能。一般无须治疗，如影响视力或有恶变现象时应手术切除。

2. 毛细血管型血管瘤。暗红或鲜红色斑块状隆起，压之不退色，位于深层者皮肤暗紫色或淡蓝色。血管瘤治疗根据具体情况，采用手术切除、放射、冷冻、电透热或局部注射硬化剂。

3. 黄色瘤。双上睑或下睑内侧，对称分布的皮肤淡黄色隆起斑，无痛痒。一般无须治疗，如影响视力或有恶变现象时应手术切除。

4. 皮样囊肿。上睑、眶骨表面或眶深部，扪及圆形或椭圆形肿物，有弹性，表面光滑，边界清楚。治疗多采用手术切除。

二、眼睑恶性肿瘤

1. 基底细胞癌。来自基底细胞的恶性肿瘤，与日光照晒有密切关系。多见于老年人，好发于头、面、颈及手背突出的部位。早期典型者呈半透明珍珠样小节结状隆起,中央有小窝,呈肉红色或近似黑痣;晚期病例可破坏眼睑、鼻背、面部、眼眶及眼球等组织而丧失视力。确诊需要活体组织病理学检查。

【治疗】

(1) 外科手术切除:对损害在凹凸不平的特殊部位或侵袭性溃疡很深,不宜做其他治疗时,可做外科手术切除和植皮治疗。

(2) X线照射:基底细胞癌对放射线比较敏感,而且无痛苦,患者乐意接受,最适于高龄老年人。

(3) 电烧术:对于早期较小的基底细胞癌,可做电烧术予以彻底烧除,但愈后会留瘢痕。

(4) 锐匙刮除术:有报道用锐匙刮除治疗基底细胞癌,5年以上未复发,而且美容效果极佳。

(5) 液氮冷冻:液氮达-195℃有极好的破坏作用。

(6) 激光治疗:有报道采取二氧化碳激光治疗基底细胞癌愈合快,痛苦较轻,但会留瘢痕。

(7) 外用细胞毒药物治疗:采用5%氟尿嘧啶,将基底细胞癌完全破坏,会发生红肿等刺激反应。

(8) 免疫疗法:近来有报道用α-2a干扰素局部注射治疗基底细胞癌。

(9) 光动力学治疗:全身用血卟啉衍生物或双血卟啉之后再用可调的染料激光(波长为

630nm)照射。肿瘤的部分和完全根治率分别为44%和82%,主要不良反应为光敏感。

2. 鳞状细胞癌。发生于表皮或附属器细胞的一种恶性肿瘤,癌细胞有不同程度的角化。早期呈结节状,随肿瘤发展外观呈菜花状,有时癌组织发生坏死而脱落形成溃疡,产生恶臭味,可向深层发展形成侵袭性生长。癌细胞也可向远处转移,形成继发肿瘤。侵及眶上、下神经时出现疼痛。确诊需要活体组织病理学检查。早期根治性切除,中晚期以手术、放疗和化疗综合治疗。

3. 睑板腺癌。多发于老年女性,好发于上睑。早期肿瘤局限于睑板内,与睑板腺囊肿相似,呈小结节状隆起,边界清楚,质地较硬,无疼痛,与皮肤不粘连,相应部位的睑结膜面充血。肿瘤生长缓慢,晚期于皮肤面或结膜面可见黄色结节,破溃后呈黄白色分叶或菜花样,易出血;可向眶内发展,导致眼球突出和运动障碍;还可转移到局部淋巴结及内脏。本病宜尽早广泛手术切除。

第二节 眼内肿瘤

一、视网膜母细胞瘤

一种家族遗传病,多在5岁左右发病,是一种视网膜组织的恶性眼内肿瘤,单眼较多。一般将肿瘤发展分为眼内生长期、青光眼期、眼外蔓延期和转移期 4 个阶段。本病早期有视力减退，甚至失明，但患儿不会诉说，直到瞳孔散大，眼内呈黄色反光，犹如猫眼，始为家长发现。肿瘤增大后有眼压升高，眼球膨胀充血，眼球呈烂肉状团块高度突出，表面易出血，经淋巴转移到颅内、肝、肺等，危及生命。一经确诊，应尽快行眼球摘除术，术后放疗或化疗，以防复发。

二、脉络膜黑色素瘤

本病为高度恶性肿瘤，多发生于中年以上，85%左右发生于脉络膜，其次为睫状体及虹膜。大多位于眼球后极部或颞侧，早期无自觉症状，若影响黄斑部可出现视力减退，后期有眼压升高、眼痛、头痛、视力严重减退。眼底检查早期局限性青灰色扁平或半球形隆起，境界较清，有时可见瘤组织内有血管和色素。常用手术摘除眼球，术后再行眼眶放射治疗。

第三节 眼眶肿瘤

一、泪腺肿瘤

分为混合性、圆柱瘤及腺癌 3 种，泪腺混合瘤较多见，常发生于中年以上，良性者多，仅 1/5 为恶性。因柱瘤及腺癌均为恶性，发病早期有流泪及眼球向下方突出，在眶外上缘内可摸到表面光滑而质地硬的圆形呈结节状的肿块。恶性者生长迅速，在眶外上缘有压痛，早期治疗方法是彻底切除肿瘤。良性者单纯切除，恶性者做眶内容挖除术，术后行放射治疗。

二、眶内血管瘤

为良性肿瘤。多为海绵状血管型，在眼球后肌锥内，有完整包膜，生长缓慢；也有毛细血管型，无包膜，呈弥漫性增生。本病除了眼球渐渐向正前方突出外，无其他症状。当肿瘤长在肌圆锥外时眼球偏位，运动障碍，视力减退或有复视，在眼眶缘外下方可摸到光滑有弹性无压痛肿块。常用开眶手术治疗。

三、横纹肌肉瘤

常见于儿童，起病急，发展快，恶性程度高，早期易向颅内及身体其他处转移。常使单侧眼球骤然突出，向外向下发展，伴有疼痛、流泪、眼球运动障碍、结膜水肿，眼底可见视乳头水肿、黄斑放射状条纹、视力减退。治疗方法为早期发现早期行眶内容剜出术，术后放射治疗。

第十八章 全身性疾病相关眼病

第一节 动脉硬化与高血压的眼部表现

动脉硬化性视网膜病变表现为视网膜动脉变细、弯曲、颜色变淡，光反射增宽，血管走行平直；动、静脉交叉压迹阳性；后极部可见渗出和出血。

高血压性视网膜病变根据 Keith – Wagener 分级方法分为：①Ⅰ级。视网膜动脉不规则和极轻微收缩，动脉反光增宽。②Ⅱ级。动、静脉交叉压迹阳性。③Ⅲ级。视盘附近可见火焰状出血和软性渗出，视网膜水肿，可伴见硬性渗出。④Ⅳ级。视盘水肿，星芒状硬性渗出。

第二节 肾脏疾病的眼部表现

急性肾小球肾炎主要表现为晨起眼睑水肿，还伴有高血压性眼底改变。慢性肾炎眼底见视网膜动脉细，呈铜丝状或银丝状和Ⅱ级以上的高血压眼底改变。慢性肾功能不全还可出现角膜带状变性和白内障。

第三节 糖尿病的眼部表现

本病引起的眼部并发症较多，其中以晶状体

和眼底视网膜病变最为常见。

①结膜主要表现为梭形或囊状的深红色小点状微血管瘤;其次是静脉迂曲、囊样扩张、血柱不均匀,红细血管呈螺旋状。②角膜触觉减退。③虹膜红变多见,虹膜表面特别是瞳孔缘处可见细小的新生血管,累及房角,则可发生新生血管性青光眼。并发虹睫炎。④瞳孔对光反射迟钝。⑤白内障,典型者为晶状体前囊下乳白色雪片状混浊,发展迅速。⑥糖尿病性视网膜病变分为单纯型和增值型,后者可引起广泛玻璃体积血,继发网脱等失明。⑦缺血性视盘病变,眼外肌麻痹,调节障碍和视神经萎缩。⑧屈光不正,血糖升高引起房水渗透压降低,房水渗入晶体,晶体膨胀而发生近视;血糖降低时,晶体脱水,形成相对远视,可达3~4个屈光度。

第四节 白血病的眼部表现

白血病的全身表现有发热和感染、出血和贫血、肝脾肿大和全身器官损害等。眼部可出现结膜下出血,眼底血管改变,典型的 Roth 斑,渗出性改变,病变浸润眼眶及颅骨的骨膜时,可引起眼突、绿色瘤。绿色瘤多见于急性粒细胞性白血病。

第五节 结核病的眼部表现

结核病眼睑可见硬结、干酪样坏死,溃疡和

瘘管，瘢痕性睑外翻。结膜可有溃疡、结节型、乳头增殖型、息肉型、结核瘤型及狼疮型。结核性角膜基质炎，巩膜炎，结核性虹睫炎，脉络膜粟粒状结核，合并视网膜静脉周围炎，结核性眶骨膜炎。

第六节 其他内科全身疾病的眼部表现

1. 红细胞增多症临床可见短暂视物模糊，飞蚊症，复视，皮肤及结膜血管充血。

2. 败血症眼球及附属器官均可发生炎症或脓肿。

3. 流行性出血热出现双侧眼眶疼痛，结膜充血、水肿及结膜下出血，视网膜水肿、血管痉挛和视网膜出血。

4. 钩端螺旋体病可见结膜充血、结膜下出血及巩膜黄染，眼震颤、眼外肌麻痹，恢复期后2~6周可发生双眼急性虹睫炎和全葡萄膜炎，视神经炎，视网膜出血。

5. 莱姆病主要在被蜱咬伤后3~7d发生，中晚期眼部表现为炎性综合征。

6. 疟疾主要为眼部炎性改变，角膜并发症最为多见。

7. 结节病主要累及葡萄膜，以前葡萄膜慢性肉芽肿性炎症为主，角膜羊脂状KP，Koeppe结节和Busacca结节，玻璃体内结节呈雪球团状混浊，以及眼底改变。

8. 风湿热及类风湿关节炎出现巩膜炎,非肉芽肿性虹睫炎,全葡萄膜炎,眼干燥综合征,严重者穿孔性巩膜软化症。

9. 强直性脊柱炎常并发非肉芽肿性虹膜炎,巩膜炎。

10. 系统性红斑狼疮:眼底血管病变,FFA显示小动脉闭塞,眼干燥综合征,巩膜炎。

11. 获得性免疫缺陷综合征并发症常见视网膜棉絮斑,巨细胞病毒性视网膜炎,视网膜出血,眼部的 Kaposi 肉瘤。

12. 维生素缺乏症:①维生素 A 缺乏:有夜盲、干眼及角膜软化症。②维生素 B_1 缺乏:有浅层角膜炎、眼肌麻痹、瞳孔散大、调节减弱、球后视神经炎、视神经萎缩等。③维生素 B_2 缺乏:可引起脂溢性睑缘炎、结膜炎、酒糟鼻性角膜炎、角膜缘周围浅层新生血管形成、角膜混浊、白内障及球后视神经炎。④维生素 C 缺乏:可表现为眼睑、结膜、前房、玻璃体、视网膜、视神经鞘膜及眶内出血或积血,后者可引起眼球突出和眼外肌麻痹,白内障形成可能与维生素 C 含量不足有关。⑤维生素 D 缺乏:眼眶狭窄、眼球突出,睑痉挛,屈光不正。⑥维生素 E 缺乏:影响视网膜色素上皮功能,视力减退。⑦维生素 A 缺乏:视网膜出血、视盘水肿以及皮质盲。

第七节 妊娠期高血压病眼部表现

该病多数出现在妊娠后期或妊娠 6 个月后。

眼征可见眼睑及球结膜水肿。眼底改变以发展程度分为：①视网膜动脉痉挛期；②视网膜动脉硬化期；③视网膜病变期。早期可以观察，若进入视网膜病变期，甚至视网膜脱离，应考虑终止妊娠。

第八节 皮肤及性病的眼部表现

1. 麻风。眼睑有结节，粗糙，变厚，倒睫，上睑下垂，睑外翻或兔眼，结膜炎分泌物中可发现大量麻风杆菌。发生角膜炎，角膜溃疡，角膜混浊。并发虹睫炎，继发性青光眼，并发白内障，眼球运动障碍。

2. 梅毒。

（1）先天性梅毒：基质性角膜炎和脉络膜视网膜炎。眼底周边大量小棕色或黑色尘埃状色素点，夹杂黄灰色色素脱色，呈"椒盐状"；或是类似于视网膜色素变性。多发生于 5~15 岁。

（2）后天性梅毒：眼睑、结膜下疳发生。约 5% 的二期梅毒表现为急性虹睫炎。三期梅毒为神经梅毒，感染后 20~30 年发生，脊髓痨患者约 10% 有瞳孔缩小、光反射消失而近反射正常，20% 发生原发性视神经萎缩；脑膜血管梅毒可引起眼球运动神经麻痹、视神经炎和继发性视神经萎缩；麻痹性痴呆偶伴有 Argyll–Robertson 瞳孔、视神经萎缩或眼肌麻痹。

3. Behcet 综合征。同葡萄膜炎临床表现。

4. Sjogren 综合征。又称眼、口黏膜干燥综合征，典型者有干性结膜角膜炎、口腔干燥及类风湿性关节炎三联症。

5. Stevens – Johnson 综合征。多形渗出性红斑症。为严重的皮肤黏膜病，多发生于 10~30 岁男性，可能与病毒感染或药物过敏有关。

第九节 神经科病的眼部表现

1. 多发性硬化。本病是中枢神经系统炎性脱髓鞘疾病，多发病灶及缓解与复发交替的病程为其特点，病因不明，一般认为与自身免疫病因有关。眼部最常见为单眼或双眼急性球后视神经炎。大部分患者可在数周内恢复，易于复发，重者遗留视神经萎缩。复试、眼肌麻痹、核上性眼球运动病变（侧向运动麻痹最多见）、眼震和核间性眼肌麻痹并存，提示脑干病变。头颅 CT 和 MRI，脑脊液髓鞘碱性蛋白及单克隆抗体增高。

2. 视神经脊髓炎。又称 Devic 病，主要累及视神经和脊髓的中枢神经系统炎性脱髓鞘病。临床常见双侧急性视神经炎或球后视神经炎，脊髓症表现为急性或亚急性脊髓横贯性损害，以胸段最易受累，可引起截瘫。

3. 肝豆状核变性。又称 Wilson 病，由铜代谢障碍所致。由基因突变引起，定位在 13 号染色体，主要病变位于基底神经节的豆状核和肝脏。典型者有锥体外系症状，肝硬化和肾损害，角膜缘棕色环（K-F环）。

4. 重症肌无力。本病系神经肌肉传递功能障碍，与乙酰胆碱不足有关，与胸腺增生或胸腺瘤有关。运动后横纹肌无力加重、休息后肌力增强为本病的特征。诊断主要依据临床症状及肌内注射新斯的明或静脉注射依酚氯铵，分别在15~30s及1min内明显缓解，使用前肌注阿托品，防治胃肠痉挛。治疗可应用大剂量泼尼松60~100mg或15岁以下每千克体重2~3mg，每日或隔日晨顿服。

5. 颞动脉炎。又称巨细胞动脉炎，系全身性血管病变。多侵犯双眼，表现为缺血性视神经病变，视力突然减退，视野缺损，可发展为视神经萎缩。或是一过性黑蒙（视网膜中央动脉痉挛或阻塞），眼外肌运动障碍。若血沉大于50mm/h，应行颞动脉活检。

6. 脑血管病。

（1）短暂性脑缺血发作（TIA）：指颈动脉系统或椎基底动脉系统的一过性供血不足，导致局灶性神经功能障碍。如出现一侧短暂性失明，为颈内动脉分支眼动脉缺血的特征改变。黑蒙多数持续2~15min，24h内完全缓解，无后遗症，可反复发作。椎基底动脉系统TIA无黑蒙，多有视野障碍。

（2）脑血管阻塞：①大脑中动脉阻塞：双眼对侧偏盲，无黄斑回避。②基底动脉阻塞：引起瞳孔缩小及第Ⅲ、第Ⅳ、第Ⅵ对脑神经麻痹。③大脑后动脉阻塞：皮质或双眼病灶对侧的同向偏盲，伴黄斑回避。④小脑后下动脉阻塞（Wallenberg综合征）：复视，同侧眼球凹陷，上睑下垂，瞳孔缩小，同侧展神经麻痹，自发性同侧或对侧水平或旋转性眼震，病变角膜知觉消失。⑤脑出血：内囊出血，多为双眼向病灶侧偏盲。小脑出血常呈强迫性头位和眼震，角膜感觉消失，瞳孔不等。脑桥出血时瞳孔缩小，中脑出血往往眼震。⑥脑血管瘤：位于海绵窦段动脉瘤因视神经或视交叉受压而引起视力减退，或双眼颞侧偏盲，尚可见第Ⅲ、第Ⅳ、第Ⅵ对脑神经麻痹及角膜反射迟钝，眼静脉回流受阻。大脑前动脉及前交通动脉瘤，因视神经或视交叉受压而引起视力障碍或双眼颞侧偏盲，无支配眼球运动神经麻痹。大脑后动脉或后交通动脉瘤致第Ⅲ对脑神经麻痹。小脑血管瘤伴有视网膜血管瘤，称von Hippel–Lindau综合征。动脉瘤出血引起蛛网膜下腔出血，导致视盘水肿及视网膜出血，合并玻璃体积血，称为Terson综合征。

7. 脑炎和脑膜炎。甲型脑炎可见眼肌麻痹、眼球震颤、上睑下垂、瞳孔异常及调节麻痹。流行性脑脊髓膜炎，几乎眼球各组织可受累，可见转移性眼内炎、全眼球炎、视神经炎。

8. 脑肿瘤。眼部症状有2类：一类因肿瘤所致颅内高压而发生视盘水肿及一过性黑蒙，继发视神经萎缩；另一类因肿瘤发生部位而引起相应眼征。额叶底部肿瘤或嗅沟脑膜瘤压迫同侧视神经引起视神经萎缩，对侧视盘水肿，称 Foster-Kennedy 综合征。垂体腺瘤可引起双侧原发性视神经萎缩及双颞侧偏盲。脑干肿瘤可因部位不同而表现有第Ⅲ、第Ⅳ、第Ⅵ对脑神经的损害，以及侧方同向运动麻痹。小脑脑桥角肿瘤表现为视盘水肿、同侧角膜反射消失及面神经损害引起的眼睑闭合不全。小脑肿瘤则多有视盘水肿及眼球震颤等特征。

9. 癔症。常见眼部症状有眼睑痉挛、单眼或双眼突然失明、上睑下垂，瞳孔光反射正常。可有畏光、复视、眼眶或眼球剧烈疼痛、色觉异常，眼球运动障碍、眼球震颤、调节痉挛或调节功能麻痹、视野向心性缩小呈螺旋形缩小、视野可随暗示的影响而改变，眼底正常。查 VEP 正常。

10. 眼性偏头痛。

（1）眼肌麻痹型：发病机制仍不清，头痛、眼肌麻痹呈暂时性，少数为永久性。一般药物可给予阿司匹林、钙通道阻滞剂、β受体阻滞剂或少量糖皮质激素。

（2）闪辉性暗点：又称视网膜型偏头痛，发病机制不清，眼征可能由于视网膜中央动脉或眼动脉收缩引起。偏头痛与大脑枕叶舒缩血管调节紊乱有关。

第十节 口腔科疾病的眼部表现

1. 齿槽脓肿。齿槽脓肿多由龋齿引起,细菌毒素或组织分解物经常进入血液循环,引起眼部过敏反应。也可直接引起眼眶感染,眶蜂窝组织炎。

2. 下颌瞬目综合征。又称 Marcus – Gunn 现象。单眼上睑下垂,当张口或下颌向侧方运动时,下垂的上睑可立即提起。睑裂开大,超过健眼,闭口时上睑恢复下垂位置。可由三叉神经支配的翼状外肌与动眼神经中枢或末梢有异常联系。少数后天性动眼神经中枢损害恢复也可发生该现象。

第十一节 眼与耳鼻喉科疾病

1. 扁桃体炎。慢性扁桃体炎可引起葡萄膜炎。

2. 中耳炎及乳突炎。因炎症扩散,而导致患侧第Ⅲ、第Ⅳ、第Ⅵ对脑神经或兼第Ⅶ对脑神经的损害,称为 Gradenigo 综合征。

3. 鼻窦炎。引起眶蜂窝组织炎、眼眶脓肿、视神经炎等。也可见眼睑痉挛、慢性睑缘炎、结膜炎、葡萄膜炎及流泪等。

4. 鼻窦脓肿。突眼,眼球转动受限,视神经炎,眶尖综合征。

5. 鼻咽癌。病变易向颅底及颅内扩散,引起第Ⅲ、第Ⅳ、第Ⅵ、第Ⅶ对脑神经受损。常首先侵犯展神经，引起外直肌麻痹、复视，可引起突眼、眼肌麻痹、斜视、眼球后及眼眶疼痛、角膜感觉消失及麻痹性角膜炎等。也可为 Horner 综合征。

附 录

附录1 眼科相关正常值

1. 解剖生理正常值

眼眶的深度：46.9~47.9mm。

睑裂长度：男性约为28.30mm，女性约为27.14mm。

两侧内眦距离：男性约33.55mm，女性约32.84mm，平均约32.88mm。

两侧外眦距离：男性约90.27mm，女性约86.72mm，平均约88.98mm。

上睑板中部宽：6~9mm。

下睑板中部宽：约5mm。

睑板长度：约29mm。

睑板厚度：约1mm。

睑缘动脉弓距睑缘：约3mm。

上睑缘至眉弓距离：约20mm。

泪液在正常状态下泪腺每日分泌量：在清醒的16h内为0.5~0.6ml。

泪液：比重约1.008，pH值约7.2。

泪点：直径0.2~0.3mm。

泪小管：长度约10mm，管径约0.5mm，泪小管垂直部长为 1.5~2mm。

泪囊：平均长约 12mm，宽 4~7mm，上 1/3 位于内眦韧带上方，下 2/3 在内眦韧带下方。

眼球：前后径约 24mm，垂直径 23mm，水平径 23.5mm。

角膜：横径 11.5~12mm，垂直径 10.5~11mm。

角膜厚度：中央部 0.5~0.55mm，周边部约 1mm。

角膜曲率半径：前面约 7.8mm，后面约 6.8mm。

角膜屈光力：前面 +48.83D，后面 -5.88D，总屈光力 +43D。

角膜屈光指数：约 1.337。

角膜内皮细胞数：成年人 $2899 \pm 410/mm^2$。

角膜缘宽度：1.5~2mm。

巩膜原厚度：后极部约 1mm，赤道部 0.4~0.5mm，直肌附着处约 0.3mm。

前房深度：2.75 ± 0.03mm。

瞳孔直径：2.5~4mm（双眼差 <0.25mm）。

两眼瞳距：男性约 60.9mm，女性约 58.3mm。

睫状体宽度：6~7mm。

睫状冠宽度：约 2mm。

睫状体扁平部：在角膜缘后 2~6.7mm（手术时取角膜缘后 3.5~4mm）。

晶状体直径：9~10mm。

晶状体厚度：4~5mm。

晶状体曲率半径：前面约为10mm，后面约为6mm。

晶状体屈光力：前面约为+7D，后面约为+11.6D，总屈光力约+19D。

视网膜动脉与静脉直径比例：约2：3。

视神经长度：全长42~47mm，球内段长约1mm，眶内段长25~30mm，管内段长6~10mm，颅内段长约10mm。

眼外肌距角膜缘距离：内直肌约5.5mm，外直肌约6.9mm，下直肌约6.5mm，上直肌约7.7mm。

2. 检查部分

正常远视力（5m处）：1.0~1.5。

正常近视力（30cm处）：1.0~1.5。

Schirmer泪液分泌试验：35mm×5mm滤纸，一端折5mm，挂于睑缘内侧1/3处，5min滤纸被泪液渗湿的长度，正常平均为15mm，不足5mm为异常。

视野检查：用直径3mm的白色视标检查周边视野，正常为颞侧90°，鼻侧60°，上方55°，下方70°。蓝色、红色、绿色视野依次递减10°左右。

生理盲点：呈长椭圆形，垂直径7.5°±2°，横径5.5°±2°，其中心在注视点外侧15.5°，水平中线下1.5°处。

眼压和青光眼的数据：正常眼压为10~21mmHg，双眼眼压差≤5mmHg，24h眼压波动

≤8mmHg。

视盘杯/盘（C/D）：正常值为≤0.3，异常值≥0.6，两眼差≤0.2。

巩膜硬度（E）：正常值为0.0215。

房水流畅系数（C）：正常值为0.19~0.65，病理值≤0.13。

房水流量（F）：正常值1.83±0.05，分泌过高>4.5。

压畅比（P/C）：正常值≤100，病理值≥120。

饮水试验：饮水前后相差正常值≤5mmHg，病理值≥8mmHg。

暗室试验：试验前后眼压相差正常值≤5mmHg，病理值≥8mmHg。

暗室加俯卧试验：试验前后眼压相差正常值≤5mmHg，病理值≥8mmHg。

荧光素眼底血管造影：臂-脉络膜循环时间平均8.4s，臂-视网膜循环时间为7~12s。

附录2　眼科常用药物

普拉洛芬滴眼液 Pranoprofen Eye Drops

【应用】外眼及眼前部的对症治疗（眼睑炎、结膜炎、角膜炎、巩膜炎、虹膜睫状体炎等）。

【用法】滴眼，每次1~2滴，每日4次，根据症状适当调节次数。

【注意】对本品过敏的患者禁用。本品禁用于服用阿司匹林或其他非甾体抗炎药后诱发哮喘、荨麻疹或过敏反应的患者。

【规格】滴眼液：5ml：5mg。

普罗碘铵（安妥碘）Prolonium Iodide

【应用】主要用于晚期眼底出血、虹膜睫状体炎、玻璃体混浊及角膜斑翳。

【用法】结膜下注射：每次0.1~0.2g，2~3d 1次，5~7次为1个疗程。肌内注射，每次0.4g，每日或隔日1次，10次为1个疗程，一般治疗2~3个疗程。中间停药1~2周。

【注意】因本品能刺激组织水肿，一般不用于病变早期。碘过敏者、严重肝肾功能不全者、活动性肺结核、消化道溃疡隐性出血者禁用。甲状腺肿大及有甲状腺功能亢进家族史者慎用。不得与甘汞制剂合并使用。

【规格】 注射液：2ml：0.4g。

噻吗洛尔 Timolol
【应用】 主要用于原发性开角型青光眼、某些继发性青光眼和高眼压。
【用法】 滴眼，每眼1次1滴，每日1~2次。
【注意】 支气管哮喘患者慎用。明显心功能衰竭、房室传导阻滞、窦性心动过缓及对本品过敏者禁用。不宜与其他β受体阻滞剂合用。
【规格】 滴眼剂：5ml。

毛果芸香碱（匹罗卡品）Pilocarpine
【应用】 适用于闭角型青光眼及开角型青光眼。
【用法】 滴眼，每日3~6次。
【注意】 本品可致视力模糊、眼刺激、哮喘、肌肉震颤等不良反应。禁用于急性虹膜炎。支气管哮喘者、急性结膜炎者应慎用。
【规格】 硝酸毛果芸香碱滴眼液：10ml：100mg，8ml：80mg。

乙酰唑胺（醋氮酰胺、醋唑磺胺）Acetazolamide
【应用】 碳酸酐酶抑制剂，适用于各型青光眼。
【用法】 成人：首量0.25g，每日1~4次，维持量 0.25g,每日 2 次。小儿按 8~15mg/(kg·d),分次服用。

【注意】 可有四肢麻木、恶心、厌食、嗜睡等不良反应,还可诱发肾绞痛。对磺胺过敏者、孕妇禁用。糖尿病患者、肝肾功能不全者、肾上腺皮质功能减退者慎用。长期服用,应补钾。

【规格】 片剂:0.25g×50 片。注射剂:0.5g。

托吡卡胺(托品酰胺)Tropicamide
【应用】 用于眼底检查和诊断时散瞳,也可用于防治青少年近视。

【用法】 每晚临睡前 1 滴(0.25%),疗程 1~3 个月。

【注意】 青光眼患者禁用。点药后压迫泪囊部 1~2min,出现眼压升高及过敏症状时可重复使用。

【规格】 滴眼液:6ml:0.015g,6ml:0.03g;复方托吡卡胺滴眼液:5ml(托吡卡胺 0.025g,盐酸去氧肾上腺素 0.025g)。

透明质酸 Hyaluronic Acid
【应用】 适用于人工晶体和角膜移植、视网膜剥离等眼科手术。

【用法】注入前房,根据需要 1 次 0.1~0.3ml。

【注意】 可引起暂时性眼压上升。低温保存。

【规格】 注射剂:1%。

小牛血清提取物眼膏剂 Deproteinized Calf Blood Extract Eye Gel

【应用】适用于治疗各种原因引起的角膜溃疡和损害。

【用法】适量涂于眼内,每日 1~3 次。

【规格】眼膏剂:20%。

吡诺克辛 Pirenoxine

【应用】防止晶状体蛋白质变性,主要用于老年性白内障。

【用法】将 1 片药片溶于 15ml 溶液中,混匀,每次 1~2 滴,每日 3~5 次滴于眼内。

【注意】若出现眼睑炎、接触性皮炎、结膜充血、刺激感等症状,应立即停药,置于阴凉处保存。

【规格】滴眼剂:5ml:0.25mg;吡诺克辛钠滴眼液:15ml:0.8mg。

卵磷脂络合碘 Iodizedlecithin

【应用】治疗中心性浆液性脉络膜视网膜病变,中心性渗出性脉络膜视网膜病变,玻璃体积血,玻璃体混浊,视网膜中央静脉阻塞等。

【注意】对碘过敏患者禁用。慎用于慢性甲状腺疾病的患者,曾患凸眼性甲状腺肿的患者,内源性甲状腺素合成不足的患者。

【规格】片剂:1.5mg(沃丽汀)。

氯霉素滴眼液 Chloramphenicol Eye Drops

【应用】改善组织营养,促进细胞再生和组织修复,改善眼球干燥症状。主要用于干眼症、急慢性结膜炎、沙眼等症。

【用法】滴眼用,每次1~2滴,每日数次。

【规格】滴眼剂:8ml:20mg,5ml:12.5mg。

珍珠明目滴眼液 Pearl Eye Drops

【应用】清热泻火,养肝明目,用于肝虚火旺引起的视力疲劳症和慢性结膜炎。长期使用可以保护视力。

【用法】滴入眼睑内,每次1~2滴,每日3~5次。

【规格】滴眼液:8ml。

酮咯酸氨丁三醇 Ketorolac Tromethamine

【应用】为非类固醇抗炎药,部分作用机制为抑制前列腺素的生物合成。

【用法】季节性过敏性结膜炎所致眼部瘙痒:1滴,每日4次;白内障:摘除术后24h开始,连用4周。

【注意】孕妇、哺乳期妇女慎用,配戴接触眼镜时及过敏者禁用。

【规格】滴眼剂:5ml:25mg(安贺拉);胶囊剂:0.01g×24;注射液:1ml:0.03g。

七叶洋地黄双苷 Esculin and Digitalisglycosides

【应用】用于眼底黄斑变性，眼肌性、神经性、适应性眼疲劳。

【用法】1滴，每日3次。

【注意】用药后至少15min方可配戴隐形眼镜。

【规格】滴眼剂：0.4ml（施图伦）。

溴莫尼定 Brimonidine

【应用】一种选择性肾上腺α受体激动剂，降低眼内压。

【用法】1滴，每日2次。

【注意】常见不良反应：口干、眼部充血、灼痛感、头痛、视物模糊等。正接受单胺氧化酶制剂治疗、过敏者禁用。孕妇及哺乳期妇女慎用。

【规格】滴眼剂：5ml：10mg（阿法根）。

布林佐胺 Brinzolamide

【应用】主要抑制眼组织中占优势的碳酸酐酶2型同工酶而降低眼压。用于高眼压症、开角型青光眼。

【用法】1滴，每日2次。

【注意】高氮性酸中毒、严重肾功能不全、孕妇、哺乳期妇女、过敏者禁用。

【规格】滴眼剂：5ml:50mg(1%)（派立明）。

那素达 Naphcon A

【应用】减轻过敏症状及收缩眼部血管。

【用法】每次 1~2 滴，每 3~4h 1 次。

【注意】偶有瞳孔散大、眼压增高症状，长期应用可能出现全身反应。佩戴隐形眼镜者用药 15min 后方可戴镜。孕妇、哺乳期妇女慎用。闭角型青光眼、过敏者禁用。

【规格】滴眼液：15ml。

硫酸阿托品滴眼液或眼膏 Atropine Sulfate Drops

【应用】通过阻断 M 胆碱受体，拮抗乙酰胆碱作用，使瞳孔括约肌和睫状肌松弛，产生扩瞳，调节麻痹作用。

【用法】用于虹膜睫状体炎、检查眼底、验光等。

【注意】用药次数根据需要而定。青光眼及前列腺肥大患者禁用。

【规格】眼用凝胶：2.5g：25mg。

利福平滴眼液 Rifampicin Eye Drops

【应用】抗生素类药，对某些病毒也有效，用于沙眼、结膜炎等。

【用法】滴眼，每次 1~2 滴，每日 4~6 次，药液于冷暗处保存。

【规格】10ml。

磺胺醋酰钠滴眼液 Sulfacetamide Sodium Eye Drops

【应用】磺胺类抗生素药,用于沙眼、结膜炎、角膜炎等。

【用法】滴眼,每次1~2滴,每日3~5次。

【规格】15%。

碘化钾滴眼液 Potassium Iodide Eye Drops

【应用】有促进炎症病灶吸收的作用。用于真菌性结膜炎、青光眼、玻璃体混浊等。

【用法】滴眼,每次1~2滴,每日3~4次。

【规格】2%。

妥布霉素滴眼液(托百士) Tobramycin Eye Drops

【应用】氨基糖苷类抗生素,对革兰阴性和阳性菌均有效。用于敏感菌所致眼部感染。

【用法】轻中度感染患者每4h 1~2滴,重者每1h2滴,病情缓解后减量。

【注意】对本品过敏者禁用。孕妇、哺乳妇女慎用。

艾氟龙滴眼液 Fluorometholone Eye Drops

【应用】控制炎症介质的合成,产生抗炎作用。用于结膜炎、角膜炎等炎症。

【用法】滴眼,每次1~2滴,每日2~4次。

【注意】 禁用于病毒性和真菌性感染。2岁以下儿童及孕妇慎用。

【规格】 含氟米龙0.1%。

泪然 Dextran and Hypromellose Eye Drops

【应用】 为拟天然泪液的无菌滴眼液,可迅速而持续地缓解眼球干燥、过敏及刺激性症状,并可替代泪膜用于减轻眼部干燥引起的灼热、刺激等不适症状,保护眼球。

【用法】 根据病情滴眼,每次1~2滴。

【注意】 用药后若感到眼部疼痛、视物模糊、持续性充血及刺激感或病情加重持续72h以上,应立即停药。

玻璃酸钠滴眼液 Sodium Hyaluronate Eye Drops

【应用】 伴随下述疾患的角结膜上皮损伤:干眼症、干燥综合征、干眼综合征。

【用法】 根据病情滴眼,每次1~2滴,每日3~4次。

【注意】 不宜长期使用。

【规格】 0.1%或0.3%。

萘敏维滴眼液 Chlorphenamine Maleate and Vitamin B_{12} Eye Drops

【应用】 用于缓解眼睛疲劳、结膜充血以及眼睛发痒的症状。

【用法】根据病情滴眼,每次 1~2 滴,每日 3~4 次。

【注意】不宜长期使用。

贝复舒(重组牛碱性成纤维细胞因子) Recombinant Bovine Basic Fibroblast Growth Factor Eye Drops

【应用】促进角膜上皮再生,角膜基质层和内皮层的修复,各种原因引起的角膜上皮缺损和点状角膜病变。

【用法】滴眼:每次 1~2 滴,每日 4~6 次。

【注意】用药时间不宜超过 2 周。

【规格】滴眼剂:5ml:21000IU;眼用凝胶:5g:21000IU。

易贝(重组人表皮生长因子) Recombinant Human Epidermal Growth Factor Eye Drops

【应用】促进角膜上皮细胞再生,缩短受损角膜愈合时间。

【用法】将本品直接滴入眼结膜囊内,每次 1~2 滴,每日 4 次,或遵医嘱。

【注意】2~8℃冷藏,开启后 1 周内使用。

【规格】滴眼剂:2ml:2 万 IU。

左氧氟沙星滴眼液 Levofloxacin Eye Drops

【应用】主要针对左氧氟沙星敏感的细菌所

引起的感染性疾病，眼睑炎、睑腺炎、泪囊炎、结膜炎、角膜炎等。

【用法】将本品直接滴入眼结膜囊内，每次1~2滴，每日3次。

【注意】不宜长期使用。

附录 3　眼科常用方剂歌

1. 一贯煎（《柳州医话》）

【组成】沙参、麦冬、当归、生地黄、枸杞子、川楝子。

【功效】滋阴疏肝。

【主治】眼科用于治疗肝肾阴虚之干眼症、甲状腺相关性免疫眼眶病、老视、眼疲劳等。

【方歌】一贯煎中用地黄，沙参杞子麦冬襄；当归川楝水煎服，阴虚肝郁是妙方。

2. 二至丸（《医方集解》）

【组成】女贞子、旱莲草。

【功效】补肝益肾，滋阴止血。

【主治】眼科用于治疗阴虚火旺引起的眼底出血，视网膜静脉周围炎，常合知柏地黄丸。

【方歌】二至女贞与旱莲，桑椹熬膏和成丸；肝肾阴虚得培补，消除眩晕与失眠。

3. 十全大补丸（《和剂局方》）

【组成】熟地黄、白芍、当归、川芎、人参、白术、茯苓、炙甘草、黄芪、肉桂。

【功效】温补气血。

【主治】眼科用于治疗开角型青光眼或青光眼术后、视网膜贫血、视网膜色素变性、球后视神经炎、视神经萎缩、视网膜脉络膜萎缩等属于气血双亏者。

【方歌】十全大补最有灵,四物地芍当归芎;人参白术苓炙草,温补气血芪桂行。

4. 三仁汤(《温病条辨》)

【组成】杏仁、滑石、通草、白蔻仁、竹叶、厚朴、薏苡仁、半夏。

【功效】宣畅气机,清利湿热。

【主治】湿热引起的白涩症,聚星障,湿翳,黑睛生翳,畏光流泪,抱轮红赤,眼前絮状黑影飘动的云雾移睛。眼科常用于治疗干眼症、慢性结膜炎、浅层点状角膜炎、病毒性角膜炎、真菌性角膜炎、葡萄膜炎、中浆、玻璃体混浊、年龄相关性黄斑变性。

【方歌】三仁杏蔻薏苡仁,朴夏白通滑竹伦;水用甘澜扬百遍,湿温初起法堪遵。

5. 小柴胡汤(《伤寒论》)

【组成】柴胡、黄芩、半夏、人参、甘草、生姜、大枣。

【功效】和解少阳。

【主治】眼科常用于治疗眼睑痉挛、眼外肌麻痹、中浆、年龄相关性黄斑变性等。

【方歌】小柴胡汤和解功,半夏人参甘草从;更用黄芩加姜枣,少阳百病此为宗。

6. 五味消毒饮(《医宗金鉴》)

【组成】金银花、野菊花、蒲公英、紫花地丁、紫背天葵子。

【功效】 清热解毒，消散疔疮。

【主治】 风热邪毒所致的眼睑红肿疼痛，化脓，针眼及眼外伤感染后有化脓征象者。眼科常用于治疗眼睑红肿疼痛，化脓，恶寒，发热，舌质红，脉数的眼睑蜂窝组织炎、睑腺炎、眼球积脓及眼外伤有感染化脓征象者。眼科借其清热解毒，消散疔疮之力，常用于治疗眼部有细菌感染者。

【方歌】 五味消毒疗诸疔，银花野菊蒲公英；紫花地丁天葵子，煎加酒服效非轻。

7. 五苓散（《伤寒论》）

【组成】 桂枝、白术、茯苓、猪苓、泽泻。

【功效】 利水渗湿，温阳化气。

【主治】 水湿上泛引起的眼外观正常，视物变形。眼科借其利水渗湿之功，常用于治疗视网膜脱离、黄斑部病变、视盘水肿。

【方歌】 五苓散治蓄水证，泽泻白术与二苓；温阳化气添桂枝，利湿解表治水停。

8. 六君子汤（《医学正传》）

【组成】 人参、炙甘草、茯苓、白术、陈皮、制半夏。

【功效】 益气健脾，燥湿化痰。

【主治】 脾胃气虚兼痰湿引起的斜视（麻痹性斜视）。

【方歌】 四君子汤和中义，人参苓术甘草比；益气健脾基础剂，脾胃气虚治相宜；益以夏陈名六君，健脾化痰又理气。

9. 天王补心丹（《摄生秘剖》）

【组成】人参、玄参、丹参、茯苓、五味子、远志、桔梗、当归身、天冬、麦冬、柏子仁、酸枣仁、生地黄、朱砂。

【功效】滋阴养血，补心安神。

【主治】眼科用于治疗内障眼病兼头昏失眠、心神不宁者，或因心神不宁而致某些眼底病复发者。如中浆、开角型青光眼、抗青光眼术后、慢性葡萄膜炎、白塞氏病、视神经萎缩、高度近视眼底退行性病变、视疲劳、脉络膜萎缩等眼病，而具有上述症状者。

【方歌】天王补心柏枣仁，二冬生地与茯苓；三参桔梗朱砂味，远志归身共养神。

10. 天麻钩藤饮（《杂病证治新义》）

【组成】天麻、钩藤、生石决明、川牛膝、桑寄生、杜仲、山栀、黄芩、益母草、朱茯神、夜交藤。

【功效】平肝息风，清热活血，补益肝肾。

【主治】肝阳偏亢，肝风上扰引起的暴盲。眼科常用于治疗视网膜中央或分支静脉阻塞、视网膜血管炎、缺血性视神经病变等伴有高血压者。

【方歌】天麻钩藤石决明，杜仲牛膝桑寄生；栀子黄芩益母草，茯神夜交神自宁。

11. 玉女煎（《景岳全书》）

【组成】生石膏、熟地、麦冬、知母、牛膝。

【功效】清胃热，滋肾阴。

【主治】眼科用于治疗肾阴不足，胃火有余之消渴目病。

【方歌】玉女煎用熟地黄，膏知牛膝麦冬襄；胃火阴虚相因病，牙痛齿枯宜煎尝。

12. 丹栀逍遥散（《内科摘要》）

【组成】当归、白芍、柴胡、茯苓、白术、丹皮、栀子、甘草。

【功效】疏肝清热，养血健脾。

【主治】眼科用于治疗视神经乳头炎、球后视神经炎、视神经萎缩、中浆、原发性开角型青光眼、原发性闭角型青光眼、青光眼睫状体炎综合征、甲状腺相关性免疫眼眶病，也用于治疗视网膜静脉阻塞等内障眼病。

【方歌】逍遥散用归芍柴，苓术甘草姜薄偕；疏肝养血兼理脾，丹栀加入热能排。

13. 龙胆泻肝汤（《医方集解》）

【组成】龙胆草、黄芩、山栀、木通、车前、泽泻、生地、当归、柴胡、甘草。

【功效】清肝泻火。

【主治】肝经实火或肝经湿热引起的眼睑红肿，眼痛，流泪，畏光，黑睛生翳，瞳神紧小，暴盲等多种眼疾。眼科常用于治疗病毒性睑皮炎、急性结膜炎、超急性结膜炎、泡性角结膜炎、病毒性角膜炎、细菌性角膜炎、大泡性角膜病变、急性泪囊炎、急性葡萄膜炎、特发性葡萄膜大脑炎、急性视网膜坏死综合征、前房积脓、眼内出血、急性闭角型青光眼、继发性视网膜脱离、视神经炎、急性视网膜炎、全眼球炎、眶蜂窝织炎、海绵窦血栓形成等眼疾。

【方歌】龙胆泻肝栀芩柴，生地车前泽泻偕；木通甘草当归合，肝经湿热力能排。

14. 宁血汤（《中医眼科学》）

【组成】生地、白茅根、白及、白蔹、阿胶、侧柏叶、白芍、仙鹤草、墨旱莲、栀子炭。

【功效】清热养阴，凉血止血。

【主治】血热眼内出血，主要用于治疗眼内出血早期，不可久服，以免止血留瘀，待血止后改用活血化瘀兼以止血之法。

【方歌】宁血汤中栀生地，白芍白蔹及白及；阿胶仙鹤侧柏叶，茅根旱莲能止血。

15. 白虎汤（《伤寒论》）

【组成】石膏、知母、粳米、甘草。

【功效】清热生津，益气和胃。

【主治】阳明经热，胃火上冲，黑睛生翳，黄液上冲。眼科主治胃热上冲之细菌性角膜炎、葡萄膜炎伴有前房积脓者。

【方歌】白虎膏知甘草粳，气分大热此方清；热渴汗出脉洪大，加入人参气津生。

16. 甘草泻心汤（《伤寒论》）

【组成】甘草、半夏、黄芩、干姜、黄连、大枣、人参。

【功效】益气和胃，消痞止呕。

【主治】主治伤寒痞证，胃气虚弱，腹中雷鸣，下利，水谷不化，心下痞硬而满，干呕心烦不得安，狐惑病。临床常用于急慢性胃肠炎症、白塞氏综合征等。

【方歌】甘草泻心芩干姜，半夏人参连枣镶；脾胃虚弱气结痞，胃痞泻呕完谷康。

17. 生蒲黄汤（《中医眼科六经法要》）

【组成】生蒲黄、墨旱莲、丹参、荆芥炭、郁金、生地、川芎、丹皮。

【功效】活血化瘀，凉血止血。

【主治】眼底出血性疾病，常用于治疗前房积血、年龄相关性黄斑变性、内眼出血早期。以此既可止血又可化瘀，止血而不留瘀。

【方歌】生蒲黄汤功略专，荆炭生地郁金酌；旱莲川芎丹皮参，散收兼施功效卓。

18. 四物五子汤（《审视瑶函》）

【组成】熟地、当归、地肤子、白芍、菟丝子、川芎、覆盆子、枸杞、车前子。

【功效】补肝血，益肝肾。

【主治】肝肾不足，视物昏暗，干涩昏花。为内障虚证的常用方，常用于治疗视网膜色素变性、高度近视眼底退行性病变、视神经萎缩、弱视等眼底退行性病变。

【方歌】四物五子熟地归，芎芍覆盆菟丝汇；枸杞车前地肤子，干涩昏花精血亏。

19. 四顺清凉饮子（《审视瑶函》）

【组成】 当归身、龙胆草（酒洗）、黄芩、炙桑白皮、车前子、生地黄、赤芍、枳壳、炙甘草、熟大黄、防风、川芎、黄连（炒）、木贼、羌活、柴胡。

【功效】 清肝祛风，凉血退翳。

【主治】 凝脂翳症。生于风轮上，初起如星，色白，中有凹陷，如针刺伤，后渐渐长大，变为黄色。主要用于治疗里热炽盛之细菌性角膜炎。

【方歌】 四顺清凉三黄草，四物车前柴羌枳；胆草防风桑木贼，凝脂翳症服之良。

20. 甘露消毒丹（《温热经纬》）

【组成】 滑石、茵陈、黄芩、石菖蒲、木通、川贝母、射干、连翘、薄荷、白豆蔻、藿香。

【功效】 利湿化浊，清热解毒。

【主治】 湿热引起的眼痛，畏光，流泪，粟疮，黑睛宿翳及视直如曲，视大变小，青盲等。眼科常用于治疗包涵体性结膜炎、滤泡性角结膜炎、真菌性角膜炎、角膜基质炎、中心性视网膜脉络膜病变、慢性球后视神经炎等。

【方歌】 甘露消毒蔻藿香，茵陈滑石木通菖；芩翘贝母射干薄，湿温时疫是主方。

21. 生脉散（《内外伤辨惑论》）

【组成】 人参、麦冬、五味子。

【功效】 益气生津，敛阴止汗。

【主治】气阴两虚引起的视物不清，眼前黑影浮动，视物变形及暴盲等眼病。眼科常用于治疗玻璃体混浊、视网膜脱离等眼病。

【方歌】生脉麦味与人参，保肺清心治暑淫；气少汗多兼口渴，病危脉绝急煎斟。

22. 归脾汤（《济生方》）

【组成】人参、黄芪、白术、茯神、酸枣仁、龙眼、木香、炙甘草、当归、远志。

【功效】益气补血，健脾养心。

【主治】心脾气血两虚，脾不统血引起的视物模糊，视物有红色及暴盲等。眼科常用于治疗心脾气血两虚，脾不统血引起的眼内出血，如近视性黄斑出血、中渗、年龄相关性黄斑变性、视网膜静脉阻塞、玻璃体积血等。

【方歌】归脾汤用术参芪，归草茯神远志随；酸枣木香龙眼肉，煎加姜枣益心脾；怔忡健忘俱可却，肠风崩漏总能医。

23. 石决明散（《沈氏尊生方》）

【组成】石决明、草决明、青葙子、栀子、赤芍、大黄、麦冬、木贼、荆芥、羌活。

【功效】清热平肝，明目退翳，祛风散邪。

【主治】蟹睛，眼生胬肉，凡刺伤、炸伤、撞伤损破风轮者。现代常用于治疗超急性结膜炎后期余邪未尽者、细菌性角膜炎、角膜溃疡、虹膜突出、早期白内障、酸碱化学伤等眼病。

【方歌】石决明散二决明，赤芍青葙与麦冬；

大黄荆芥木贼草，羌活栀子配方好。

24. 还阴救苦汤（《原机启微》）

【组成】 桔梗、连翘、红花、细辛、当归身、炙甘草、龙胆草、苍术、黄连、羌活、升麻、柴胡、防风、藁本、知母、生地黄、黄柏、黄芩、川芎。

【功效】 泻火解毒，凉血散结。

【主治】 暴发赤肿，睑高苦疼不忍者，风热火毒瘀结，火疳、睛珠高低不平，瞳神紧小，抱轮红赤，畏日羞明。临床用于治疗火毒瘀滞所致的细菌性角膜炎、巩膜炎、急性葡萄膜炎、前房积脓、交感性眼炎等症。

【方歌】 还阴救苦连龙胆，柏知羌芩桔花川；辛麻当柴藁连防，草地苍术能治眼。

25. 血府逐瘀汤（《医林改错》）

【组成】 当归、生地黄、桃仁、红花、枳壳、赤芍、柴胡、甘草、桔梗、川芎、牛膝。

【功效】 活血祛瘀，行气止痛。

【主治】 眼内出血及瘀血所致的视物模糊，眼前有黑影浮动，视物变色及暴盲。眼科主要用于治疗视网膜动脉阻塞、视网膜静脉阻塞、新生血管性青光眼、糖尿病性视网膜病变、缺血性视神经病变、视神经萎缩、眼内出血及瘀血所致的玻璃体混浊。

【方歌】 血府当归生地桃，红花甘草壳赤芍；柴胡芎桔牛膝等，血化下行不作劳。

26. 补阳还五汤 (《医林改错》)

【组成】 黄芪、归尾、赤芍、地龙、川芎、桃仁、红花。

【功效】 补气活血通络。

【主治】 青盲之气虚血瘀型。眼科取其补气化瘀，常用于治疗视网膜动脉阻塞、视网膜静脉阻塞后期瘀血不消而又有气虚者，也用于治疗球后视神经炎、视神经萎缩及麻痹性斜视等属于气虚血瘀者。

【方歌】 补阳还五赤芍芎，归尾通经佐地龙；四两黄芪为君药，血中瘀滞用桃红。

27. 补中益气汤 (《脾胃论》)

【组成】 人参、黄芪、白术、甘草、当归、陈皮、升麻、柴胡。

【功效】 益气升阳，调脾健胃。

【主治】 脾胃气虚，眼睑下垂，眼睫无力，青盲，夜盲。眼科常用于治疗上睑下垂、重症肌无力、病后眼睫无力、视力疲劳、年龄相关性白内障、视网膜色素变性、角膜溃疡迟迟不能愈合、病后调护失宜脾虚气弱之视网膜脱离、视神经萎缩、视神经炎、皮质盲等。此外，对眼部外伤、眼球内异物由于眼压太低不能手术者，及视网膜脱离手术后恢复期，用此方效佳；对于气虚不能摄血致眼底出血患者，用本方收效。

【方歌】 补中益气芪术陈，升柴参草当归身；劳倦内伤功独擅，亦治阳虚外感因。

28. 杞菊地黄丸（《医级》）

【组成】枸杞子、菊花、熟地黄、山萸肉、山药、茯苓、泽泻、丹皮。

【功效】补益肝肾。

【主治】肝肾亏虚，眼内干涩，视物昏暗，视一为二，视物变形，远视，老视，共同性内斜视，视疲劳，年龄相关性白内障，慢性葡萄膜炎，中渗，视神经萎缩等病症。

【方歌】杞菊地黄益肝肾，六味地黄加杞菊。

29. 栀子胜奇散（《原机启微》）

【组成】蒺藜、蝉蜕、谷精草、炙甘草、木贼草、黄芩、草决明、菊花、山栀子、川芎、羌活、荆芥穗、密蒙花、防风、蔓荆子。

【功效】祛风退热，退翳除障。

【主治】心肺风热，内眦赤脉，根生胬肉，渐侵黑睛，眵泪羞明。临床主要用于治疗进行性翼状胬肉、眦部结膜炎以及角膜炎后期。

【方歌】栀子胜奇散蝉蜕，蒺藜谷精甘草配；木贼黄芩草决明，菊花栀子芎芥穗；羌活蒙花及防风，加入蔓荆胬肉退。

30. 泻肝汤（《秘传眼科龙木论·瞳仁干缺外障》）

【组成】麦门冬、黑参、黄芩、知母、地骨皮、赤芍药、茺蔚子。

【功效】泻肝胆实火。

【主治】瞳仁干缺外障。

【方歌】麦门黑参芩知芍，地骨茺蔚泻肝火。

31. 泻心汤 (《银海精微》)

【组成】黄连、黄芩、大黄、连翘、荆芥、赤芍、车前子、菊花、薄荷。

【功效】清心泻火，凉血退赤。

【主治】心火炽盛，血翳包睛，甚则堆积如赤肉，眼中赤涩，肿痛泪出。本方除用于治疗心火上炎之后葡萄膜炎外，还可用于治疗眦部睑缘炎、角膜血管翳、急性角膜炎、急性泪囊炎、翼状胬肉进行期、细菌性角膜炎等心火较甚者。

【方歌】银海泻心汤黄芩，黄连大黄连翘寻；荆芥赤芍车前子，菊花薄荷去火炽。

32. 明目地黄丸 (《审视瑶函》)

【组成】生地、熟地、茯神、山药、泽泻、丹皮、山萸肉、柴胡、当归、五味子。

【功效】补益肝肾，滋阴明目。

【主治】视瞻昏渺证属肝肾亏虚者，以及眼见黑花，圆翳内障，视大变小。临床常用于治疗干眼症、泡性角膜炎、中浆、中间葡萄膜炎、视神经炎、缺血性视乳头病变等病的后期阶段及老年黄斑变性、年龄相关性白内障初起期、玻璃体混浊、视网膜色素变性、视神经萎缩等病，属肝肾阴虚者。

【方歌】明目地黄益肾肝，生熟二地五味丹；柴胡山萸与泽泻，茯神归身山药掺。

33. 羌活胜风汤（《原机启微》）

【组成】 柴胡、黄芩、白术、荆芥、枳壳、川芎、防风、羌活、独活、前胡、薄荷、桔梗、白芷、甘草。

【功效】 祛风清热，升发退翳。

【主治】 风邪偏胜之外障，头痛鼻塞，脑颠沉重，眉骨酸痛，眵多干燥，紧涩羞明，赤脉贯睛，黑睛生翳，翳如云雾、秤星、丝缕、螺盖。临床常用于治疗流行性角结膜炎、过敏性结膜炎、单纯疱疹病毒性角膜炎、角膜基质炎等风重于热者。

【方歌】 羌活胜风胜目风，荆防芎芷桔甘同；柴前芩术薄独壳，目痛因风自有功。

34. 抑阳酒连散（《原机启微》）

【组成】 独活、生地、黄柏、防己、知母、蔓荆子、前胡、羌活、白芷、生甘草、防风、栀子、黄芩、寒水石、黄连、白酒。

【功效】 祛风止痛，泻火解毒。

【主治】 肝经风热，瞳神紧小，渐小如菜籽许，或瞳仁边缘如虫蚀，目赤疼痛，羞明紧涩，头痛鼻塞。主要用于治疗热胜于风之葡萄膜炎。

【方歌】 抑阳酒连羌独防，芩连知柏地栀襄；草芷己前蔓荆寒，瞳神紧小效验彰。

35. 驱风散热饮子（《审视瑶函》）

【组成】 连翘、牛蒡子、羌活、薄荷、大黄、赤芍、防风、当归尾、甘草、栀子、川芎。

【功效】祛风，泻火，活血。

【主治】天行赤眼、暴风客热、漏睛疮等，症见目赤、疼痛、流泪、眵多、畏光等。临床常用于治疗睑腺炎、急性泪囊炎、急性细菌性结膜炎、流行性出血性结膜炎、流行性角结膜炎、沙眼、翼状胬肉进行期、细菌性角膜炎、病毒性角膜炎等眼病，属风热并重者。

【方歌】驱风散热饮牛蒡，羌防芎归与大黄；翘荷栀甘赤芍共，天行赤眼此为强。

36. 除湿汤（《眼科纂要》）

【组成】连翘、滑石、车前子、枳壳、黄芩、黄连、木通、甘草、陈皮、荆芥、茯苓、防风。

【功效】祛湿，清热，疏风。

【主治】睑弦赤烂、风赤疮痍。临床常用于治疗溃疡性睑缘炎、眼睑湿疹、接触性睑皮炎、眼睑热性疱疹、眼睑带状疱疹、特发性葡萄膜大脑炎等眼病，症见红赤痛痒，渗出黏液，糜烂结痂，属风湿热合病而湿重者；亦用于治疗春季结膜炎、角膜炎等眼病。

【方歌】除湿汤中枳芩连，荆防陈苓翘车前；滑石甘草与木通，湿毒壅盛服之清。

37. 除风益损汤（《原机启微》）

【组成】熟地、白芍、当归、川芎、藁本、前胡、防风。

【功效】除风治损。

【主治】眼目外伤，睛珠突出及血虚生翳膜，产后目痛，目为物所伤，及失血过多之病。为眼球穿透伤及内眼手术后之通用方。

【方歌】除风益损治目伤，四物藁本与前防；当归养荣治睛痛，亦用四物芷防羌。

38. 逍遥散（《太平惠民和剂局方》）

【组成】柴胡、白术、白芍药、当归、茯苓、炙甘草、薄荷、煨姜。

【功效】疏肝解郁，健脾养血。

【主治】肝郁血虚脾弱证。眼科用于治疗开角型青光眼、闭角型青光眼、抗青光眼术后眼胀、葡萄膜炎、中浆、中渗、视神经炎、视神经萎缩、癔症性黑蒙、老视、炎性假瘤等内外眼病。

【方歌】逍遥散用归芍柴，苓术甘草姜薄偕。

39. 牵正散（《杨氏家藏方》）

【组成】白附子、僵蚕、全蝎。

【功效】祛风化痰，通络止痉。

【主治】风痰阻络之口眼歪斜、风牵偏视。临床常用于治疗睑外翻、眼肌麻痹、颜面神经麻痹、三叉神经痛、偏头痛等属风痰痹阻经络者。

【方歌】牵正散是杨家方，僵蚕全蝎白附襄；服用少量热酒下，口眼歪斜疗效彰。

40. 桑菊饮（《温病条辨》）

【组成】桑叶、菊花、杏仁、连翘、薄荷、桔梗、甘草、苇根。

【功效】疏风清热，宣肺止咳。

【主治】 风热外障，白睛红赤，眵多泪少，畏光羞明，或伴咳嗽，身热不甚，口微渴，脉浮数。眼科借其疏风清热，用于治疗风热初犯之急性结膜炎、慢性结膜炎、浅层点状角膜炎以及麻疹初期出现结膜炎者。

【方歌】 桑菊饮中桔杏翘，芦根甘草薄荷绕；清疏肺卫轻宣剂，风温咳嗽服之消。

41. 桃红四物汤（《医宗金鉴》）

【组成】 熟地、当归、川芎、白芍、桃仁、红花。

【功效】 养血活血化瘀。

【主治】 血虚瘀血所致暴盲，视物有红色，眼前有黑影浮动，青盲及眼外伤引起的目偏视，视一为二及撞击伤目。眼科借其养血活血化瘀之功常用于治疗角膜瘢痕、视网膜静脉阻塞、视网膜动脉阻塞、视网膜脱离、前房积血、眼内出血、玻璃体混浊、视神经萎缩、麻痹性斜视及眼外伤等。

【方歌】 四物汤内桃红入，活血行血又逐瘀。

42. 养阴清肺汤（《重楼玉钥》）

【组成】 甘草、芍药、生地、薄荷、玄参、麦冬、贝母、丹皮。

【功效】 养阴清肺。

【主治】 热伤肺阴所致的白涩症、金疳、火疳、疳积上目，以及暴风客热、天行赤眼、聚星障等眼病的后期。在眼科常用于治疗慢性结膜炎、浅层点状角膜炎、干眼症、表层和前巩膜炎、泡性角结膜炎、角膜软化症以及病毒性角膜炎、急性卡他性结膜炎等。

【方歌】养阴清肺是妙方，玄参草芍麦地黄；薄荷贝母丹皮入，时疫白喉急煎尝。

43. 益气聪明汤（《普济方》《原机启微》）

【组成】黄芪、黄柏、甘草、人参、升麻、葛根、芍药、蔓荆子。

【功效】补气升阳，聪耳明目。

【主治】中气不足，清阳不升证，目障眼花，视物昏花，视力疲劳，视物易色，耳聋耳鸣，食欲不振。眼科常用于治疗色盲、视神经萎缩、中浆、卵黄样黄斑变性、白内障、弱视、玻璃体混浊等。

【方歌】益气聪明汤蔓荆，参葛升芪黄柏并；再加芍药炙甘草，耳聋目障服之清。

44. 真武汤（《伤寒论》）

【组成】炮附子、白术、茯苓、芍药、生姜。

【功效】温阳利水。

【主治】脾肾阳虚之眼病，如眼睑水肿等。

【方歌】真武汤壮肾中阳，茯苓术芍附生姜；少阴腹痛有水气，悸眩瞤惕保安康。

45. 菊花决明散（《证治准绳》《原机启微》）

【组成】草决明、石决明、木贼草、羌活、防风、甘菊花、蔓荆子、川芎、石膏、黄芩、炙甘草。

【功效】明目退翳。

【主治】肝经风热，瞳神紧小，黑睛生翳，泪多眵少，目痛连头，眉骨疼痛等。临床常用于治疗葡萄膜炎、病毒性角膜炎等有风热症状者。

【方歌】菊花决明用防风，羌活甘草两决明；石膏川芎木贼草，菊花蔓荆及黄芩。

46. 羚羊角饮子（《秘传眼科龙木论》）

【组成】羚羊角、人参、茯苓、大黄、黄芩、天门冬、黑参、车前子。

【功效】通腑泄热，息风止痛。

【主治】眼目外障，红赤肿胀，流泪，眵多黏稠，沙涩不适，头痛，珠痛胀急等。常用于治疗肝火上攻所致的泡性角膜炎、细菌性角膜炎、前房积脓、葡萄膜炎、新生血管性青光眼等，常伴头痛、溺赤、便秘、脉弦数等症。

【方歌】羚角饮子用大黄，车前参苓芩冬黑。

47. 清营汤（《温病条辨》）

【组成】犀角、生地、玄参、竹叶心、麦门冬、丹参、黄连、金银花、连翘。

【功效】清营透热，养阴活血。

【主治】热入营血，瞳神紧小，前房积脓，目赤疼痛，畏光羞明，或视网膜广泛渗出水肿；舌绛而干，脉细数。眼科借以清营凉血，用于治疗葡萄膜炎、大块渗出性视网膜病变。

【方歌】清营汤是鞠通方，热入心包营血伤；角地银翘玄连竹，丹麦清热佐之良。

48. 银翘散（《温病条辨》）

【组成】金银花、连翘、桔梗、薄荷、牛蒡子、竹叶、荆芥穗、豆豉、甘草、鲜芦根。

【功效】辛凉透表，清热解毒。

【主治】风热所致外障，暴盲，睑弦赤烂，白睛红赤，眼睑红肿，眵多泪少，黑睛生翳，畏光羞明等症，或伴头痛口渴，咳嗽咽痛，舌尖红，苔薄白或微黄，脉浮数。眼科借其轻宣疏散、清热解毒之功，用于治疗急性睑腺炎、病毒性睑皮炎、睑缘炎、眼睑蜂窝组织炎、急性结膜炎、沙眼、急性细菌性结膜炎、病毒性结膜炎、点状角膜炎、病毒性角膜炎、细菌性角膜炎、视神经乳头炎等病初期，证属风热在表者。

【方歌】银翘散主上焦疴，竹叶荆蒡豉薄荷；甘桔芦根凉解法，发热咽痛服之瘥。

49. 猪苓散（《银海精微》）

【组成】猪苓、车前子、木通、栀子仁、狗脊、滑石、萹蓄、苍术、大黄。

【功效】利湿清热。

【主治】湿热内障，云雾移睛，眼前黑影飘动。临床常用于治疗玻璃体混浊、视网膜水肿等。

【方歌】猪苓散内用木通，狗脊萹蓄栀子仁；大黄滑石车苍术，玻璃混浊服之清。

50. 温胆汤（《千金方》）

【组成】半夏、陈皮、白茯苓、甘草、枳实、竹茹、生姜、大枣。

【功效】理气化痰，利胆和胃。

【主治】痰热阻滞目络引起的眼睑肿大，红肿，暴盲，绿风内障，视物变形，飞蚊症，视一为二等眼疾。眼科常用于治疗眼睑肿瘤、原发性开角型青光眼、原发性慢性闭角型青光眼、中间葡萄膜炎、玻璃体混浊、糖尿病性视网膜病变、中渗、视网膜脱离、复视等眼病。

【方歌】温胆汤用夏苓草，枳竹陈皮加姜枣；虚烦不眠证多端，此系胆虚痰热扰。

51. **犀角地黄汤**（《千金方》）

【组成】犀角、生地、芍药、丹皮。

【功效】清热解毒，凉血散瘀。

【主治】眼科常用于治疗急性热性传染病及某些血液病所致的眼内出血，亦可用于治疗菌血症引起的迁延性眼炎和邪入营血之眼睑蜂窝组织炎。

【方歌】犀角地黄芍药丹，血热妄行吐衄斑；蓄血发狂舌质绛，凉血散瘀病可痊。

52. **新制柴连汤**（《眼科纂要》）

【组成】柴胡、黄连、黄芩、赤芍、蔓荆子、栀子、龙胆草、木通、甘草、荆芥、防风。

【功效】泻肝火，祛风邪，退翳膜。

【主治】肝经风热炽盛，黑睛凝脂，瞳神紧小，目赤肿痛，羞明怕日，热泪频流。本方常用于治疗单纯疱疹性角膜炎、细菌性角膜炎、急性葡萄膜炎、交感性眼炎等属肝经风热者。

【方歌】新制柴连治翳障，荆防芩芍蔓荆尝；木通甘栀龙胆草，泻肝疏风效益彰。

53. 镇肝息风汤（《医学衷中参西录》）

【组成】怀牛膝、生赭石、生龙骨、生牡蛎、生龟甲、白芍、玄参、天冬、川楝子、生麦芽、茵陈、甘草。

【功效】镇肝息风，滋阴潜阳。

【主治】肝风上扰的目偏斜，口眼歪斜，络阻暴盲，头晕目眩，步态不稳，视物昏花。眼科常用于治疗肝阳上亢型所致的麻痹性斜视、高血压性视网膜病变、眼睑痉挛、视乳头水肿、视网膜动脉阻塞、视网膜静脉阻塞等眼病。

【方歌】镇肝息风芍天冬，玄牡茵陈赭膝龙；龟甲麦芽甘草楝，肝风内动有奇功。

54. 仙方活命饮（《校注妇人良方》）

【组成】白芷、贝母、防风、赤芍、当归尾、甘草、皂角刺、穿山甲、天花粉、乳香、没药、金银花、陈皮。

【功效】清热解毒，消肿溃坚，活血止痛。

【主治】热毒蕴结所致的眼睑红肿，疼痛，甚至化脓的急性炎症。眼科用于治疗热毒蕴结所致的睑腺炎、眼睑蜂窝组织炎、眼眶蜂窝组织炎等急性炎症。无红赤肿痛者不宜用本方。

【方歌】仙方活命君银花，归芍乳没陈皂甲；防芷贝粉甘酒煎，阳证痈疡内消法。

55. 通窍活血汤（《医林改错》）

【组成】赤芍、川芎、桃仁、红花、老葱、生姜、红枣、麝香、黄酒。

【功效】活血通窍。

【主治】瘀阻所致暴盲。眼科常用于治疗视网膜动脉阻塞、视网膜静脉阻塞、外伤性视神经萎缩等眼病。

【方歌】通窍全凭好麝香，桃红大枣与姜葱；川芎黄酒赤芍药，表里通经第一方。

56. 人参养荣汤（《和剂局方》）

【组成】白芍、当归、陈皮、黄芪、桂心、人参、煨白术、炙甘草、熟地黄、五味子、茯苓、远志、生姜、大枣。

【功效】补益气血，健脾养心。

【主治】眼科常用于治疗年龄相关性黄斑变性、视神经炎、球后视神经炎、视神经萎缩、眼内出血、病理性近视等，证属心脾两虚者。

【方歌】人参养荣即十全，除却川芎五味联；陈皮远志加姜枣，脾肺气血补方先。

57. 平胃散（《和剂局方》）

【组成】苍术、厚朴、陈皮、甘草、生姜、大枣。

【功效】燥湿运脾，行气和胃。

【主治】脾土不运，湿浊困中，胸腹胀满，口淡不渴，不思饮食，或有恶心呕吐，大便溏泻，困倦嗜睡，舌不红，苔厚腻。

【方歌】平胃散用朴陈皮，苍术甘草姜枣齐；燥湿运脾除胀满，调胃和中此方宜。

58. 桑白皮汤（《审视瑶函》）

【组成】桑白皮、泽泻、玄参、麦冬、黄芩、菊花、地骨皮、桔梗、茯苓、旋覆花、甘草。

【功效】清热利肺。

【主治】肺经湿热，白涩症，不肿不赤，干涩作痛，视物昏蒙。常用于治疗泪腺炎、浅层点状角膜炎、慢性结膜炎、泡性角结膜炎、干眼症等。

【方歌】桑白地骨玄芩桔，菊草旋苓泽麦冬。

59. 泻黄散（泻脾散）（《小儿药证直诀》）

【组成】藿香、栀子、石膏、甘草、防风。

【功效】泻脾胃伏火。

【主治】脾胃伏火证。目疮口臭，烦渴易饥，口燥唇干，舌红脉数，以及脾热弄舌等。

【方歌】泻黄甘草与防风，石膏栀子藿香充；专泻脾胃之伏火，胃热口疮并见功。

60. 白薇丸（《审视瑶函》）

【组成】防风、羌活、白薇、刺蒺藜、石榴皮。

【功效】疏风清热。

【主治】大眦头皮色如常，或睛明穴下方稍显隆起，按之不痛，但见有少量浊黏泪液自目窍溢出，或按之而出。自觉隐涩不舒，时而泪出，或时觉涎水黏睛。临床常用于治疗急、慢性泪囊炎。

【方歌】白薇丸中石榴皮，羌活防风刺蒺藜。

61. 正容汤（《审视瑶函》）

【组成】羌活、白附子、防风、秦艽、胆南星、制半夏、木瓜、甘草、黄松节（茯神心木）、生姜、黄酒。

【功效】祛风化痰，舒筋活络。

【主治】风牵偏视，通睛等属风痰阻络者。现代常用于治疗上睑下垂、麻痹性斜视、面神经麻痹所致口眼歪斜、急惊风后眼肌及动眼神经麻痹等。

【方歌】正容秦艽宣木瓜，僵蚕胆星白附夏；羌防甘草黄松节，生姜三片酒服佳。

62. 防风通圣散（《宣明论方》）

【组成】防风、连翘、麻黄、薄荷、荆芥、白术、栀子、川芎、当归、赤芍、大黄、芒硝、石膏、黄芩、桔梗、甘草、滑石、生姜。

【功效】疏风解表，泻热通里。

【主治】风热壅盛，表里俱实之睑弦赤烂，暴风客热，灼热疼痛，刺痒疼痛，畏光怕热，泪热眵结，白睛肿赤，黑睛生翳，小便赤涩，大便秘结等。眼科常用于治疗睑缘炎、急性结膜炎、春季结膜炎、巩膜炎等。

【方歌】防风通圣大黄硝，荆芥麻黄栀芍翘；甘桔芎归膏滑石，薄荷芩术力偏饶；表里交攻阳热甚，外疡疮毒总能消。

63. 托里消毒散 (《医宗金鉴》)

【组成】 人参、生黄芪、川芎、当归、白芍、白术、金银花、茯苓、白芷、皂角刺、甘草、桔梗。

【功效】 补益气血,托毒消肿。

【主治】 急性化脓性疾病后期,气血不足引起的眼睑红肿,颜色深暗,疼痛不显及流泪等眼疾。眼科常用于治疗气血不足引起的急性泪囊炎、慢性泪囊炎、细菌性角膜炎后期,或正虚邪实之睑腺炎、眼睑蜂窝组织炎等眼病。

【方歌】 托里消毒芎归芍,参芪苓术草皂角;银花桔梗及白芷,扶正祛邪功效卓。

64. 定志丸 (《审视瑶函》)

【组成】 远志、菖蒲、人参、茯神、朱砂。

【功效】 补心强志,开窍明目。

【主治】 目不能远视,而能近视者。

【方歌】 近视清明远视昏,阳光不足被阴侵;定志丸用菖蒲远,朱砂人参白茯神。

65. 玉屏风散 (《世医得效方》)

【组成】 黄芪、白术、防风。

【功效】 益气固表止汗。

【主治】 眼科取其益气固表,治疗反复发作的单纯疱疹病毒性角膜炎、春季结膜炎等眼病。

【方歌】 玉屏风散最有灵,芪术防风鼎足形;表虚汗多易感冒,药虽相畏效相成。

66. 肾气丸 (《金匮要略》)

【组成】 熟地黄、山萸肉、山药、泽泻、牡丹皮、茯苓、桂枝、炮附子。

【功效】补肾助阳。

【主治】肾阳亏虚，命门火衰，高风内障，青盲视昏，瞳神干缺，火疳结节，双眼闭合，不欲睁开，目珠内陷等眼疾。眼科常用于治疗肾阳不足引起的双眼闭合、不欲睁开、眼球内陷、巩膜炎、原发性开角型青光眼、慢性葡萄膜炎、视神经萎缩及原发性视网膜色素变性等眼疾。

【方歌】金匮肾气治肾虚，熟地淮药及山萸；丹皮苓泽加桂附，引火归原热下趋。

67. 十灰散（《十药神书》）

【组成】大蓟、小蓟、侧柏叶、荷叶、茜草根、山栀、白茅根、大黄、丹皮、棕榈皮。

【功效】凉血止血。

【主治】血热眼内出血（早期）。

【方歌】十灰散用十般灰，柏茅茜荷丹榈煨；二蓟栀黄各炒黑，上部出血势能摧。

附录 4　眼科常用药物特殊用法及注意事项（中西药）

一、眼科用药禁忌

（一）可产生物理和化学配伍禁忌的眼用药

盐酸乙基吗啡滴眼液：本药与碱性药物接触后，即产生沉淀而失效。主要不与硼砂、清凉眼膏、磨眼散、磺胺醋酰钠等眼用制剂配伍使用，也不宜与普罗碘胺（安妥碘）、碘化钾、利明眼等药水同用，可产生碘心乙基吗啡而失效。

硫酸锌：不要与含硼砂的眼用药物如利眼明药水、氯霉素、卡那霉素眼药水等同时使用，也不要与青霉胺、四环素眼膏、多黏菌素及新霉素、谷胱甘肽同用，以免形成不溶性络合物而影响疗效。

醋酸可的松：不可与甲纤维素滴眼液同用，因前者内含助悬剂吐温-80，可将后者所含苯扎溴铵络合而失效。

磺胺醋酰钠：不能与含银的眼用制剂合用，如硝酸银；也不得与毛果芸香碱同用，由于前者 pH 值原因，可使后药析出沉淀。

碘苷（疱疹净）：不能与硼酸制剂同用，特

别是不能与含硫柳汞的眼液合用,含这2种药的制剂可使碘苷眼液失效,并对眼部毒性作用增强。含硼酸的制剂有利眼明、氯霉素。另外,醋酸可的松也不能与磺苷配伍使用。

含多价金属离子的眼药:珍视明、沃古林、硫酸锌、清凉眼膏、八宝眼膏、磨眼散等不宜与四环素、新霉素、多黏菌素等同用,以免生成不溶性络合物而影响疗效。如必须使用,应注意间隔一定时间。

碘化钾:禁忌与含汞制剂同用,无论是眼用还是内服均不例外。因为两药配伍使用后,可生成二碘化汞,对角膜有强腐蚀性。

硝酸银、弱蛋白银眼药:不宜与毒豆碱滴眼液和含硼砂的滴眼液如利眼明、氯霉素、卡那霉素同用,也不能与含卤化物的滴眼液同用,以防生成沉淀而影响疗效。

丁卡因:与磺胺类药合用,如磺胺醋酰钠眼液、磺胺嘧啶片或注射液,其产生的对氨基苯甲酸可拮抗磺胺类药物的抗菌作用,而失去药物的抗感染效力。除了丁卡因滴眼液外,局麻药物普鲁卡因、苯唑卡因也不宜与其合用。

毒扁豆碱滴眼液:有缩瞳和降眼压作用,与毛果芸香碱配伍,小剂量药理作用相加,大剂量呈竞争性拮抗。故在治疗青光眼时,单用比合用更有效。

去氧肾上腺素(新福林):与左旋多巴合用,

去氧肾上腺素（新福林）的散瞳作用被减弱。

盐酸苯呋洛尔（青妥治）滴眼液：禁用于β阻滞型全身给药的患者，它对肾上腺素有阻滞作用，致患者低血压。

氧氟沙星眼液：是喹诺酮类抗菌药，不得与含金属离子的药（珍视明）合用，因其可与之生成络合物，导致其抗菌效力降低或消失。司帕沙星亦如此。

利福平：与诺氟沙星有药理拮抗作用。同理，诺氟沙星也不宜与氯霉素合用。

（二）配伍后可增加药品不良反应的眼用药

噻马洛尔滴眼液：与口服降糖药物或胰岛素合用，有增加血糖或低血糖的危险。该药可能掩盖患者低血糖的症状，如脉搏增快，血压增高等。与治疗心衰的药物洋地黄苷类同用，可导致心动过缓及心肌传导阻滞。

乙酰唑胺片及注射液：与促肾上腺皮质激素、糖皮质激素，特别是与盐皮质激素如氢化可的松、泼尼松、地塞米松联用可致低血钾；若长期联用，有低血钙的危险。乙酰唑胺与洋地黄类药物合用，增加洋地黄的毒性。

去氧肾上腺素（新福林）：不宜与单胺氧化酶抑制剂如帕吉林（又名优降宁）配伍使用，因同用后再用去氧肾上腺素（新福林）散瞳，常有患者发生高血压现象。

噻吗心胺：与降压药物可乐定配伍使用，可加重可乐定停药后的血压反跳现象，故使用噻吗心胺，又服用可乐定患者，应先停用噻吗心胺，后停用可乐定。

毛果芸香碱与甲基纤维素同用，可致不溶性白色结晶，故宜冲净甲基纤维素后，再用毛果芸香碱。

二、眼科用药的配伍禁忌

眼是人体重要的感觉器官，作为眼科用药，除存在口服或注射给药的相互作用外，因眼科病患多限于局部，也有其特定的内容。由于存在血-眼屏障，眼科药物多用局部和全身伍用方式，有特殊性和复杂性，值得研究。现对眼用药及全身用药间可能产生的相互作用简述如下。

（一）直接的物理或化学结合

（1）离子型有机药物：①有机阳离子型药（如生物碱盐、酸盐或硫酸盐等）不宜与碱性药（如硼砂及其制剂清凉眼膏、磨眼散等）和有机阴离子药（如 SA 等）同用，以防碱性药提高泪液 pH 值、中和生物碱盐而形成不溶于水的游离生物碱，或因有机阴、阳离子间复分解反应析出沉淀而使疗效降低。②可的松与新洁尔灭眼液同用，可因前者所含助悬剂吐温-80，羧甲基纤维素（阴离子）将新洁尔灭（阳离子）络合或沉淀失效，宜用新洁尔灭后，再用长效的可的松眼液。③毛果芸香碱不宜与甲基纤维素同用。因临床发现，在行人工晶体植入术后未洗除甲基纤维素，即用毛果芸香碱缩瞳，使角膜后及晶体前附有白色物，体外证实两药伍用可致不溶性白色结晶。故宜冲净甲基纤维素后，再用毛果芸香碱。

此外，临床有学者误认为生成沉淀物可有长效优点，但因沉淀物粒度不一，极易被泪液洗去，反而增加了药物的转移率而影响其生物利用度。

（2）含碘制剂。如碘酊、普罗碘胺（安妥碘）、氨碘及含碘化钠（钾）的滴眼液等：①与水杨酸同用，可使碘化物生成氢碘酸，仍会氧化析出碘而增加对眼的刺激性。②与乙基吗啡（狄奥宁）眼药同用，可产生碘化乙基吗啡红褐色混浊液而失效。③与汞制剂无论是内服或眼用均属禁忌，因为伍用后可生成对角膜产生强烈腐蚀性的二碘化汞。对以苯汞盐为防腐剂的眼液尤应注意此相互作用。

（3）其他：盐酸盐不宜与黄氧化汞眼膏同用，以防生成氧化汞而产生刺激性，使眼液分泌率增加，进而稀释、洗去所伍用的眼药。①含多价金属离子的眼药如硫酸锌、沃古林、珍视明、清凉眼膏、八宝眼膏、磨眼散等，不宜与四环素、青霉素、多黏菌素、谷胱甘肽、新霉素等眼药同用，以免生成不溶性络合物影响疗效。应注意隔开使用。②含银眼药如硝酸银、蛋白银等，不宜与卤化物、硼砂、毒扁豆碱同用，以防生成沉淀物而影响疗效。应注意用药顺序或隔开使用。对以氯化钠为调渗剂或硼酸盐缓冲液及无机或有机卤代盐的眼药尤应注意此相互作用。③水杨酸毒扁豆碱不宜与硼酸及含其缓冲液的生物碱同用，以防生成硼化水杨酸，而与大多数生物碱生成不溶性的硼化水杨酸生物碱。④普鲁卡因不宜与链霉素混合伍用，因前者的氨基与后者的醛基可缩合，成为药源性眼病之因。⑤眼膏不宜与眼液同用，因先用眼膏可影响眼液与眼球接触而妨碍眼液吸收，故宜先滴眼液再用眼膏。应注意向患者交待。

（二）药理性拮抗作用

（1）毒扁豆碱：①与毛果芸香碱伍用，据报道伍用后的眼反应与用药浓度和顺序有关。小剂量伍用呈相加作用，大剂量则呈竞争性拮抗。如先用毛果芸香碱（4%）滴液，可完全饱和瞳孔括约肌的胆碱受体，呈中等度缩瞳，再用毒扁豆碱则几乎无缩瞳作用，且比单用毒扁豆碱（0.5%）的缩瞳作用弱。故治疗青光眼时，单独用毒扁豆碱比伍用毛果芸香碱更有效，值得引起注意。②不宜与长效抗胆碱酯酶缩瞳药（地美胺异氟磷、依可酯等眼药）伍用。因有试验表明，毒扁豆碱可部分阻断长效缩瞳药的缩瞳作用，且长期用长效抗胆碱酯酶缩瞳药可长时间（达数月）降低对毒扁豆碱的敏感性。

（2）局麻药：①与抗胆碱酯酶药如青光明、毒扁豆碱、催醒宁等合用，可因球后注射局麻药阻断眼副交感神经的作用，而使间接发挥作用的抗胆碱酯酶药无法呈缩瞳效能。宜先用抗胆碱酯酶眼药后，再球后局麻或选用毛果芸香碱等拟胆碱药。②与磺胺药伍用，局麻药如普鲁卡因、苯唑卡因、丁卡因等所产生的对氨基苯甲酸可拮抗磺胺药的作用。故当眼用上述局麻药后，不宜眼用或口服磺胺类药以防眼部感染。

（3）其他：①抗胆碱酯酶或拟胆碱眼药，与阿托品及阿托品样作用药（三环类抗忧郁药、合成解痉药、抗震颤麻痹、某些抗组胺药和肌松药及吩噻嗪类）和苯丙胺及苯丙胺样作用药伍用，可拮抗其缩瞳和降眼压作用，减弱其治疗青光眼的疗效，使眼患加重。如需伍用应注意调整剂量。当缩瞳药与散瞳药交替使用时，应防止虹膜与晶状体或角膜粘连，也应注意交替间隔时间。②去氧肾上腺素（新福林）不宜与左旋多巴伍用，因有报道左旋多巴可减弱去氧肾上腺素（新福林）的散瞳作用。③可的松类与降眼压药同用，因前者可升高眼压、拮抗降眼压药治疗青光眼的疗效，应调整剂量。当用降眼压药出现过敏反应时，尤应注意此相互作用。

（三）增加毒副作用

（1）托品类：①后马托品等托品类眼液与左旋多巴，前者可减少左旋多巴的吸收，导致疗效降低，伍用时需增大左旋多巴的剂量，停用后马托品则应注意发生左旋多巴中毒。②与氨呱啶醇伍用，能显著升高眼压，应注意调整剂量，以防诱发药源性青光眼。③与阿托品样作用药伍用，可因托品类眼药吸收而使作用增强，应注意调整剂量，以防中毒。④与普鲁卡因同用滴眼，能增加阿托品的毒性。现知眼用药可通过眼结膜和淋巴管进入血液或从眼排出进入口、鼻腔中，然后入胃肠道而产生全身作用，因此当用眼药时，注意其与全身用药间的相互作用十分必要。

（2）去氧肾上腺素（新福林）：①不宜与单胺氧化酶抑制剂伍用，因用单胺氧化酶抑制剂后，再用去氧肾上腺素（新福林）散瞳检查眼底时，患者常可发生高血压危象。②与胍乙啶伍用，能增加升压与散瞳作用，应减少去氧肾上腺素（新福林）的剂量，以防增加毒副作用。

（3）糖皮质激素：①与眼用抗菌药伍用，因病原菌被抗菌药抑制后，最终靠机体的免疫力将其清除，而皮质激素却抑制免疫反应，不利于病原菌的清除；当用于非敏感菌眼部感染时，反易使感染恶化，故伍用时宜增加抗菌药剂量。在用固定剂量的四环素可的松眼膏时尤应注意观察，以免病情恶化。②与阿司匹林伍用，治疗某些眼部炎症确实有效，但由于用量大、使用时间长，消化道出血时有发生。尤其是动力障碍的病人更应引起注意，伍用后宜定期做大便潜血检查，以防不测。③与肾上腺素眼药合用，可升高眼压，诱发或加重青光眼症状。

（4）噻吗心胺眼液：①与维拉帕米（戊脉安）伍用，可因有 80% 噻吗心胺被吸收，产生全身 α 受体阻断作用，导致严重的心搏徐缓，故局部应用的患者需服钙拮抗剂。治疗心绞痛时，宜用不影响心脏传导的药物如硝苯地平（硝苯吡啶）。已用 α 受体阻断剂者，应停药 2 周以上，方可用维拉帕米（戊脉安）。②不宜与 α 受体阻断剂伍用，如需合用应注意观察对眼压和全身反应有无相互作用，以防中毒。③不宜与抗胆碱酯酶类缩瞳药伍用，因它们对心脏和肺部的某些不良作用相加。④与可乐定伍用，可加重可乐定停药后的血压反跳现象，故当停用可乐定时，应先停用噻吗心胺液。

（5）长效抗胆碱酯酶药：①不宜与琥珀胆碱伍用，因前者可显著降低血浆胆碱酯酶浓度，使病人呼吸暂停时间延长。对接受本品的患者必须告知麻醉师，如有可能宜用琥珀胆碱前 2～4 周停用长效抗胆碱酯酶药。②与有机磷杀虫药可发生严重的不良相互作用，应告诉患者用药期间和停药后一段时间内禁止接触此类杀虫药，以防不测。

（6）其他：呋塞米（速尿）不宜与去甲肾上腺素、箭毒碱伍用，因呋塞米（速尿）能降低去甲肾上腺素的作用和增加箭毒碱的毒性，不应作为青光眼术前用药。链霉素不宜长期与 PAS – Na 并用，因并用后易引起视神经炎。吗啡类与毛果芸香碱、毒扁豆碱，当后二药中毒时禁用吗啡类药物，以防增加呼吸抑制而引起或加重呼吸障碍。毒扁豆碱等抗胆碱酯酶药与氨茶碱，当前者中毒时禁用氨茶碱，以防使血压下降而影响循环功能。

（四）其他

（1）酶制剂：①糜蛋白酶不宜与异氟磷或氯霉素眼液同用，以免抑制其活性。②透明质酸酶不宜与水杨酸盐同用，否则可抑制此酶的扩散作用。

（2）其他：新霉素与四环素类抗生素伍用，可影响新霉素的活性。乙基吗啡（狄奥宁）因有扩血管和促进眼部血液循环的作用，与毒性眼药伍用后，可能促进吸收而致中毒。刺激性大或伍用后可产生刺激物的眼药宜单独使用，以防引起眼的刺激性而增加泪液分泌，使所伍用眼药被泪液稀释、洗去，既增大眼药的转移率，也影响了眼药向组织渗透。

临床有学者用减少基础泪液分泌药如氢氯噻嗪（双氢克尿塞）、阿托品等与眼用药伍用，以提高眼药的局部浓度和增强疗效；某些眼药与酶诱导剂伍用，以对抗眼药吸收后的全身作用。这类伍用是否有临床意义，值得研究。

随着眼科新药的不断出现和临床应用，所产生的相互作用也将增多，必须引起医药人员的足够重视,并要了解、掌握和总结这方面的经验,以能合理制订给药方案,指导眼科临床更加合理、安全、有效地用药。